NEUROCIÊNCIA
DOS TRANSTORNOS MENTAIS
EM CRIANÇAS E ADOLESCENTES

Antônio Carlos de Farias
Mara Lúcia Cordeiro

NEUROCIÊNCIA
DOS TRANSTORNOS MENTAIS
EM CRIANÇAS E ADOLESCENTES

manole
editora

Produção editorial: Marcos Toledo
Projeto gráfico: Departamento de Arte da Editora Manole
Editoração eletrônica: Marcos Toledo
Capa: Ricardo Yoshiaki Nitta Rodrigues

CIP-BRASIL. CATALOGAÇÃO NA PUBLICAÇÃO
SINDICATO NACIONAL DOS EDITORES DE LIVROS, RJ

F238n

Farias, Antônio Carlos de
Neurociência dos transtornos mentais em crianças e adolescentes / Antônio Carlos de Farias, Mara Lucia Cordeiro. - 1. ed. - Barueri [SP] : Manole, 2025.

ISBN 9788520470138

1. Neurociência - Doenças mentais - Diagnósticos. 2. Doenças mentais - Crianças - Cuidado e tratamento. 3. Doenças mentais - Adolescentes - Cuidado e tratamento. 4. Terapia cognitiva para crianças. 5. Terapia cognitiva para adolescentes . I. Cordeiro, Mara Lucia. II. Título.

CDD: 616.89
25-101050.2 CDU: 616.89

Carla Rosa Martins Gonçalves - Bibliotecária - CRB-7/4782

Edição – 2025

Editora Manole Ltda.
Alameda Rio Negro, 967 - cj. 717 - Alphaville
Barueri – São Paulo – SP – Brasil
CEP: 06454-000

Fone: (11) 41966000
www.manole.com.br | https://atendimento.manole.com.br/
Impresso no Brasil | *Printed in Brazil*

Agradecimentos

Agradecemos às famílias e às crianças que confiaram em nosso trabalho e inspiram cada linha desta obra. São elas a razão de nossa busca constante por compreender o cérebro em desenvolvimento e promover a saúde mental com base em evidências e humanidade.

Nossa gratidão à equipe do Núcleo de Neurociências do Instituto de Pesquisa Pelé Pequeno Príncipe, pela competência, dedicação e sensibilidade que tornam possível transformar conhecimento em cuidado e ciência em esperança.

Estendemos nosso reconhecimento ao Complexo Pequeno Príncipe, que integra hospital, ensino e pesquisa em um mesmo propósito: oferecer às crianças e adolescentes um futuro com mais dignidade, inclusão e saúde. Trabalhar nesse ambiente é vivenciar diariamente a força do conhecimento aliado ao amor ao ser humano.

Nossa homenagem e gratidão a Edson Arantes do Nascimento, o eterno Pelé, cuja generosidade e visão deram origem ao nome e ao propósito do Instituto de Pesquisa Pelé Pequeno Príncipe — a única instituição no mundo a receber seu nome. Seu gesto de dedicar o milésimo gol às crianças permanece como símbolo eterno de amor, esperança e compromisso com a vida.

É essa mesma inspiração que seguimos — unindo ciência e humanidade em prol das novas gerações.

Nosso reconhecimento à Editora Manole, pela confiança, seriedade editorial e por acreditar na importância de uma obra que une ciência e sensibilidade em favor da saúde mental infantojuvenil.

Aos que caminham conosco nessa jornada — pesquisadores, profissionais, famílias e amigos — nosso carinho e gratidão.

Que este livro inspire novas formas de olhar, compreender e acolher as crianças e adolescentes.

Porque cuidar da mente é cuidar da vida!

Sobre os autores

Dr. Antônio Carlos de Farias

Renomado neurologista pediátrico, graduado pelo Centro de Neuropediatria da Universidade Federal do Paraná e pelo Serviço de Neuropediatria do Hospital La Paz, vinculado à Universidade Autônoma de Madri, na Espanha, onde atuou como bolsista da Agência Espanhola de Cooperação Internacional. É especialista reconhecido pela Sociedade Brasileira de Pediatria (SBP) e pela Academia Brasileira de Neurologia (ABN).

Possui mestrado e doutorado em biotecnologia aplicada à saúde da criança e do adolescente, com ênfase em neurociência, pela Faculdade Pequeno Príncipe e pelo Instituto de Pesquisa Pelé Pequeno Príncipe, onde também colabora em projetos do Núcleo de Neurociências. Sua formação inclui dois MBAs Executivos em Administração pela Fundação Getulio Vargas (FGV), com foco em gestão estratégica de saúde, finanças, auditoria e controladoria, além de uma especialização em Auditoria em Saúde pelo Hospital Israelita Albert Einstein.

Sua atuação é centrada nos transtornos do neurodesenvolvimento infantil, com ênfase em comportamento e aprendizagem, e na gestão de serviços de assistência em saúde. Ao longo de sua trajetória profissional, o Dr. Antônio desempenhou papéis clínicos e acadêmicos no Hospital Pequeno Príncipe, lecionou as disciplinas de neurofisiologia (psicologia) e pediatria (medicina) na Universidade Positivo, colaborou em pesquisas na área de neurociência no Instituto de Pesquisa Pelé Pequeno Príncipe e atua como diretor executivo na Unimed Curitiba. Também tem contribuído para o campo por meio de diversas publicações científicas, capítulos de livros, palestras em congressos e participação em cursos de pós-graduação. É coautor dos livros *"Transtornos Mentais em Crianças e Adolescentes: Mitos e Fatos"*, *"Brincar para Aprender: A Neurociência e a Psicopedagogia no Processo de Aprendizagem"* e *"TDAH: Como Entender e Ajudar Seu Filho"*.

Dra. Mara Lúcia Cordeiro

Renomada neurocientista, formada pela Universidade da Califórnia, Los Angeles (UCLA), com dupla cidadania brasileira e norte-americana. Graduou-se em neurociência com distinção acadêmica pela UCLA, após iniciar sua formação no Glendale Community College, também na Califórnia. Durante a graduação, foi reconhecida pelo *College Honors* e *Honors in Graduation* por seu desempenho e pela condução de pesquisas independentes em neurociências integrativas.

Conquistou o título de doutora em medicina molecular e farmacologia pela prestigiada David Geffen School of Medicine da UCLA, com foco nos aspectos moleculares e genéticos do Transtorno Bipolar. Ao longo dessa etapa, foi contemplada com bolsas e prêmios concedidos por instituições como o Governo do Estado da Califórnia, os Regentes da Universidade da Califórnia e o *National Institutes of Health* (NIH). Recebeu ainda o prêmio internacional *Young Investigator Award* da revista *Brain Research* (Elsevier), distinção concedida anualmente a poucos pesquisadores no mundo. Posteriormente, realizou seu pós-doutorado em Neurobiologia no *Brain Research Institute* da UCLA.

Motivada a aplicar esse conhecimento em benefício da saúde infantil no Brasil, cofundou o Instituto de Pesquisa Pelé Pequeno Príncipe, em Curitiba, onde atua como diretora de Relações Institucionais e coordena pesquisas em neurociência voltadas aos Transtornos do Neurodesenvolvimento e Doenças Raras em Neuropediatria. É professora orientadora da Pós-Graduação em biotecnologia aplicada à saúde da criança e do adolescente das Faculdades Pequeno Príncipe e mantém colaboração internacional como professora adjunta no Departamento de psiquiatria e ciências biocomportamentais da Escola de Medicina da UCLA.

Em 2025, recebeu no Congresso Nacional o Prêmio Nise da Silveira, concedido pela Câmara dos Deputados — reconhecimento nacional ao seu trabalho pioneiro na promoção da saúde mental infantojuvenil, na inclusão de pessoas neurodivergentes e na integração entre ciência e cuidado humano.

É também coautora das obras "*Transtornos Mentais em Crianças e Adolescentes: Mitos e Fatos*", "*Brincar para Aprender: A Neurociência e a Psicopedagogia no Processo de Aprendizagem*" e "*TDAH: Como Entender e Ajudar Seu Filho*". Mais do que produzir conhecimento, a Dra. Mara Cordeiro tem como missão transformar a ciência em impacto real, fazendo dela uma ponte entre pesquisa e cuidado.

Sumário

Introdução

TRANSTORNOS MENTAIS EM CRIANÇAS E ADOLESCENTES

A Organização Mundial da Saúde (OMS) estima que 10% a 20% das crianças e adolescentes em todo o mundo sofrem de algum tipo de transtorno mental. Esses índices podem variar conforme idade, gênero, contexto socioeconômico e cultural, bem como em função de diferenças nos critérios diagnósticos utilizados em estudos de prevalência. A maioria dos transtornos tem início antes dos 14 anos.

De acordo com a última atualização (2022) do *Manual Diagnóstico e Estatístico de Transtornos Mentais – Texto Revisado* (*DSM-5-TR*) da Associação Americana de Psiquiatria, uma em cada cinco crianças atende aos critérios de diagnóstico para um dos transtornos do neurodesenvolvimento listados no manual. Apesar da alta prevalência, muitos casos não são identificados nem tratados precocemente, o que prejudica significativamente as perspectivas futuras dessas crianças. Transtornos não tratados afetam o desempenho escolar e as habilidades sociais, geram sentimentos de insegurança e baixa autoestima e aumentam o risco de desfechos negativos, como uso de substâncias, baixa escolaridade e comportamentos antissociais.

Os principais motivos de morte entre adolescentes e jovens de 15 a 29 anos são acidentes de trânsito, suicídio e homicídio, situações relacionadas direta ou indiretamente a problemas de saúde mental que poderiam ser prevenidas com ações educativas e com diagnóstico e intervenção precoces.

Nesse cenário, a neurociência dos transtornos mentais em crianças e adolescentes oferece um olhar fundamental para compreender a complexidade desses quadros. Estudos em neuroimagem, genética e neurobiologia do desenvolvimento têm revelado alterações em circuitos cerebrais responsáveis pela regulação das emoções, da atenção, da memória e das funções executivas. Essas descobertas mostram que os transtornos mentais não podem ser reduzidos a manifestações comportamentais isoladas, mas devem ser entendidos como condições multifatoriais nas quais fatores biológicos, psicológicos e sociais interagem. Assim, o campo das neurociências não apenas amplia a compreensão dos mecanismos envolvidos, como também subsidia estratégias de diagnóstico precoce e intervenções mais eficazes, além de inspirar políticas públicas voltadas à promoção da saúde mental desde a infância. Reconhecer essa dimensão é essencial para transformar o conhecimento em práticas que impactem positivamente a vida de crianças e adolescentes, oferecendo-lhes maior dignidade, autonomia e perspectivas de futuro.

A língua portuguesa usa o termo "transtorno" para se referir a situações que provocam desconforto, incômodo, contrariedade, desorganização ou qualquer tipo de perturbação que afete a saúde. Essa definição resume de forma precisa o que ocorre com indivíduos que sofrem de doenças mentais. Essas condições neurobiológicas impactam o funcionamento cerebral, resultando em alterações no pensamento, nas emoções e no comportamento, o que acarreta prejuízos nas esferas educacional, familiar e social. Profissionais que atuam em saúde mental frequentemente utilizam os termos "doença mental" e "transtorno mental" como sinônimos, mas, na verdade, eles são complementares, representando causa e efeito. As doenças mentais, especialmente quando não identificadas e tratadas precocemente, limitam o desempenho cognitivo, emocional e social, gerando diversos transtornos na vida do indivíduo e de seus familiares. De acordo com as diretrizes da OMS e os critérios do *DSM-5-TR*, podem ser interpretados como transtorno mental os comportamentos críticos que persistem por pelo menos seis meses, sobretudo quando apresentam intensidade clínica e acarretam prejuízos funcionais e sofrimento significativo para o indivíduo — seja em ambientes escolares, sociais ou profissionais. É importante destacar que esses comportamentos não devem ser considerados quando decorrem de reação normal a eventos temporários, como a tristeza ou o luto após uma perda.

Este livro aborda a ocorrência de transtornos do neurodesenvolvimento e de transtornos mentais em crianças e adolescentes. Sob a perspectiva das neurociências, é importante compreender como mudanças na estrutura e no funcionamento cerebral — envolvendo circuitos neuronais, plasticidade sináptica e desenvolvimento cortical — influenciam o surgimento, as manifestações clínicas, as interconexões e as diferenças entre essas condições. Ambas são determinadas por combinação de fatores genéticos, ambientais e neurobiológicos.

Os transtornos do neurodesenvolvimento englobam condições que impactam o desenvolvimento cerebral, resultando em graus variados de déficits funcionais que se manifestam em um espectro de intensidade e gravidade. Geralmente, os sinais aparecem nos primeiros anos de vida e tendem a persistir até a fase adulta, expressando-se por atrasos na aquisição de habilidades ou por limitações funcionais isoladas ou combinadas, afetando áreas como linguagem, atenção, coordenação e controle de funções executivas. Em sentido mais amplo, podem causar prejuízos significativos na inteligência, na comunicação e nas habilidades sociais. Exemplos incluem Transtornos Motores, Transtorno da Comunicação, Transtornos Específicos da Aprendizagem, Transtorno de Déficit de Atenção/Hiperatividade, Transtorno do Espectro Autista e Transtorno do Desenvolvimento Intelectual. Por outro lado, os transtornos mentais estão ligados a funcionamento anormal da mente, impactando a capacidade de regular emoções e pensamentos. Podem manifestar-se em qualquer etapa da vida, com idade de início e características sintomáticas variáveis conforme o tipo de transtorno e os fatores de proteção e risco envolvidos. Suas manifestações podem ser de início agudo ou gradual e evoluir de forma crônica, episódica ou recorrente, com períodos de piora e melhora. Exemplos incluem Transtornos Depressivos, Transtornos de Ansiedade, Transtorno Bipolar, Transtorno Obsessivo-Compulsivo e esquizofrenia, entre outros, conforme o *DSM-5-TR*.

Embora a ocorrência simultânea (comorbidade) dessas condições em um mesmo indivíduo seja frequente, é importante destacar que nem todos os transtornos do neurodesenvolvimento são transtornos mentais, e nem todos os transtornos mentais surgem como evolução natural de transtornos do neurodesenvolvimento. Muitas crianças afetadas por qualquer um dos transtornos do neurodesenvolvimento podem, ao longo do tempo, desenvolver comorbidade com um ou mais transtornos mentais, mas isso não ocorre em todas as situações. As principais distinções residem na idade de início dos sintomas, nas características específicas de cada condição, nas funções cerebrais afetadas e na intensidade dos prejuízos quando ocorrem em associação.

A vivência de situações estressantes durante a infância e a adolescência pode afetar a forma como percebemos o mundo, interferir no desenvolvimento saudável e acarretar consequências no comportamento ao longo da vida adulta. Diversas pesquisas mostram que, em situações de estresse, o corpo reage liberando temporariamente substâncias químicas que estimulam a produção de hormônios, os quais desencadeiam sensação de energia e disposição para lidar com a situação estressante. No entanto, se o estresse persistir, níveis elevados de hormônios podem ter efeito contrário e, como resultado, podemos experimentar ansiedade, cansaço ou tristeza. Esses sentimentos são, em geral, transitórios e desaparecem quando a situação estressante é resolvida. Por outro lado, em pessoas com predisposição genética, a exposição crônica a eventos estressantes pode desencadear as mesmas reações; porém, o desequilíbrio químico no cérebro persiste, afetando a regulação das sinapses e contribuindo para o desenvolvimento de transtornos mentais. Por isso, crianças com transtornos do neurodesenvolvimento são mais suscetíveis a transtornos mentais, pois estão mais expostas aos efeitos do estresse crônico.

O diagnóstico é essencialmente clínico; até o momento, não existe um teste laboratorial, exame neurorradiológico ou genético que o confirme de forma isolada. Baseia-se em avaliação cuidadosa dos comportamentos, dos sintomas e de seu impacto na vida da criança, exigindo esforço adicional e perspicácia do médico para obter os dados relevantes. É importante realizar história clínica detalhada, considerando história familiar, intercorrências gestacionais e perinatais, desenvolvimento neuropsicomotor, personalidade, idade de início, contextos de ocorrência, mudanças ao longo do tempo e, sobretudo, os prejuízos causados. É fundamental integrar informações de familiares, professores e outras pessoas próximas à criança, incluindo as percepções da própria criança, mesmo quando haja dificuldades para compreender e expressar sentimentos. Em alguns casos, pode ser necessário o envolvimento de profissionais de outras áreas para aplicação de testes neuropsicológicos específicos. Neuropediatras especializados em saúde mental, psiquiatras infantis, pediatras do desenvolvimento e neuropsicólogos são os mais indicados para conduzir essas avaliações.

Ao lidar com esses transtornos, é importante utilizar linguagem socialmente adequada para evitar interpretações equivocadas ou preconceituosas que possam rotular a criança de forma negativa. O foco deve recair sobre a compreensão das necessidades individuais e a promoção de ambiente inclusivo e acolhedor. Por exemplo, é possível usar os termos "criança com desenvolvimento típico" e "criança com desenvolvimento atípico" para descrever diferentes trajetórias de desenvolvimento, sem criar estigmas. Crianças com desenvolvimento típico seguem padrões esperados para a idade, enquanto crianças com desenvolvimento atípico apresentam variações. Essas variações podem ocorrer em alguns transtornos do neurodesenvolvimento, mas não em todos. Transtornos mentais podem afetar crianças com desenvolvimento típico e atípico, sendo estas últimas mais vulneráveis. Ao manter linguagem adequada e respeitosa, independentemente do perfil de desenvolvimento ou comportamento, fortalecemos a autoestima da criança e de seus familiares, favorecendo um ambiente verdadeiramente inclusivo.

Os tratamentos são personalizados e ajustados regularmente às necessidades específicas de cada criança. Englobam intervenções comportamentais, educacionais e terapias para lidar com deficiências emocionais e cognitivas específicas. A participação da família e da escola é fundamental para criar ambiente acolhedor, organizado e com rotinas adequadas, oferecendo oportunidades para que a criança ou o adolescente expressem sentimentos e necessidades, além de desenvolver iniciativa e segurança para aprender e se relacionar.

Acreditamos que a educação é o caminho mais transformador para reconhecer, compreender e acolher crianças que enfrentam transtornos mentais. Quando professores, familiares e profissionais de saúde estão bem informados, torna-se possível identificar precocemente sinais, adotar abordagens sensíveis e eficazes e, acima de tudo, romper estigmas e mitos que ferem e isolam. Frequentemente, pessoas com transtornos mentais enfrentam preconceitos, sendo seus sintomas erroneamente atribuídos a "fraqueza", "falta de esforço" ou "deficiência de caráter". Essa visão está distante da verdade. A ciência demonstra que essas condições têm base neurobiológica robusta. Elas não se restringem a um único local no cérebro, mas resultam de alterações em redes neurais que controlam emoções, memórias, pensamentos e comportamentos. Estruturas como a amígdala, o hipocampo, o córtex pré-frontal, o corpo estriado e o tálamo formam circuitos interconectados; o desequilíbrio entre essas áreas está na base de problemas como ansiedade, depressão, alterações do pensamento, obsessões, compulsões e tendências ao vício. Compreender essa base cerebral é essencial para desmistificar esses transtornos e reconhecê-los como o que são: condições médicas complexas que demandam acolhimento, respeito e tratamento fundamentado em evidências.[3-6]

Este livro nasceu do desejo de apoiar quem está na linha de frente do cuidado: aqueles que ensinam, acolhem e lutam diariamente por uma infância mais justa e compreendida. Ao tornar o conhecimento científico acessível, buscamos ampliar a consciência, fortalecer a empatia e inspirar atitudes que façam diferença. As contribuições da neurociência ajudam a compreender como o funcionamento do cérebro influencia emoções, comportamentos e aprendizagens, oferecendo bases para práticas mais humanas e eficazes. Esperamos que esta obra seja um recurso valioso para todos que desejam entender mais, acolher melhor e oferecer às nossas crianças a oportunidade de desenvolver todo o seu potencial — com dignidade, afeto e esperança.

REFERÊNCIAS

1. Organização Mundial da Saúde (OMS). *Relatório mundial de saúde mental: transformando a saúde mental para todos*. Genebra: OMS; 2023.
2. American Psychiatric Association. *Manual diagnóstico e estatístico de transtornos mentais: DSM-5-TR*. 5ª ed., texto revisado. Porto Alegre: Artmed; 2022. Tradução do *Diagnostic and Statistical Manual of Mental Disorders: DSM-5-TR*.
3. Parenti I, Rabaneda LG, Schoen H, Novarino G. Neurodevelopmental disorders: from genetics to functional pathways. *Trends Neurosci*. 2020;43(8):608-21. doi:10.1016/j.tins.2020.05.004.
4. Chan KL, Poller WC, Swirski FK, Russo SJ. Regulação central das respostas imunes periféricas evocadas pelo estresse. *Nat Rev Neurosci*. 2023;24(10):591-604. doi:10.1038/s41583-023-00729-2.

5. Michelini G, Carlisi CO, Eaton NR, Elison JT, Haltigan JD, Kotov R, et al. Where do neurodevelopmental conditions fit in transdiagnostic psychiatric frameworks? Incorporating a new neurodevelopmental spectrum. *World Psychiatry.* 2024;23(3):333-57. doi:10.1002/wps.21225.
6. McDowell M, Lesslie J. Neurodevelopmental-behavioural paediatrics. *Curr Opin Pediatr.* 2019;31(6):797-806. doi:10.1097/MOP.0000000000000819.
7. Mintz Hemed N, Melosh NA. An integrated perspective for the diagnosis and therapy of neurodevelopmental disorders: from an engineering point of view. *Adv Drug Deliv Rev.* 2023;194:114723. doi:10.1016/j.addr.2023.114723.
8. Olusanya BO, Smythe T, Ogbo FA, Nair MKC, Scher M, Davis AC. Global prevalence of developmental disabilities in children and adolescents: a systematic umbrella review. *Front Public Health.* 2023;11:1122009. doi:10.3389/fpubh.2023.1122009.
9. Li B, Yang W, Ge T, Wang Y, Cui R. A ativação microglial induzida pelo estresse contribui para a depressão. *Pharmacol Res.* 2022;179:106145. doi:10.1016/j.phrs.2022.106145.
10. Reichard J, Zimmer-Bensch G. The epigenome in neurodevelopmental disorders. *Front Neurosci.* 2021;15:776809. doi:10.3389/fnins.2021.776809.
11. Sreenivas N, Maes M, Padmanabha H, Dharmendra A, Chakkera P, Paul Choudhury S, et al. Comprehensive immunoprofiling of neurodevelopmental disorders suggests three distinct classes based on increased neurogenesis, Th-1 polarization or IL-1 signaling. *Brain Behav Immun.* 2024;115:505-16. doi:10.1016/j.bbi.2023.11.013.
12. Hauptman AJ, Salpekar JA, Cohen JS, Asato MR. Navigating neurogenetics for child and adolescent psychiatry practice. *J Am Acad Child Adolesc Psychiatry.* 2024;63(7):666-9. doi:10.1016/j.jaac.2023.09.555.

1

De que forma a herança genética e o ambiente afetam o desenvolvimento, a inteligência e o comportamento?

PONTOS-CHAVE

1. A predisposição genética está relacionada à tendência de desenvolver certas características ou condições de saúde com base nos genes que herdamos; não pode ser completamente eliminada ou alterada, mas algumas condições genéticas podem ser mais suscetíveis a influências ambientais do que outras.
2. A genética e a neurociência interagem nos transtornos mentais ao mostrarem como variantes genéticas aumentam a vulnerabilidade a essas condições e como tais alterações se refletem no funcionamento cerebral, afetando neurotransmissores, circuitos e conexões neurais. Esses fatores não atuam isoladamente: experiências ambientais e o estresse podem modificar a expressão gênica por meio de mecanismos epigenéticos, modulando riscos e sintomas. Assim, a genética fornece o mapa da predisposição, enquanto a neurociência revela os mecanismos cerebrais que traduzem essa vulnerabilidade, permitindo avançar em biomarcadores, prevenção e tratamentos mais personalizados.
3. Estudos em epigenética revelam que o ambiente em que a criança vive, incluindo os vínculos afetivos, os hábitos diários, a alimentação e os estímulos recebidos, pode influenciar diretamente a forma como seus genes se expressam. Embora a predisposição genética não possa ser modificada, é possível interferir na ativação ou no silenciamento de determinados genes por meio de experiências cotidianas. Ambientes acolhedores e estimulantes, sejam eles familiares, escolares ou clínicos, desempenham papel essencial no desenvolvimento cognitivo e emocional das crianças. Quando pais, educadores e profissionais da saúde atuam juntos, oferecendo cuidado, afeto e estímulos adequados, contribuem significativamente para o florescimento do potencial infantil e para a construção de uma trajetória mais saudável e feliz.

4. O desenvolvimento infantil ocorre em ritmos diferentes para cada criança. Essas variações no tempo de aquisição de habilidades são esperadas e fazem parte da diversidade do neurodesenvolvimento, desde que se mantenham dentro de um intervalo considerado típico. Respeitar esse tempo individual é essencial para oferecer apoio sensível e eficaz.
5. Dificuldades de aprendizagem e comportamento nem sempre desaparecem com o tempo. Por isso, é essencial identificá-las e intervir precocemente, aproveitando as janelas mais favoráveis do desenvolvimento cerebral. Uma ação oportuna pode fazer toda a diferença, ajudando a criança a desenvolver suas habilidades e alcançar seu pleno potencial.

INTRODUÇÃO

Até que ponto a genética e o ambiente influenciam a inteligência, o comportamento e o surgimento de transtornos do neurodesenvolvimento e transtornos mentais? A neurociência busca responder a essa questão por meio de pesquisas científicas. Por exemplo, em um estudo com ratos[1], no qual uma técnica laboratorial bloqueou a expressão do gene responsável pela formação dos receptores de serotonina, observou-se que os ratos que tiveram o gene desativado demonstraram níveis mais elevados de ansiedade na idade adulta. Ficou evidenciado que desligar o gene nos primeiros dias de vida tem impacto significativo no desenvolvimento da ansiedade, enquanto, após esse período, a ativação ou desativação do gene não exerce mais influência. Um ponto relevante foi a observação de que o comportamento da mãe rata de lamber seus filhotes nos primeiros 15 dias de vida, um gesto de afeto, estimulou a ativação dos genes receptores de serotonina. Os filhotes lambidos nos primeiros 15 dias expressaram o gene na fase adulta e apresentaram menos ansiedade em comparação com aqueles que não foram lambidos. Um ambiente estimulante e protetor pode ter impacto significativo na redução de uma predisposição genética, diminuindo o risco de desenvolvimento de transtornos do neurodesenvolvimento e transtornos mentais, ou mesmo de sua progressão para formas mais graves. Como essas ações do ambiente podem interferir nas sequências de genes predefinidas em nosso DNA? Que tipo de reação química ocorre no DNA para que uma determinada sequência de genes não seja transcrita e transmitida de uma célula-mãe para uma célula-filha?

Por um longo tempo, a ciência afirmou que a sequência de genes nos 23 pares de cromossomos presentes no núcleo de cada célula e a replicação dessas sequências por meio do RNA eram o principal norteador da formação, diferenciação, renovação e morte programada das células em todos os seres vivos. No entanto, avanços científicos revelaram a existência de um mecanismo de regulação na transcrição do DNA, conhecido como regulação epigenética. Esse mecanismo envolve reações químicas na molécula de DNA, sem alterar as sequências de nucleotídeos que a compõem, resultando no bloqueio da transcrição de partes específicas ou até mesmo de genes inteiros para as células-filhas. Entre os mecanismos mais estudados, destacam-se a metilação e a modificação das histonas, que podem ativar ou bloquear a transcrição. Essa regulação ocorre naturalmente durante a diferenciação das células-tronco e a renovação das células do corpo, sendo influenciada por diversos fatores, como o cortisol. Devido às suas propriedades lipofílicas, esse hormônio atravessa facilmente as membranas celulares, liga-se a receptores intracelulares e regula a expressão gênica. Em situações de estresse, o cortisol estimula a expressão de genes importantes para o crescimento neuronal e a formação de sinapses, reorganizando as redes cerebrais que armazenam e executam as novas aprendizagens. No entanto, quando o estresse é persistente, níveis elevados de cortisol têm efeito oposto, reduzindo a ação de fatores de crescimento neuronal, como o fator neurotrófico derivado do cérebro (BDNF), e levando à redução de sinapses em áreas sensíveis, como o hipocampo, relacionadas à memória. Em situações de estresse crônico, dificuldades de memória, atenção e aprendizagem são queixas relativamente comuns.

A descoberta dos mecanismos epigenéticos revelou que eles são influenciados pelos nossos hábitos de vida, como alimentação, sono, estresse, sedentarismo, tabagismo, exposição a agentes ambientais e infecções, entre outros. Esses fatores podem afetar o desenvolvimento de condições como câncer, doenças cardiovasculares, doenças imunológicas e transtornos mentais. No entanto, é possível reverter alterações epigenéticas por meio de ajustes nos hábitos de vida e no ambiente. Em síntese, a epigenética mostra que a expressão dos genes é moldada pelos nossos hábitos e pelo ambiente em que vivemos, podendo modificar predisposições genéticas e influenciar diretamente as características de cada indivíduo. Isso tem impacto significativo na compreensão das variações de gravidade das doenças, bem como na sua prevenção e tratamento. Por exemplo, em famílias com histórico de transtornos do neurodesenvolvimento e transtornos mentais, é importante orientar os pais sobre a possibilidade de atenuar os efeitos e o agravamento dessas condições adotando medidas que reduzam o estresse crônico, como afeto, diálogo, hábitos saudáveis de sono e alimentação, atividades físicas e práticas educacionais focadas no estímulo da aprendizagem, resiliência e empatia.

No momento do nascimento, o cérebro possui uma estrutura anatômica e bioquímica relativamente definida, mas ainda imatura para lidar com as exigências do mundo exterior. A genética exerce influência na formação da estrutura cerebral, mas é o estímulo do ambiente ao longo do desenvolvimento que a molda. À medida que o ambiente impõe suas características, os neurônios se organizam para atendê-las, desenvolvem-se, estabelecem conexões e formam redes que desempenharão diversas funções cognitivas. Assim, o desenvolvimento cerebral segue ritmo específico, com intensa proliferação e diferenciação dos neurônios, associadas à formação progressiva de sinapses nos primeiros anos de vida, seguida por redução gradual, refinamento (poda) e mielinização das fibras nervosas, processo que se estende até a adolescência e proporciona crescente agilidade mental para resolver problemas e se adaptar ao mundo exterior. O aumento na quantidade e no tamanho dos dendritos, juntamente com a formação de novas sinapses, está diretamente ligado à aprendizagem. À medida que adquirimos conhecimento, as sinapses sofrem alterações em termos de quantidade, forma e intensidade dos impulsos que percorrem os neurônios. Com a prática e a repetição, essas conexões se fortalecem ainda mais, enquanto as sinapses pouco utilizadas são eliminadas. Apesar de o período mais crítico de desenvolvimento ocorrer durante a infância e a adolescência, o cérebro continua a se modificar e a se adaptar ao longo de toda a vida, com o desenvolvimento cognitivo orientando o desenvolvimento emocional e social. A intervenção precoce em problemas de comportamento e aprendizagem aproveita essa capacidade do cérebro de se modificar e se adaptar, oferecendo perspectivas reais de uma vida mais equilibrada, mesmo diante da cronicidade dos transtornos.

A IMPORTÂNCIA DA ALIMENTAÇÃO PARA O CÉREBRO

Não há alimentos que possam ser considerados "milagrosos" para o cérebro, mas há um princípio fundamental: uma dieta equilibrada e diversificada é essencial para o desenvolvimento e o bom funcionamento cerebral. Durante o período de desenvolvimento, o cérebro necessita de muita energia e de nutrientes específicos, como ácido fólico, vitamina B12, ferro, zinco e ácidos graxos essenciais. Cada um desses nutrientes exerce função importante no organismo.

- Ácido fólico participa da formação e do reparo do DNA, além da produção de neurotransmissores.
- Vitamina B12 atua na formação das células nervosas e na produção da mielina, que reveste os neurônios.
- Ácidos graxos ômega-3 e ômega-6, assim como o zinco, são componentes estruturais das membranas celulares e essenciais para a comunicação entre os neurônios.

Uma dieta rica em nutrientes regula a produção e a atividade dos neurotransmissores, promovendo o bom funcionamento das sinapses e favorecendo o desempenho cognitivo. Neurotransmissores fundamentais para a regulação do humor e do comportamento, como a dopamina e a serotonina, são sintetizados a partir de aminoácidos essenciais, tirosina e triptofano, presentes em alimentos como carnes, ovos, laticínios, nozes e sementes. Além disso, outras substâncias, como as vitaminas do complexo B, o magnésio, o ferro e a vitamina B6, participam diretamente da produção e da regulação desses neurotransmissores. Por outro lado, uma alimentação inadequada, rica em gorduras trans e aditivos químicos e pobre em nutrientes, pode gerar danos neuronais consequentes à inflamação crônica e ao estresse oxidativo, prejudicando o aprendizado, a memória e o comportamento. Em resumo, cuidar da alimentação é cuidar do cérebro, especialmente na infância e na adolescência, quando o sistema nervoso está em plena formação.

A IMPORTÂNCIA DA ATIVIDADE FÍSICA PARA O CÉREBRO

Diversas evidências científicas comprovam os benefícios da prática regular de atividades físicas para o desempenho cognitivo. O exercício físico está diretamente associado ao aumento da plasticidade cerebral, à neurogênese (formação de novos neurônios) e à melhora das funções executivas, como atenção, memória e autocontrole. Durante a atividade física, há estímulo à produção de endorfinas e de outros neurotransmissores relacionados à regulação do humor e à redução do estresse.

Além disso, o exercício aumenta o fluxo sanguíneo cerebral, melhorando a oxigenação e o fornecimento de nutrientes às células nervosas. Outro benefício relevante é a liberação de substâncias neuroprotetoras, como o BDNF, essencial para o crescimento, a sobrevivência e a diferenciação dos neurônios. Em resumo, movimentar o corpo é também uma forma poderosa de nutrir e fortalecer o cérebro, favorecendo o desenvolvimento cognitivo, emocional e comportamental, especialmente nas fases mais críticas da infância e da adolescência.

A IMPORTÂNCIA DO SONO PARA O CÉREBRO

Durante o sono, o cérebro realiza funções vitais para o desenvolvimento, como a consolidação da memória de longo prazo e a fixação da aprendizagem. Por isso, um padrão de sono saudável é essencial para o bom funcionamento cognitivo e emocional. Por outro lado, a privação ou a má qualidade do sono pode desencadear efeitos semelhantes aos do estresse crônico.

O aumento contínuo dos níveis de cortisol interfere na produção e no equilíbrio de neurotransmissores e hormônios, prejudicando a formação e o funcionamento das sinapses. Com o tempo, esse desequilíbrio pode causar danos às células nervosas, consequentes à inflamação crônica e ao estresse oxidativo, comprometendo a plasticidade cerebral, processo fundamental para a aprendizagem, o autocontrole e a adaptação a novos desafios. Dificuldade de concentração, esquecimentos, problemas de aprendizagem, irritabilidade e alterações de humor são sintomas frequentemente associados à desregulação do sono em crianças e adolescentes. Garantir um sono reparador não é apenas uma questão de descanso: é um pilar para o desenvolvimento saudável do cérebro.

A IMPORTÂNCIA DO BRINCAR

Brincar é atividade essencial para o desenvolvimento cognitivo, físico, emocional e social da criança. Por meio das brincadeiras, elas exploram o mundo ao seu redor, desenvolvem a comunicação, aprendem a cooperar, exercitam a imaginação e constroem estratégias para resolver problemas do cotidiano. Crianças que são incentivadas a brincar desde os primeiros anos tendem a apresentar:

- vocabulário mais rico;
- maior facilidade para lidar com situações abstratas e concretas;
- melhor desempenho escolar;
- comportamentos sociais mais saudáveis.

Estudos científicos apontam que a exposição precoce e frequente a experiências lúdicas está associada a melhores resultados em testes de inteligência e a menor incidência de transtornos mentais na adolescência. Durante a infância, o cérebro apresenta alta plasticidade neuronal e intensa formação das vias sensoriais, o que o torna especialmente receptivo a estímulos lúdicos. Quanto mais diversificados forem os estímulos sensoriais, visuais, auditivos, táteis e olfativos, mais áreas cerebrais são ativadas, mais conexões são estabelecidas e maior é a capacidade de aprendizado e de retenção das informações. Oferecer brincadeiras e brinquedos que envolvam diferentes sentidos enriquece o repertório neural da criança e fortalece sua memória, criatividade e capacidade de adaptação. Quando o brincar é respeitado como parte essencial da infância, promove-se não apenas o desenvolvimento, mas também o bem-estar emocional e a saúde mental ao longo da vida.

Brinquedos adequados para cada fase do desenvolvimento

Jean Piaget, importante pesquisador do desenvolvimento infantil, elucidou a maneira como as crianças assimilam conhecimento por meio da interação com o ambiente ao seu redor, além de como esse processo impacta e é impactado pela maturação do sistema nervoso. O brincar é poderoso estímulo em todas as etapas do desenvolvimento que ele descreveu. Entender essas fases possibilita que os pais selecionem brinquedos adequados, que promovam o desenvolvimento das habilidades cognitivas, emocionais e sociais da criança em cada fase de seu crescimento.

Período sensório-motor (0 a 2 anos)

Nessa fase, o bebê descobre o mundo por meio dos sentidos e do movimento. Explora tudo com o corpo: observa, manipula, coloca objetos na boca, rasga, desmonta e experimenta causas e efeitos. Brinquedos indicados: chocalhos, mordedores, móbiles, brinquedos com sons, texturas e cores vibrantes, blocos grandes, brinquedos de empilhar e de encaixar.

Período pré-operacional (2 a 7 anos)

A linguagem se desenvolve e a criança passa a brincar de faz de conta, criar histórias e representar o mundo com imaginação. Ainda não compreende conceitos abstratos ou lógicos, mas desenvolve a capacidade simbólica e a inteligência emocional. Brinquedos indicados: fantasias, bonecos, casinhas, instrumentos musicais, massinha, blocos de montar, livros ilustrados, fantoches e jogos de imitação.

Período das operações concretas (7 a 11 anos)

A criança começa a pensar de forma mais lógica e concreta. Já compreende relações de causa e efeito, quantidade, tempo e espaço. Nessa etapa, gosta de desafios e de atividades que envolvam construção e regras. Brinquedos indicados: quebra-cabeças, jogos de tabuleiro, kits de ciências, brinquedos de montar, jogos de raciocínio, material de desenho e pintura, jogos em grupo com regras.

Período das operações formais (a partir dos 11 anos)

O adolescente desenvolve o pensamento abstrato e lógico. Consegue fazer hipóteses, resolver problemas complexos, refletir sobre conceitos e praticar empatia. Busca jogos que desafiem o raciocínio e envolvam interação social. Brinquedos e jogos indicados: xadrez, jogos de cartas, esportes coletivos, jogos de estratégia, debates, atividades artísticas e tecnológicas.

O brinquedo digital é superior ao físico para estimular o desenvolvimento?

Essa é pergunta relevante, especialmente nos primeiros anos de vida. Os brinquedos digitais tendem a estimular predominantemente os canais visual e auditivo, deixando de lado experiências fundamentais ligadas ao tato, ao olfato, ao movimento e à interação direta com o ambiente. Já os brinquedos físicos promovem integração mais ampla dos sentidos, favorecendo aprendizagem mais rica e profunda. Além disso, as interações presenciais durante o brincar com adultos ou outras crianças são essenciais para o desenvolvimento da linguagem, da leitura emocional e da empatia. É nesse contato humano que a criança aprende a interpretar expressões faciais, tons de voz e gestos, habilidades fundamentais para a comunicação e a convivência social. Isso não significa que os brinquedos digitais devam ser eliminados, mas que, nos primeiros anos de vida, os brinquedos físicos e o brincar ativo e social são insubstituíveis para o desenvolvimento global da criança.

Qual é o brinquedo ideal?

Um bom brinquedo é aquele que:

- desperta curiosidade e exploração;
- promove criatividade e expressão;
- desafia de forma prazerosa;
- envolve sentimentos e ensina a lidar com eles;
- ajuda a compreender regras sociais;
- estimula empatia e socialização.

Como brincar com as crianças?

Muitos adultos priorizam os aspectos formais da educação, como leitura, escrita e desempenho escolar, e subestimam o valor do brincar. No entanto, brincar é poderosa ferramenta de aprendizagem, que favorece o desenvolvimento cognitivo, emocional e social de forma natural e prazerosa. As crianças aprendem melhor quando o conhecimento é oferecido de maneira lúdica e significativa. Durante as brincadeiras, elas têm espaço para expressar sentimentos, resolver conflitos internos, representar desejos e dar vazão à imaginação. Não é necessário seguir rotina rígida ou ter brinquedos sofisticados. O mais importante é estar presente, observar com atenção e adaptar as atividades de acordo com a idade, as capacidades e o nível de compreensão da criança. O tempo compartilhado com afeto, escuta e envolvimento genuíno é o que realmente faz a diferença.

AMADURECIMENTO CEREBRAL, APRENDIZAGEM E COMPORTAMENTO

O desenvolvimento cerebral é um processo dinâmico e complexo, influenciado tanto pela genética quanto pelos fatores ambientais. À medida que a criança interage com o mundo ao seu redor, o cérebro responde e se adapta por meio da plasticidade sináptica, fortalecendo habilidades cognitivas, motoras, emocionais e comportamentais. Esse amadurecimento ocorre dentro de variação considerada típica, ou seja, há diferenças naturais entre as crianças quanto ao tempo necessário para adquirir determinadas habilidades. Assim, é comum que algumas apresentem dificuldades temporárias de aprendizagem ou de comportamento, que tendem a se resolver conforme o cérebro se desenvolve. No entanto, em um pequeno grupo de crianças, essas dificuldades são persistentes e mais intensas, podendo indicar a presença de um transtorno do neurodesenvolvimento. Diferenciar essas situações é fundamental, pois, nos casos em que há um transtorno, a intervenção precoce durante o período de maior plasticidade cerebral pode gerar impactos significativamente positivos e duradouros. Observar com atenção aspectos como hábitos de sono e alimentação, desempenho em atividades lúdicas, escolares e esportivas, e a forma como a criança se comunica e interage com o ambiente, sempre levando em conta sua faixa etária e estágio de desenvolvimento, é essencial para orientar decisões quanto ao suporte necessário. Quando identificadas precocemente e acompanhadas de forma cuidadosa, muitas dificuldades podem ser superadas ou significativamente reduzidas, favorecendo o desenvolvimento pleno e saudável da criança.

REFERÊNCIAS

1. Cross-Disorder Group of the Psychiatric Genomics Consortium. Genetic relationship between five psychiatric disorders estimated from genome-wide SNPs. *Nat Genet.* 2013;45(9):984–994. https://doi.org/10.1038/ng.2711.
2. Hill WD, Arslan RC, Xia C, Luciano M, Amador C, Navarro P, et al. Genomic analysis of family data reveals additional genetic effects on intelligence and personality. *Mol Psychiatry.* 2018;23(12):2347–2362. doi:10.1038/s41380-017-0005-1. Epub 2018 Jan 10. PMID: 29321673; PMCID: PMC6294741.
3. Mindell JA, Williamson AA. Benefits of a bedtime routine in young children: Sleep, development, and beyond. *Sleep Med Rev.* 2018;40:93–108. doi:10.1016/j.smrv.2017.10.007. Epub 2017 Nov 6. PMID: 29195725; PMCID: PMC6587181.

4. Nestler EJ, Peña CJ, Kundakovic M, Mitchell A, Akbarian S. Epigenetic basis of mental illness. *Neuroscientist.* 2016;22(5):447–463. https://doi.org/10.1177/1073858415608147.
5. Nijhof SL, Vinkers CH, van Geelen SM, Duijff SN, Achterberg EJM, van der Net J, et al. Healthy play, better coping: The importance of play for the development of children in health and disease. *Neurosci Biobehav Rev.* 2018;95:421–429. doi:10.1016/j.neubiorev.2018.09.024. Epub 2018 Sep 29. PMID: 30273634.
6. Nisbett RE, Aronson J, Blair C, Dickens W, Flynn J, Halpern DF, et al. Intelligence: new findings and theoretical developments. *Am Psychol.* 2012;67(2):130–159. doi:10.1037/a0026699. Epub 2012 Jan 2. Erratum in: *Am Psychol.* 2012;67(2):129. PMID: 22233090.
7. Plomin R, Deary IJ. Genetics and intelligence differences: five special findings. *Mol Psychiatry.* 2015;20(1):98–108. doi:10.1038/mp.2014.105. Epub 2014 Sep 16. PMID: 25224258; PMCID: PMC4270739.
8. Reis A, Spinath FM. The Genetics of Intelligence. *Dtsch Arztebl Int.* 2025;122(2):38–42. doi:10.3238/arztebl.m2024.0236. PMID: 39635948.
9. Plomin R, von Stumm S. The new genetics of intelligence. *Nat Rev Genet.* 2018;19(3):148–159. doi:10.1038/nrg.2017.104. Epub 2018 Jan 8. PMID: 29335645; PMCID: PMC5985927.
10. Roberts M, Tolar-Peterson T, Reynolds A, Wall C, Reeder N, Rico Mendez G. The Effects of Nutritional Interventions on the Cognitive Development of Preschool-Age Children: A Systematic Review. *Nutrients.* 2022;14(3):532. doi:10.3390/nu14030532. PMID: 35276891; PMCID: PMC8839299.
11. Sauce B, Matzel LD. The paradox of intelligence: Heritability and malleability coexist in hidden gene-environment interplay. *Psychol Bull.* 2018;144(1):26–47. doi:10.1037/bul0000131. Epub 2017 Oct 30. PMID: 29083200; PMCID: PMC5754247.
12. Sullivan PF, Daly MJ, O'Donovan M. Genetic architectures of psychiatric disorders: the emerging picture and its implications. *Nat Rev Genet.* 2012;13(8):537–551. https://doi.org/10.1038/nrg3240.
13. Thapar A, Cooper M, Rutter M. Neurodevelopmental disorders. *Lancet Psychiatry.* 2017;4(4):339–346. https://doi.org/10.1016/S2215-0366(16)30376-5.
14. Tucker-Drob EM, Briley DA, Harden KP. Genetic and Environmental Influences on Cognition Across Development and Context. *Curr Dir Psychol Sci.* 2013;22(5):349–355. doi:10.1177/0963721413485087. PMID: 24799770; PMCID: PMC4006996.
15. Zhang LI, Bao S, Merzenich MM. Persistent and specific influences of early acoustic environments on primary auditory cortex. *Nat Neurosci.* 2001;4:1123–1130.
16. Gross C, Zhuang X, Stark K, Ramboz S, Oosting R, Kirby L, et al. Serotonin 1 A receptor acts during developmente to establish normal anxiety-like behaviour in the adult. *Nature.* 2002;416:396-400.

2

O impacto das tecnologias de informação, comunicação e entretenimento (TICE) no neurodesenvolvimento

PONTOS-CHAVE

1. As tecnologias digitais se tornaram parte integrante do dia a dia de crianças e adolescentes, impactando a maneira como aprendem, se comunicam, se divertem e interagem com o mundo ao redor. A seguir, alguns dados que ilustram esse cenário entre jovens de 9 a 17 anos:

   - 96% acessam a internet quase todos os dias.
   - 80% utilizam a rede para realizar trabalhos escolares.
   - 65% acessam por curiosidade ou interesse próprio.
   - 82% assistem a vídeos, programas, filmes ou séries on-line.
   - 87% escutam músicas pela internet.
   - 79% trocam mensagens instantâneas.
   - 32% utilizam chamadas de vídeo para se comunicar.
   - 86% possuem perfil em redes sociais.
   - 35% não demonstram preocupação com privacidade digital.
   - 33% relataram ter vivenciado situações negativas na internet, como se sentirem ofendidos ou chateados com algo que viram ou receberam.

2. Esses dados reforçam a importância de promover o uso consciente e orientado das tecnologias, especialmente na infância e na adolescência, períodos marcados por intensa formação cognitiva, emocional e social.

3. Do ponto de vista da neurociência, o cérebro de crianças e adolescentes está em plena fase de neurodesenvolvimento, com alta plasticidade sináptica, sobretudo nas regiões pré-frontais, responsáveis por funções executivas como atenção, controle inibitório, regulação emocional e tomada de decisão. O uso excessivo e não supervisionado de tecnologias pode impactar negativamente essas funções, favorecendo quadros de desatenção, impulsividade, alterações no ciclo do sono e maior vulnerabilidade a problemas de saúde mental, como ansiedade e depressão. Além disso, estímulos digitais constantes ativam circuitos dopaminérgicos relacionados à recompensa imediata, dificultando o desenvolvimento da tolerância à frustração e da persistência em tarefas mais complexas. Isso pode prejudicar habilidades como concentração sustentada, empatia e autorregulação emocional, competências fundamentais para o sucesso escolar e o bem-estar social.
4. O uso equilibrado da tecnologia deve ser parte de uma estratégia educativa que inclua a orientação ativa de pais e educadores, promovendo interações digitais saudáveis e adaptadas à etapa do desenvolvimento neuropsicológico de cada criança e adolescente.

INTRODUÇÃO

As pesquisas em neurociência vêm revelando dados cada vez mais relevantes e preocupantes sobre os efeitos das tecnologias de informação, comunicação e entretenimento (TICE) no desenvolvimento infantil. Embora o mundo digital ofereça facilidades e oportunidades de aprendizado, é fundamental compreender que ele também pode representar riscos, especialmente quando utilizado de forma excessiva ou sem supervisão.

Um dos efeitos mais evidentes é a substituição de experiências fundamentais: quanto mais tempo as crianças passam diante das telas, menos tempo dedicam a atividades essenciais, como sono, brincadeiras ao ar livre, exercícios físicos, tarefas escolares, alimentação adequada e convivência familiar. Todas essas experiências são pilares do desenvolvimento saudável.

Contudo, os impactos vão além do comportamento observável. A exposição frequente às TICE interfere diretamente na plasticidade cerebral, a capacidade do cérebro de se modificar em resposta a estímulos. A cada nova interação com conteúdos digitais, conexões neurais são criadas, fortalecidas ou enfraquecidas, influenciando a consolidação ou o apagamento de memórias e habilidades.

Outro ponto relevante envolve os neurônios-espelho, redes cerebrais ativadas tanto quando realizamos uma ação quanto quando observamos alguém realizá-la. Esses neurônios são fundamentais para o aprendizado por imitação, o desenvolvimento da linguagem e a construção da empatia. A ausência de interações sociais presenciais, substituídas por relações virtuais, pode reduzir a ativação dessas áreas cerebrais, prejudicando o desenvolvimento da linguagem verbal (entonação, ritmo, expressividade) e não verbal (gestos e expressões faciais).

Estudos longitudinais em neurociência já apontaram que o excesso de tempo de tela nos primeiros dois anos de vida está associado a atrasos no desenvolvimento da linguagem. Além disso, a forma como crianças e adolescentes utilizam as TICE afeta diretamente funções cognitivas superiores, como atenção, memória, raciocínio, imaginação e capacidade de interação interpessoal.

Estamos diante de um cenário no qual novas habilidades digitais são adquiridas, mas outras capacidades fundamentais estão sendo comprometidas, criando desequilíbrios e vulnerabilidades no neurodesenvolvimento. Compreender os mecanismos cerebrais, desde a entrada da informação pelos sentidos até a consolidação da aprendizagem na memória, é essencial para refletirmos sobre os limites, os riscos e as formas mais saudáveis de integrar as tecnologias digitais à vida de crianças e adolescentes.

PROCESSAMENTO CEREBRAL E APRENDIZAGEM

O processamento cerebral é o modo como o cérebro recebe, interpreta, armazena e utiliza as informações oriundas do ambiente interno e externo. Durante o desenvolvimento, construímos um "modelo de mundo" baseado nas experiências vividas, e é com base nesse modelo que interpretamos novas informações. Esse processo de integrar novos conhecimentos ao que já está armazenado caracteriza a inteligência.

O córtex pré-frontal (CPF) exerce papel central nesse funcionamento, atuando como centro de controle executivo. Ele organiza as informações recebidas com base nos processos atencionais e nas memórias emocionais, gerenciando recursos cognitivos para selecionar, evocar, consolidar e planejar aprendizagens. Esse gerenciamento ocorre por meio da memória de trabalho, que nos permite:

- coletar e analisar informações em tempo real;
- controlar impulsos instintivos;
- retardar ações automáticas;

- consolidar conhecimentos na memória de longo prazo;
- planejar respostas com base em experiências anteriores.

Graças à atuação coordenada dessa região cerebral, conseguimos nos perceber em diferentes contextos, interpretar emoções, tomar decisões conscientes e regular nosso próprio comportamento, harmonizando razão e emoção para uma adaptação mais eficaz.

ATENÇÃO: O PONTO DE PARTIDA DA APRENDIZAGEM

Todo processo cognitivo começa com a atenção. O sistema nervoso central conta com duas redes cerebrais principais para regular esse mecanismo:

- Rede posterior (noradrenérgica): associada à atenção aberta e à vigilância.
- Rede anterior (dopaminérgica): relacionada à atenção focada (concentração voluntária).

Essas redes interagem constantemente, alternando entre respostas automáticas e controle voluntário.

- A atenção aberta ocorre quando estamos relaxados e receptivos aos estímulos do ambiente, como em uma sala de aula cheia de sons, imagens e movimento.
- A atenção fechada se instala quando focamos intencionalmente em uma tarefa, ignorando estímulos irrelevantes, como ao ler ou resolver um problema.

Entretanto, estímulos externos inesperados, como uma notificação de mensagem ou um barulho, podem capturar automaticamente a atenção, ativando sistemas de alarme, motivação e recompensa.

Como a informação é processada?

Quando estamos em estado de atenção aberta, os estímulos captados pelos sentidos são convertidos em sinais elétricos e encaminhados para diversas estruturas cerebrais, como:

- ponte cerebral;
- mesencéfalo;
- amígdala;
- sistema límbico;
- córtex parietal posterior.

Se a informação representa algo novo, interessante ou ameaçador, o núcleo cerúleo é ativado, promovendo a liberação de noradrenalina. Isso amplia a vigilância, desperta o interesse e mobiliza o organismo para reagir (explorar, fugir ou se defender). Quando há envolvimento ativo, a rede anterior assume o controle, instalando a atenção fechada e promovendo comportamento exploratório mais direcionado.

AS QUATRO REDES DO CÓRTEX PRÉ-FRONTAL (CPF) E SUAS FUNÇÕES

O CPF interage com diversas regiões cerebrais por meio de quatro redes principais:

1. CPF + substância negra + núcleo estriado → inibição motora voluntária.
2. CPF + sistema mesolímbico + núcleo *accumbens* → regulação da motivação, da recompensa e do alerta.
3. CPF + rede mesocortical → raciocínio analítico, fluência verbal e organização do pensamento.
4. CPF + eixo hipotálamo–hipófise–adrenal (HHA) → controle hormonal do estresse e da atenção.

O CPF também coordena a entrada e a recuperação de informações no hipocampo e, junto à amígdala, ativa os sistemas de alerta que mobilizam o sistema nervoso autônomo e o eixo HHA, desencadeando reações fisiológicas de estresse. Além disso, a liberação de dopamina pelo núcleo *accumbens* estimula o sistema de motivação e recompensa, que impulsiona o comportamento em busca de prazer, bem-estar e saciedade.

FOCO, MOTIVAÇÃO E APRENDIZAGEM

O funcionamento harmonioso dessas redes permite:

- ignorar estímulos irrelevantes;
- selecionar e aprofundar o foco em conteúdos significativos;
- considerar sentimentos de motivação, perigo e recompensa;
- avaliar se determinada informação deve ou não ser armazenada para uso futuro.

Compreender esse circuito de processamento é fundamental para analisar como as TICE impactam o funcionamento cerebral, sobretudo em crianças e adolescentes em processo de formação neurocognitiva.

A INFLUÊNCIA DAS TICE NO PROCESSAMENTO CEREBRAL

Pesquisas em neurociência têm mostrado evidências de que a sobrecarga sensorial repetitiva causada pelas TICE pode alterar as conexões entre o córtex pré-frontal e a região límbica do cérebro, prejudicando a atenção, a memória operacional, o processamento emocional e a consolidação da aprendizagem. Os estímulos competitivos e recorrentes frequentemente ativam a atenção de forma dispersa, sobrecarregando a memória operacional.

Como o córtex pré-frontal depende da memória operacional para controlar a entrada, a análise e a transferência de informações para o hipocampo, responsável pela memória de longo prazo, a sobrecarga dessa função cerebral pode resultar em experiência limitada do que observamos e sentimos, levando ao armazenamento de informações imprecisas.

Em resumo, as TICE interferem na atenção, demandam muito da memória operacional e, consequentemente, podem comprometer a consolidação do conhecimento na memória de longo prazo, dificultando a formação de conceitos úteis para a capacidade de julgamento e tomada de decisão, bem como para sedimentar o aprendizado e utilizá-lo em aprendizagens futuras.

Realizar várias tarefas ao mesmo tempo pode dar a falsa sensação de produtividade e de boa capacidade de concentração, mas, na verdade, reduz o foco em todas elas, comprometendo a aprendizagem. Em ambiente digital, a leitura rápida, ao mesmo tempo que ocorrem outros estímulos competitivos, pode levar a interpretações equivocadas e, não raro, ao compartilhamento impulsivo dessas interpretações com outras pessoas.

O processamento rápido também pode afetar a escrita. Os textos presentes nas redes sociais são simplificados, com mensagens curtas, abreviações, emojis e gírias; embora proporcionem agilidade, podem implicar perda de habilidades linguísticas mais avançadas, como a capacidade de expressar ideias complexas de forma clara e gramaticalmente correta. Jovens enfrentam dificuldades, especialmente quando precisam produzir textos em contextos acadêmicos ou profissionais.

No que diz respeito à memória remota, o hábito de delegá-la a aplicativos faz com que essa função seja menos solicitada. Como as redes neurais não utilizadas são gradualmente eliminadas, essa terceirização da memória pode futuramente reduzir a capacidade de memorização de fatos, lugares e conhecimentos. Esquecimentos, "brancos" em provas e lapsos de memória são queixas frequentes entre jovens.

TICE E DEPENDÊNCIA DIGITAL

Estudos científicos têm relacionado o uso excessivo de videogames à ativação do sistema de motivação e recompensa. Para incentivar o uso, as TICE foram desenvolvidas com mecanismos para capturar e manter a atenção, como o acionamento automático e repetitivo dos sistemas de alarme, motivação e recompensa. Esse acionamento libera dopamina no núcleo *accumbens* e, se continuado, também inibe o hipotálamo nos mecanismos de sede e fome, aumentando a vigilância e a sensação de prazer e recompensa durante a atividade digital, gerando desejo latente de buscar mais gratificação instantânea, que pode até superar necessidades de relacionamento, alimentação e sono.

Essa situação é observável na rotina diária das crianças, quando elas negligenciam atividades com a família, priorizando o ambiente digital, no qual encontram a expectativa de uma mensagem, as curtidas em suas postagens ou os pontos por avançar nas fases de um jogo.

Ao adotarem esses comportamentos, tornam-se vulneráveis ao estresse crônico e a suas consequências, como alterações nos ritmos de sono e alimentação, ansiedade, instabilidade emocional e embotamento afetivo. Em crianças com predisposição genética envolvendo o sistema dopaminérgico, especialmente aquelas afetadas por Transtorno de Déficit de Atenção/Hiperatividade (TDAH), Transtorno do Controle de Impulsos e da Conduta e transtorno do abuso de substâncias, essa vulnerabilidade é ainda maior.

O que inicialmente era uma busca por distração e entretenimento pode se transformar em dependência digital, levando a criança a dedicar mais tempo e energia ao mundo on-line e a negligenciar as demandas da vida real. A sensação de prazer obtida rapidamente com o uso dos dispositivos não é encontrada em situações rotineiras, que exigem mais esforço e tempo para serem alcançadas. Essas situações prejudicam o desempenho escolar e as relações familiares e sociais e tornam as crianças mais propensas a transtornos mentais.

A dependência tecnológica é apresentada como diagnóstico clínico no *DSM-5-TR*, caracterizada pelo uso excessivo e descontrolado das TICE, dificuldade em se desconectar dos dispositivos, irritabilidade ou agressividade quando impedido de usá-los, ansiedade extrema ao se desconectar, diminuição do interesse por outras atividades e negligência de compromissos e responsabilidades devido ao desejo de permanecer conectado.

A INFLUÊNCIA DAS TICE NA FORMAÇÃO DA IDENTIDADE

Para analisar problemas de comportamento, é importante compreender como família, sociedade e cultura colaboram para a formação do caráter e da personalidade, bases da identidade.

O caráter é a parte mais estável e duradoura da identidade, sendo fortemente influenciado pela educação familiar. Ele possui implicações morais e éticas, orientando ações e decisões, assim como a forma de agir e de se comportar em relação aos outros, de acordo com valores.

A personalidade envolve os traços e os padrões de comportamento que desenvolvemos ao longo da vida, incluindo pensamentos, sentimentos e ações em diferentes situações. Ela é influenciada tanto por fatores genéticos quanto pela observação e pela imitação de modelos e experiências provenientes do ambiente familiar e social.

Na população, encontramos diversos traços de personalidade, como pessoas com comportamento extrovertido, introvertido, tímido, experimentador, evitativo, consciente, amável, histriônico, entre outros. Nas redes sociais, têm-se observado com maior frequência comportamentos típicos de personalidades histriônicas: pessoas que exibem padrão de comportamento emocionalmente excessivo e dramático, buscando constantemente chamar a atenção para si mesmas e demonstrando necessidade de ser o centro das atenções e de receber elogios e validação dos outros. Tendem a focar mais na aparência e na superficialidade do que em questões mais profundas e significativas.

A comparação social inevitável com influenciadores, que, não raro, adotam identidade on-line diferente do que realmente são no mundo off-line, pode afetar negativamente a autoestima e gerar sensações de inadequação com o corpo e a mente, ou mesmo desmotivação pela busca de prazer nas próprias realizações.

O universo on-line tem forte impacto no desenvolvimento da personalidade; assim, a formação do caráter assume importância fundamental para que as crianças possam se perceber como realmente são e quais valores devem nortear a formação de sua personalidade.

Em resumo, as TICE têm potencial de moldar o cérebro e influenciar o comportamento humano. O uso excessivo pode afetar negativamente habilidades cognitivas, emocionais e sociais, especialmente durante os primeiros anos de vida (linguagem) e na adolescência (formação da personalidade). É importante encontrar equilíbrio saudável entre o tempo gasto no mundo digital e no mundo real.

O uso saudável das tecnologias é identificado quando o tempo dedicado às atividades digitais é equilibrado com momentos de leitura, prática de exercícios, esportes e socialização. Isso ocorre quando as ferramentas tecnológicas são empregadas com objetivos claros, como educação, comunicação ou entretenimento, dentro de um tempo bem definido. A criança deve ser capaz de interromper ou restringir o uso sem sentir compulsão ou ansiedade. As interações online devem favorecer relacionamentos saudáveis e apoio emocional ao invés de gerar conflitos ou negatividade, além de contribuir para a produtividade, facilitando a aprendizagem e a realização de tarefas. Por outro lado, o uso se torna problemático quando o tempo aplicado é excessivo, afetando responsabilidades diárias como estudos, trabalho ou relações pessoais.

Sinais de dependência, como a necessidade de estar sempre conectado ou o surgimento de ansiedade e irritação ao tentar reduzir o uso, tornam-se evidentes. A negligência das atividades cotidianas pode levar a um estilo de vida sedentário e a conflitos sociais. Além disso, impactos negativos na saúde, como problemas físicos e mentais, podem surgir, assim como a exposição constante a conteúdos prejudiciais, como violência, *bullying* ou comparações sociais, que prejudicam a autoestima e a saúde mental.

RECOMENDAÇÕES DA SOCIEDADE BRASILEIRA DE PEDIATRIA PARA O USO DAS TICE

- Menores de 2 anos: off.
- De 2 a 5 anos: 1 hora/dia (com supervisão).
- De 6 a 10 anos: 1 a 2 horas/dia.
- De 11 a 18 anos: 2 a 3 horas/dia (não deixar virar a noite).

Orientações práticas

- Criar regras de uso e dispositivos de segurança.
- Estabelecer regras éticas de convívio na rede.
- Monitorar rede de contatos e conteúdos acessados.
- Evitar isolamento no quarto; priorizar áreas comuns.
- Não permitir durante refeições.
- Desconectar 1 a 2 horas antes de dormir.
- Nunca postar fotos em status público.
- Evitar encontros on-line com desconhecidos.
- Não permitir perfis em redes sociais antes dos 10 anos; depois disso, monitorar de perto.
- Preparar a criança antes de permitir o uso.
- Estar alerta para identificar mudanças no comportamento e nas rotinas, além de monitorar interações com comunidades digitais prejudiciais, a fim de agir precocemente e prevenir situações mais complexas, como dependência de substâncias, abuso de álcool, depressão, autoagressão, suicídio e homicídio.

COMO LIDAR COM A DEPENDÊNCIA DIGITAL EM CRIANÇAS E ADOLESCENTES?

Implica criar ambiente de diálogo, em vez de simplesmente proibir e censurar. O uso consciente pode trazer benefícios para a criança. O importante é estabelecer regras claras de utilização, seguindo como parâmetro as recomendações da Sociedade Brasileira de Pediatria. Também é necessário explicar, de acordo com a maturidade e a compreensão da criança, os benefícios e os riscos envolvidos. É essencial equilibrar o tempo on-line com outras atividades, como estudos, exercícios físicos, interações sociais e hobbies.

Essa abordagem funciona melhor quando a dependência ainda não está completamente estabelecida. Quando a dependência já está presente, a abordagem é semelhante à dependência de drogas, exigindo a participação de psiquiatras e outros profissionais de áreas multidisciplinares.

O tratamento da dependência digital envolve abordagem multidisciplinar em que o neuropediatra ou o psiquiatra infantil constituem elo importante, principalmente na conscientização sobre os impactos do excesso de uso na saúde, na cognição e no comportamento. Explicações sobre como o cérebro se desenvolve com excessos de TICE e o que pode ocorrer com a inteligência e competências (capacidade analítica, habilidade emocional, autonomia, iniciativa, habilidades de sociabilização) produzem resultados positivos na compreensão do problema e no engajamento em sua solução. Em alguns casos, há necessidade de abordagem medicamentosa envolvendo problemas de ansiedade, humor e agressividade impulsiva.

REFERÊNCIAS

1. Cuartas J, McCoy D, Sánchez J, Behrman J, Cappa C, Donati G, et al. Family play, reading, and other stimulation and early childhood development in five low-and-middle-income countries. *Dev Sci.* 2023;26(6):e13404. doi:10.1111/desc.13404. Epub 2023 Apr 28. PMID: 37114644.
2. Guyton & Hall. *Tratado de Fisiologia Médica.* 13ª ed. Rio de Janeiro: Elsevier; 2017.
3. Kowalczyk N, Shi F, Magnuski M, Skorko M, Dobrowolski P, Kossowski B, et al. Real-time strategy video game experience and structural connectivity – A diffusion tensor imaging study. *Hum Brain Mapp.* 2018;39:3742–3758. https://doi.org/10.1002/hbm.24208.
4. Krabóth Z, Kálmán B. Neuroscience highlights: The mirror inside our brain. *Ideggyogy Sz.* 2021;74(1–2):7–15. doi:10.18071/isz.74.0007. PMID: 33497060.
5. Lente R. *Neurociência da Mente e do Comportamento.* 2ª ed. Rio de Janeiro: Guanabara Koogan; 2023. ISBN: 9788527739511.
6. Madigan S, Browne D, Racine N, Mori C, Tough S. Association between screen time and children's performance on a developmental screening test. *JAMA Pediatr.* 2019;173(3):244–250. doi:10.1001/jamapediatrics.2018.5056.
7. American Psychiatric Association. *Manual diagnóstico e estatístico de transtornos mentais: DSM-5-TR.* Porto Alegre: Artmed; 2023. ISBN: 978-65-5882-093-2.
8. Sánchez-Luquez KY, Carpena MX, Karam SM, Martins-Silva T, Barros FC, Oliveira IO, et al. Evaluation of genomic factors and early childhood stimulation on intelligence in children from a Brazilian birth cohort: The primary role of independent factors. *Prog Neuropsychopharmacol Biol Psychiatry.* 2024;131:110932. doi:10.1016/j.pnpbp.2023.110932.
9. Qiu A, Liu C. Pathways link environmental and genetic factors with structural brain networks and psychopathology in youth. *Neuropsychopharmacology.* 2023;48(7):1042–1051.

doi:10.1038/s41386-023-01559-7. Epub 2023 Mar 17. Erratum in: *Neuropsychopharmacology*. 2024;49(2):489. PMID: 36928354; PMCID: PMC10209108.

10. Sociedade Brasileira de Pediatria. *Manual de Orientação – Grupo de Trabalho Saúde na Era Digital (2019–2021). #Menos telas #Mais saúde*. 2019.
11. Tian M, Chen Q, Zhang Y, Du F, Hou H, Chao F, et al. PET imaging reveals brain functional changes in Internet gaming disorder. *Eur J Nucl Med Mol Imaging*. 2014;41(7):1388–1397.
12. Vanes L, Fenn-Moltu S, Hadaya L, Fitzgibbon S, Cordero-Grande L, Price A, et al. Longitudinal neonatal brain development and socio-demographic correlates of infant outcomes following preterm birth. *Dev Cogn Neurosci*. 2023;61:101250. doi:10.1016/j.dcn.2023.101250. Epub 2023 Apr 26. PMID: 37150083; PMCID: PMC10195853.
13. Walsh JJ, Barnes JD, Cameron JD, Goldfield GS, Chaput JP, Gunnell KE, et al. Associations between 24-hour movement behaviors and global cognition in US children: a cross-sectional observational study. *Lancet Child Adolesc Health*. 2018;2(11):783–791.
14. Wood E, Zivcakova L, Gentile P, Archer K, De Pasquale D, Nosko A. Examining the impact of off-task multi-tasking with technology on real-time classroom learning. *Comput Educ*. 2012;58(1):365–374. https://doi.org/10.1016/j.compedu.2011.08.029.
15. Comitê Gestor da Internet no Brasil. (2025). Pesquisa sobre o uso da Internet por crianças e adolescentes no Brasil: *TIC Kids Online Brasil*, ano 2024: Relatório metodológico. São Paulo: CGI.br.

3

Método estruturado para o diagnóstico de transtornos mentais

PONTOS-CHAVE

1. O diagnóstico de transtornos mentais em crianças e adolescentes requer abordagem clínica sensível, rigor técnico e compreensão das particularidades do neurodesenvolvimento. A infância é marcada por maturação gradual do córtex pré-frontal, reestruturação de circuitos córtico-subcorticais e aperfeiçoamento de conexões sinápticas por meio de poda neural e mielinização. Essas transformações afetam funções cognitivas, emocionais e comportamentais, tornando o diagnóstico diferencial mais desafiador.
2. Na infância, sintomas podem surgir de forma mais atípica e ser influenciados por fatores internos (inteligência, habilidades de linguagem, resiliência, comorbidades) e externos (qualidade das relações com familiares, professores e amigos; experiências traumáticas). É essencial integrar dados de família, escola e outros ambientes à anamnese, ao exame físico, a exames complementares e a avaliações neuropsicológicas.
3. A neurociência destaca a importância do diagnóstico precoce: intervenções em fases de elevada plasticidade cerebral potencializam a reabilitação funcional, favorecem interações sociais mais saudáveis e contribuem para a prevenção de comorbidades.

INTRODUÇÃO

Um diagnóstico preciso é o primeiro passo para direcionar a assistência médica. À luz dos princípios éticos que orientam a prática, a formulação de um diagnóstico de transtorno mental em crianças e adolescentes tem implicações emocionais e socioeconômicas relevantes para o paciente e seus familiares. É fundamental respeitar a autonomia, permitindo decisões informadas com base em dados claros, transparentes e científicos; buscar a beneficência, observando a não maleficência, por meio de tratamentos fundamentados em evidências que proporcionem os melhores resultados, levando em conta riscos e benefícios de cada intervenção.

Respeitar esses princípios pode representar grande desafio na saúde mental. Estigmas persistem, e diagnósticos imprecisos podem gerar custos elevados às famílias e efeitos adversos decorrentes do uso prolongado de medicamentos e terapias. O diagnóstico, predominantemente clínico, possui certo grau de subjetividade, pois depende da veracidade das informações e da interpretação das queixas, o que pode comprometer a precisão diagnóstica e a eficácia do tratamento. Reduzir essa subjetividade por meio de métodos estruturados ajuda a minimizar vieses na análise clínica. Uma abordagem sistemática fornece guia claro, garantindo a investigação de todos os aspectos relevantes da história clínica, a detecção de sintomas sutis e de comorbidades que poderiam passar despercebidas em entrevistas não estruturadas. Além disso, essa metodologia facilita a documentação das avaliações, útil tanto para o diagnóstico inicial quanto para o seguimento e para ajustes terapêuticos.

A coleta de informações sobre o comportamento deve envolver os familiares e ser complementada com relatos da própria criança e de pessoas que convivem com ela em outros contextos, a fim de identificar fatores externos que possam impactar seu estado mental e emocional. As crianças fornecem dados valiosos sobre ansiedade, medos e humor, mas frequentemente apresentam dificuldades em expressar o conteúdo dos pensamentos e a cronologia dos sintomas, podendo omitir situações geradoras de conflito com pais, colegas ou professores.

A anamnese deve explorar, de forma detalhada, aspectos do comportamento, estado emocional, pensamentos e eventos que influenciam a rotina diária. É importante avaliar presença, duração e frequência dos sintomas em diferentes contextos (casa, escola, interações sociais), bem como o impacto funcional. Recomenda-se utilizar entrevistas semiestruturadas ou estruturadas que abordem sintomas conforme descrito no *DSM-5-TR*. Estudos demonstram boa sensibilidade e especificidade dessas ferramentas na triagem de pacientes que necessitam de avaliação mais aprofundada. Contudo, tais instrumentos não substituem a comunicação efetiva entre médico e família, fundamental para interpretar corretamente o significado dos sintomas e alcançar diagnóstico preciso. Com base nas informações, o profissional formula hipóteses diagnósticas, consultando o *DSM-5-TR* ou a CID-11, que estabelecem critérios específicos para cada transtorno. Nessa etapa, entrevistas estruturadas podem facilitar a definição diagnóstica.

O exame físico visa investigar possíveis causas médicas que influenciem os sintomas, como dismorfias, lesões cutâneas e déficits de crescimento, comuns em distúrbios hormonais, deficiências nutricionais e condições genéticas. A avaliação neurológica abrange o estado mental e, idealmente, deve ser complementada por testes neuropsicológicos que permitam análise detalhada das funções cognitivas e do desenvolvimento da criança em relação à idade e ao nível escolar. A abordagem é multiprofissional, envolvendo médicos, educadores, psicólogos e outros especialistas em reabilitação. Exames neurofisiológicos, neurorradiológicos e testes genéticos não são padrão-ouro para o diagnóstico de transtornos mentais, mas podem ser complementares quando necessários para investigar diagnósticos diferenciais ou monitorar efeitos de medicamentos.

A prática clínica frequentemente demonstra a presença de sintomas físicos em transtornos mentais e de sintomas mentais em doenças sistêmicas. Com os avanços em neurociência, cresce o esforço para delinear processos biológicos, físicos e mentais que se entrelaçam em qualquer condição médica, seja um transtorno mental ou uma doença sistêmica. O *DSM-5-TR* reconhece a necessidade de descartar doenças sistêmicas nos critérios diagnósticos, o que, por vezes, distancia-se da realidade clínica cotidiana em que corpo e mente são indissociáveis. Um indivíduo pode ser simultaneamente afetado por doenças sistêmicas e transtornos mentais, ou uma condição desencadear a outra. A seguir, apresenta-se um roteiro estruturado para avaliação.

ROTEIRO ESTRUTURADO DE AVALIAÇÃO

1) Entrevista clínica

Com os cuidadores: investigar cronologia dos sintomas e dificuldades associadas. Aprofundar a anamnese sobre trajetória de desenvolvimento e características da criança, incluindo eventos pré-natais, perinatais e pós-natais; marcos do neurodesenvolvimento; esquema de imunizações; padrões de sono; hábitos alimentares; traços de temperamento; habilidades cognitivas e motoras; interações familiares e sociais; histórico escolar e desempenho acadêmico atual. Explorar transtornos psiquiátricos na família e vivências traumáticas (perdas, mudanças significativas).

Com a criança: ajustar o diálogo ao estágio de desenvolvimento e à habilidade cognitiva. Observar reações emocionais, percepção do outro, linguagem, conteúdo dos pensamentos e autocrítica sobre situações em que se envolve.

Com professores: coletar dados sobre rendimento acadêmico (fluência de leitura, produção e interpretação de textos, raciocínio matemático) e comportamento (respeito às normas, empatia, resiliência, participação e interação com colegas). Utilizar relatórios ou entrevistas sistematizadas.

2) Avaliação do estado mental

Observar condição emocional e física, humor, conteúdo dos pensamentos, atenção, linguagem e memória. Analisar a relação da criança com os pais, o comportamento ao se distanciar deles, o nível de compreensão de comandos verbais e a orientação temporal e espacial.

3) Exame físico

Atenção ao estado nutricional, às habilidades motoras e às dismorfias.

4) Escalas padronizadas para rastreamento de sintomas comportamentais

As escalas de comportamento ajudam a identificar sintomas que podem ser negligenciados em anamnese aberta; entretanto, a simples identificação não é suficiente para diagnóstico. Elas oferecem perspectiva dimensional e orientam para o uso de outros instrumentos estruturados que possibilitam análises categóricas/diagnósticas. As perguntas são respondidas por familiares, educadores ou pessoas que conhecem bem o comportamento da criança (respostas como: sim, não, às vezes, ocasionalmente, frequentemente). Escalas comumente utilizadas e indicações:

- SNAP-IV (Swanson, Nolan e Pelham, versão IV/): rastreia sintomas associados ao TDAH (desatenção, hiperatividade/impulsividade) e ao Transtorno Opositor-Desafiador (TOD). Versões para pais e professores.
- Conners (*Conners Rating Scales*): detecta comportamentos relacionados a TDAH, dificuldades de aprendizagem, agressividade e interações sociais; também avalia eficácia de intervenções. Versões para pais, professores e autoavaliação.
- CDI (*Child Depression Inventory*): autoavaliação com 27 itens para sintomas depressivos nas duas semanas anteriores a consultas médicas; adequada paracrianças e adolescentes de 6 a 17 anos.
- YMRS (*Young Mania Rating Scale*): respondida pelos pais; avalia presença e intensidade de sintomas maníacos (humor, atividade motora, energia, aparência, interesse sexual, sono, linguagem, pensamento, agressividade).

- P-GBI (*Parent General Behavior Inventory Mania Scale*): respondida por pais/cuidadores; capta comportamentos que indiquem episódios de mania ou hipomania.
- SCARED (*Screen for Child Anxiety Related Emotional Disorders*): detecta sintomas de ansiedade; versões para pais e autoavaliação.
- OCI-CV (*Obsessive-Compulsive Inventory - Child Version*): identifica presença e gravidade de sintomas Obsessivo-Compulsivos (7 a 17 anos); respondida por criança/adolescente e/ou pais.
- M-CHAT (*Modified Checklist for Autism in Toddlers*): rastreia sintomas do Transtorno do Espectro Autista (TEA) em 16–30 meses; respondida pelos pais.
- ATA (Avaliação de Traços Autísticos): instrumento brasileiro para identificar traços do espectro autista entre 2 e 18 anos; respondida pelos pais.
- ADI-R (*Autism Diagnostic Interview - Revised*): entrevista estruturada com pais/cuidadores para diagnóstico de TEA (a partir de 18 meses); abrange interação social, comunicação verbal/não verbal e comportamentos restritos/repetitivos.
- BRIEF (*Behavior Rating Inventory of Executive Function*): avalia funções executivas do dia a dia (planejamento, organização, controle inibitório, memória de trabalho, flexibilidade). Versões para pais e professores.
- Escalas de Achenbach (CBCL/TRF/YSR): identificam ampla gama de problemas emocionais e comportamentais (ansiedade, depressão, atenção, agressividade, somatização, relacionamento, pensamento, transgressões). Faixa: 18 meses a 18 anos, com versões por idade.
- K-SADS (*Kiddie Schedule for Affective Disorders and Schizophrenia*): entrevista semiestruturada para avaliação de transtornos psiquiátricos em crianças e adolescentes; investiga sintomas atuais e passados (depressivos, TDAH, ansiedade, conduta, bipolaridade, etc.). Aplicável em clínica e pesquisa, envolvendo criança/adolescente e responsáveis.
- C-DISC (*Computerized Diagnostic Interview Schedule for Children*): entrevista estruturada computadorizada com cuidadores, baseada no *DSM*; validada para 6 a 17 anos, com sensibilidade para 36 transtornos.

5) Testes psicométricos padronizados

Os testes neuropsicológicos fornecem parâmetros sobre potencialidades e dificuldades cognitivas e são fundamentais na reabilitação em transtornos do neurodesenvolvimento. Avaliam atenção, memória, linguagem, habilidades motoras e funções executivas, permitindo identificar perfis cognitivos que distinguem transtornos e orientar estratégias educacionais e terapêuticas.

- Escala de Maturidade Mental Columbia (CMMS-3) – edição brasileira revisada: estima desenvolvimento intelectual de 3 a 9 anos e 11 meses; não requer respostas orais. Útil em protocolos multidimensionais, inclusive em crianças com limitações motoras (evidências ainda limitadas para essa aplicação específica).
- Escalas de Inteligência Wechsler (WPPSI, WISC-V, WAIS): mensuram funcionamento cognitivo e QI; incluem subtestes de processamento visuoespacial, linguagem, memória de trabalho e velocidade de processamento.
- TDE (Teste de Desempenho Escolar): instrumento brasileiro que avalia escrita, aritmética e leitura (da 1ª à 6ª série).
- ADOS (*Autism Diagnostic Observation Schedule*): observação estruturada para diagnóstico de TEA (a partir de 1 ano até adultos), com módulos por faixa etária e nível de comunicação; avalia interação social, comunicação, gestos/expressões, brincadeira, interação com objetos/pessoas, respostas sociais e comportamentos restritos/repetitivos.

6) Diagnóstico

Concluir com base na anamnese e nas informações obtidas por ferramentas psicométricas, compreendendo não apenas a presença dos sintomas, mas seus significados na vida diária da criança. Consultar critérios diagnósticos do *DSM-5-TR* e da CID-11 para a classificação e o diagnóstico médico.

REFERÊNCIAS

1. Abramovitch A, Abramowitz JS, McKay D, Cham H, Anderson KS, Farrell L, et al. The OCI-CV-R: A Revision of the Obsessive-Compulsive Inventory - Child Version. *J Anxiety Disord.* 2022;86:102532. doi:10.1016/j.janxdis.2022.102532. Epub 2022 Jan 15. PMID: 35091252; PMCID: PMC8961678.
2. Allgaier AK, Frühe B, Pietsch K, Saravo B, Baethmann M, Schulte-Körne G. Is the Children's Depression Inventory Short version a valid screening tool in pediatric care? A comparison to its full-length version. *J Psychosom Res.* 2012;73(5):369–374. doi:10.1016/j.jpsychores.2012.08.016. Epub 2012 Oct 1. PMID: 23062811.
3. Allsopp K, Kinderman P. The use of diagnoses in mental health service eligibility and exclusion criteria. *J Ment Health.* 2021;30(1):97–103. doi:10.1080/09638237.2019.1677875 . Epub 2019 Oct 24. PMID: 31647342.
4. Aktürk Z, Hapfelmeier A, Fomenko A, Dümmler D, Eck S, Olm M, et al. Generalized Anxiety Disorder 7-item (GAD-7) and 2-item (GAD-2) scales for detecting anxiety disorders in adults. *Cochrane Database Syst Rev.* 2025;3(3):CD015455. doi:10.1002/14651858.CD015455. PMID: 40130828; PMCID: PMC11934853.
5. Altman E, Hedeker D, Peterson JL, Davis JM. A comparative evaluation of three self--rating scales for acute mania. *Biol Psychiatry.* 2001;50(6):468–471. doi:10.1016/S0006-3223(01)01065-4. PMID: 11566165.

6. American Psychiatric Association. *Manual diagnóstico e estatístico de transtornos mentais: DSM-5-TR*. 5ª ed., texto revisado. Porto Alegre: Artmed; 2022.
7. Bussing R, Fernandez M, Harwood M, Wei Hou, Garvan CW, Eyberg SM, et al. Parent and teacher SNAP-IV ratings of attention deficit hyperactivity disorder symptoms: psychometric properties and normative ratings from a school district sample. *Assessment*. 2008;15(3):317–328. doi:10.1177/1073191107313888. Epub 2008 Feb 29. PMID: 18310593; PMCID: PMC3623293.
8. Canivez GL, Watkins MW, McGill RJ. Construct validity of the Wechsler Intelligence Scale for Children – Fifth UK Edition: Exploratory and confirmatory factor analyses of the 16 primary and secondary subtests. *Br J Educ Psychol*. 2019;89(2):195–224. doi:10.1111/bjep.12230. Epub 2018 Jun 4. PMID: 29869412.
9. Craddock N, Mynors-Wallis L. Psychiatric diagnosis: impersonal, imperfect and important. *Br J Psychiatry*. 2014;204(2):93–95. doi:10.1192/bjp.bp.113.133090. PMID: 24493652.
10. Jensen-Doss A, Weisz JR. Diagnostic agreement predicts treatment process and outcomes in youth mental health clinics. J Consult Clin Psychol. 2008;76(5):711-22. doi: 10.1037/0022-006X.76.5.711.
11. Frühe B, Allgaier AK, Pietsch K, Baethmann M, Peters J, Kellnar S, et al. Children's Depression Screener (ChilD-S): development and validation of a depression screening instrument for children in pediatric care. *Child Psychiatry Hum Dev*. 2012;43(1):137–151. doi:10.1007/s10578-011-0254-1. PMID: 21927969.
12. Gau SS, Shang CY, Liu SK, Lin CH, Swanson JM, Liu YC, et al. Psychometric properties of the Chinese version of the Swanson, Nolan, and Pelham, version IV scale – parent form. *Int J Methods Psychiatr Res*. 2008;17(1):35–44. doi:10.1002/mpr.237. PMID: 18286459; PMCID: PMC6878250.
13. Gomez R, Vance A, Stavropoulos V. Correlated Trait–Correlated Method Minus One Analysis of the Convergent and Discriminant Validity of the Conners 3 Short Forms. *Assessment*. 2020;27(7):1463–1475. doi:10.1177/1073191118803714. Epub 2018 Oct 8. PMID: 30295058.
14. Hall CL, Guo B, Valentine AZ, Groom MJ, Daley D, Sayal K, et al. The Validity of the SNAP-IV in Children Displaying ADHD Symptoms. *Assessment*. 2020;27(6):1258–1271. doi:10.1177/1073191119842255. Epub 2019 Apr 16. PMID: 30991820.
15. Inoue Y, Ito K, Kita Y, Inagaki M, Kaga M, Swanson JM. Psychometric properties of the Japanese version of the Swanson, Nolan, and Pelham, version IV – Teacher Form: a study of school children in community samples. *Brain Dev*. 2014;36(8):700–706. doi:10.1016/j.braindev.2013.09.003. Epub 2013 Sep 26. PMID: 24075708.
16. Izzo VA, Donati MA, Primi C. Assessing ADHD Through the Multi-Informant Approach: The Contribution of the Conners' 3 Scales. *J Atten Disord*. 2019;23(6):641–650. doi:10.1177/1087054718815581. Epub 2018 Dec 6. PMID: 30520665.
17. Méio MD, Lopes CS, Sichieri R, Morsch DS. Confiabilidade do teste WPPSI-R na avaliação do desenvolvimento cognitivo de pré-escolares. *Cad Saúde Pública*. 2001;17(1):99–105. Portuguese. doi:10.1590/S0102-311X2001000100010. PMID: 11241932.
18. Nurminen M. Association of mental health and behavioral disorders with health care and service utilization in children before and after diagnosis. *PLoS One*. 2022;17(11):e0278198. doi:10.1371/journal.pone.0278198. PMID: 36441702; PMCID: PMC9704676.
19. Ormel J, Oerlemans AM, Raven D, Laceulle OM, Hartman CA, Veenstra R. Functional outcomes of child and adolescent mental disorders. Current disorder most important

but psychiatric history matters as well. Psychol Med. 2017;47(7):1271-1282. doi: 10.1017/S0033291716003445. Epub 2017 Jan 9.

20. O'Connor EA, Perdue LA, Coppola EL, Henninger ML, Thomas RG, Gaynes BN. Depression and Suicide Risk Screening: Updated Evidence Report and Systematic Review for the US Preventive Services Task Force. *JAMA*. 2023;329(23):2068–2085. doi:10.1001/jama.2023.7787. PMID: 37338873.
21. Ross EL, Zuromski KL, Reis BY, Nock MK, Kessler RC, Smoller JW. Accuracy Requirements for Cost-effective Suicide Risk Prediction Among Primary Care Patients in the US. JAMA Psychiatry. 2021;78(6):642-50. doi: 10.1001/jamapsychiatry.2021.0089.
22. Organização Mundial da Saúde. *Classificação Internacional de Doenças (CID-11).* 11ª revisão. Geneva: OMS; 2019. Disponível em: https://icd.who.int/browse11/l-m/en.
23. Pavuluri MN, Henry DB, Devineni B, Carbray JA, Birmaher B. Child Mania Rating Scale: development, reliability, and validity. *J Am Acad Child Adolesc Psychiatry*. 2006;45(5):550–560. doi:10.1097/01.chi.0000205700.40700.50. PMID: 16601399.
24. Rough HE, Hanna BS, Gillett CB, Rosenberg DR, Gehring WJ, Arnold PD, et al. Screening for Pediatric Obsessive-Compulsive Disorder Using the Obsessive-Compulsive Inventory–Child Version. *Child Psychiatry Hum Dev*. 2020;51(6):888–899. doi:10.1007/s10578-020-00966-x. PMID: 32030629.
25. Su R, Hong X, Yang H, Zhang W, Hu N, Wang X, et al. Evaluating the diagnostic validity of CBCL-OCS in Chinese children and adolescents with OCD. *BMC Psychiatry*. 2025;25(1):369. doi:10.1186/s12888-025-06724-4. PMID: 40217209; PMCID: PMC11992804.
26. Tangjittiporn T, Sottimanon A, Ularntinon S. Psychometric properties of the Screen for Child Anxiety Related Disorders Thai version. *Pediatr Int*. 2022;64(1):e15093. doi:10.1111/ped.15093. PMID: 34897896.
27. Wilson CJ, Bowden SC, Vannier LC, Byrne LK, Weiss LG. Measurement invariance of the Wechsler Intelligence Scale for Children, Fifth Edition, in Australian and New Zealand and U.S. standardization samples. *Psychol Assess*. 2023;35(6):510–521. doi:10.1037/pas0001221. Epub 2023 Mar 9. PMID: 36892878.
28. Yin Foo R, Guppy M, Johnston LM. Intelligence assessments for children with cerebral palsy: a systematic review. *Dev Med Child Neurol.* 2013;55(10):911–918. doi:10.1111/dmcn.12157. Epub 2013 May 11. PMID: 23662850.

4

Transtorno do Espectro Autista (TEA)

PONTOS-CHAVE

1. O Transtorno do Espectro Autista (TEA), geralmente referido como "autismo", não é uma doença, mas uma condição biológica que afeta a trajetória do desenvolvimento cerebral, classificada como transtorno do neurodesenvolvimento.
2. Pesquisas neurocientíficas, baseadas em exames de ressonância magnética estrutural e funcional, indicam que pessoas com TEA apresentam alterações na estrutura do córtex cerebral, na amígdala (ligada ao processamento da memória emocional), no cerebelo (associado à coordenação motora e à cognição) e no sistema de neurônios-espelho (envolvidos na aprendizagem por imitação e empatia). As análises funcionais evidenciaram padrões atípicos de conectividade entre diferentes regiões cerebrais.
3. Essas alterações neurobiológicas provocam dificuldades no processamento sensoriomotor, na comunicação, na reciprocidade emocional e na interação social resultando em comportamentos incomuns, que se expressam de forma repetitiva, insistente e obsessiva.
4. Tais características comprometem o desenvolvimento da criança. Embora não exista cura, intervenções estruturadas e personalizadas, como a Análise do Comportamento Aplicada (ABA), utilizam observação e análise de gatilhos de comportamentos críticos para implementar estratégias que promovem comportamentos mais adaptativos e aprimoram habilidades de comunicação e socialização, colaborando para maior autonomia e qualidade de vida da criança e de seus familiares.

DEFINIÇÃO E CRITÉRIOS DIAGNÓSTICOS

O TEA está incluído na 11ª edição da Classificação Internacional de Doenças, CID-11: 6A02, e classificado pelo Manual Diagnóstico e Estatístico de Transtornos Mentais, *DSM-5-TR*, no capítulo dos transtornos do neurodesenvolvimento. Apesar de constar em ambos os manuais, o TEA não é considerado uma doença, mas uma condição neurobiológica, não evolutiva e não neurodegenerativa, decorrente de um desenvolvimento cerebral atípico e, por consequência, de um funcionamento desorganizado da mente.

Os critérios diagnósticos do *DSM-5-TR* destacam prejuízos persistentes de comunicação e interação social, associados a padrão restrito, insistente e repetitivo de comportamentos, atividades e interesses, que se externalizam por: hiperfoco em objetos, sequências e padrões; interesses fixos e intensos em temas específicos; adesão excessiva a rotinas e rituais; e comportamentos verbais ou motores estereotipados.

Em 70% a 95% dos casos observa-se distorção de percepções sensoriais, como hipersensibilidade a ruídos, desconforto ao contato com a pele, andar na ponta dos pés, baixa sensibilidade ao frio e à dor, e mal-estar diante de certos sabores e odores. Tais manifestações variam em intensidade e gravidade quanto ao desempenho intelectual, à comunicação, ao comportamento e às habilidades adaptativas, motivo pelo qual se utiliza o termo "espectro". Há ampla variação de perfis, desde crianças com linguagem e inteligência normais e bom nível de autonomia até crianças com deficiência intelectual, sem linguagem funcional e com pouca autonomia. Por isso, os tratamentos são individualizados e, mesmo quando bem indicados e executados, podem ter resultados distintos. O TEA pode ocorrer associado a outros transtornos do neurodesenvolvimento, transtornos mentais e doenças neurológicas.

PREVALÊNCIA

De acordo com o CDC dos Estados Unidos, a prevalência do autismo aumentou nas últimas décadas: nos anos 1990 era estimada em cerca de 1/2.000; no início dos anos 2000, 1/150; em 2014, 1/54; e, no relatório de 2025, 1/31 crianças (3,2%). No Brasil, a prevalência do TEA foi estimada em 1,2% da população, segundo o Censo Demográfico de 2022 (IBGE, maio de 2025), equivalendo a aproximadamente 2,4 milhões de pessoas diagnosticadas. A prevalência é maior entre homens (1,5%) do que entre mulheres (0,9%) e atinge pico dos 5 aos 9 anos (2,6%), cerca de 1/38 crianças nessa faixa etária.

O aumento da prevalência não implica necessariamente maior incidência. Contribuem para esse achado a melhor compreensão dos sintomas, mudanças em critérios diagnósticos com identificação de casos mais leves, e maior conscientização de profissionais, instituições e da população, ampliando a procura por serviços e diagnósticos mais precisos e precoces. Fatores ambientais, como idade avançada dos pais, uso de certos medicamentos na gestação e estresse gestacional, também podem participar. Estudos epidemiológicos sugerem maior vulnerabilidade do cérebro masculino (aproximadamente 3,8:1). Por outro lado, autoras como a neurocientista Hannah Belcher argumentam que o TEA é subdiagnosticado em mulheres, que frequentemente apresentam perfil social mais preservado. Há estudos indicando que parte das mulheres diagnosticadas com transtorno de personalidade *borderline* atende a critérios para TEA.

CAUSAS E MITOS

Apesar dos avanços, ainda não há explicação completa e respaldada por evidências sobre as causas do autismo, nem marcador biológico específico para diagnóstico. Isso favorece teorias infundadas, como a atribuição à vacinação. Os primeiros indícios costumam surgir nos dois primeiros anos de vida, período em que a maioria das crianças é vacinada; contudo, coincidência temporal não implica causalidade. Estudos científicos não comprovaram relação causal entre vacinas e autismo. Outro mito atribui o TEA à falta de afeto materno. A ausência de estímulo e afeto pode interferir no desenvolvimento cognitivo e emocional, mas não é responsável direta pelos sintomas autistas.

BASES NEUROBIOLÓGICAS

Pesquisas destacam a influência de fatores genéticos e epigenéticos, resultantes da interação entre ambiente e múltiplos genes que orientam o desenvolvimento cerebral. Descreve-se um padrão com excesso de conexões de fibras curtas locais dentro de uma mesma região funcional e menor número de conexões de fibras longas entre regiões, com consequente funcionamento hiperativo e dificuldade em processar múltiplas informações sensoriais simultaneamente. Pessoas autistas podem sentir confusão ou agitação ao serem expostas a várias informações ao mesmo tempo, por exemplo, quando um estímulo visual entra em conflito com estímulos olfativos, gustativos ou auditivos.

Estima-se que cerca de mil genes alterados já tenham sido associados ao autismo. Uma causa especificamente genética pode ser identificada em cerca de 15% dos casos, geralmente na presença de comorbidades com transtorno do desenvolvimento intelectual, atrasos do neurodesenvolvimento e síndromes genéticas com alterações físicas (dismorfias). Os genes atuam em combinação. Entre os mecanismos possíveis, incluem-se: combinação parental de genes de risco sem manifestação clínica; mutações associadas à idade avançada dos pais (em gametas), às vezes envolvendo apenas um gene e levando a síndrome na qual o autismo é sintoma; e mecanismos epigenéticos após a fecundação, que impedem ou facilitam a expressão de genes, possivelmente associados a fatores ambientais, como uso de medicamentos na gestação ou estresse intenso.

MITOS SOBRE LINGUAGEM, COMUNICAÇÃO E COGNIÇÃO

Não é correto afirmar que pessoas autistas não falam, não conseguem se comunicar, não têm empatia, são gênios ou têm habilidades especiais. Entre 20% e 25% apresentam regressão da linguagem entre 18 e 24 meses, com recuperação gradual posterior. Estima-se que 20% a 30% sejam não verbais (dificuldades significativas de fala e comunicação), com diferentes níveis de comprometimento: desde ausência de fala até comunicação verbal limitada ou intermitente. Mesmo pessoas verbais podem ter dificuldades com sinais não verbais e nuances, como expressões idiomáticas, piadas, uso de pronomes, entonação, prosódia e estrutura da linguagem.

É importante reconhecer esses perfis, pois muitos comportamentos desafiadores melhoram conforme a criança compreende e se expressa melhor. Em pessoas não verbais, estratégias como sinais, gestos, imagens ou dispositivos de comunicação assistiva podem facilitar a comunicação e reduzir comportamentos agressivos impulsivos.

Quanto ao desempenho cognitivo, estudos epidemiológicos indicam que aproximadamente 40% das crianças autistas apresentam deficiência intelectual, enquanto cerca de 60% têm inteligência dentro da média ou acima dela. Dentro desse grupo, aproximadamente 10% são reconhecidas como *savants*, com habilidades excepcionais em áreas específicas, como matemática, música, geografia e história.

DIAGNÓSTICO

O diagnóstico é clínico, sustentado por história minuciosa do neurodesenvolvimento e observação do comportamento. Os critérios do *DSM-5-TR* abrangem prejuízos na comunicação e interação social e padrões restritos e repetitivos de comportamento, atividades e interesses. É essencial considerar diagnósticos diferenciais, especialmente em idades mais precoces, como os Transtornos da Comunicação, TDAH ou Deficiência Intelectual. Entre os instrumentos, destacam-se o MCHAT para triagem e o ADIR e ADOS como padrão-ouro para diagnóstico, sobretudo em adolescentes, jovens e adultos com sintomas sutis.

IMPORTÂNCIA DA INTERVENÇÃO PRECOCE

Reconhecer e tratar precocemente pode mudar a trajetória do desenvolvimento e proporcionar prognóstico mais favorável, ao aproveitar janelas cerebrais de desenvolvimento, promover aprendizagens sensoriais mais adaptativas e evitar interações inadequadas que perpetuam comportamentos maladaptativos.

Apresentar um ou mais desses comportamentos não significa necessariamente TEA, mas indica a necessidade de avaliação especializada e, se necessário, terapias específicas, mesmo sem diagnóstico definido (Tabela 1).

Tabela 1. Sinais de alerta para avaliação

Abaixo de 12 meses	Acima de 12 meses
Bebê muito quieto	Andar na ponta dos pés
Pouco contato visual durante amamentação	Forma incomum de brincar
Ausência de atenção compartilhada e dividida	Não ri das brincadeiras
Choro excessivo, "não se acalma"	Seletividade alimentar
Fixação por objetos; não se interessa por pessoas.	Problemas com texturas
Problemas de sono	Não fala

Um avanço tecnológico que tem se mostrado promissor para o diagnóstico precoce de TEA é o uso de dispositivos e aplicativos que realizam rastreamento visual. Esses recursos têm apresentado uma sensibilidade considerável em bebês e crianças pequenas. Pesquisas que aplicaram esses métodos em crianças com idades entre 16 e 30 meses revelaram resultados equivalentes às avaliações clínicas conduzidas por profissionais especializados. Esses resultados foram fundamentais para que a *Food and Drug Administration* (FDA) dos Estados Unidos autorizasse a comercialização desses produtos.

NÍVEIS DE SUPORTE

A classificação em níveis de suporte (1 a 3) auxilia a entender autonomia e tipo de assistência necessária, com base na gravidade das dificuldades em comunicação, interação social e padrões restritos/repetitivos.

- **Nível 1 – Requer apoio:** dificuldades sociais evidentes, com comunicação e interação preservadas; conseguem adaptar comportamento a mudanças, embora com prejuízos em organização e planejamento.
- **Nível 2 – Requer apoio substancial:** dificuldades significativas em comunicação verbal e não verbal, interação social limitada e comportamentos repetitivos que impactam moderadamente a vida diária; menor adaptabilidade a mudanças.
- **Nível 3 – Requer apoio muito substancial:** comunicação verbal muito limitada, sem expressão sem ajuda; interação social mínima; inflexibilidade e comportamentos repetitivos que interferem profundamente no funcionamento cotidiano.

De acordo com as diretrizes da Sociedade Brasileira de Neurologia Infantil (SBNI), é importante considerar que a categorização por níveis de suporte, em função das particularidades do desenvolvimento infantil, exige uma idade mínima e um período de evolução para ser efetivamente definida. Não é aconselhável classificar crianças que acabaram de ser diagnosticadas ou que são muito novas, uma vez que a gravidade dos sintomas pode mudar dependendo da intervenção terapêutica e do desenvolvimento cerebral. Nesses casos, é sugerido o uso de expressões que deixem claro que o nível de suporte ou assistência se refere àquele momento específico, como, por exemplo: "atualmente classificado como".

TRATAMENTO E SUPORTE

O tratamento deve ser personalizado, de acordo com as necessidades de cada criança. Os melhores resultados associam-se a diagnóstico e intervenção precoces. Estima-se que 75% das crianças estimuladas precocemente possam desenvolver fala. Prognósticos menos favoráveis tendem a ocorrer com deficiência intelectual grave, problemas de comunicação e comorbidades.

É fundamental oferecer suporte educacional e emocional às famílias para que adquiram conhecimentos, estratégias e resiliência, ampliando para a vida real os aprendizados das terapias. Mesmo em situações complexas, a aplicação de princípios da ABA e o uso de métodos não verbais (como imagens) contribuem para comunicação e autonomia.

A educação inclusiva impulsiona o progresso emocional e social, sendo importante o diálogo contínuo entre família e escola para preparo, acolhimento e inclusão. Há carência de serviços especializados, sobretudo na transição da adolescência para a vida adulta, fase estratégica para avaliar habilidades e orientar acesso ao ensino técnico, profissionalizante, superior ou ao mercado de trabalho. Estima-se que apenas 20% dos adultos autistas vivam de forma independente e que 30%, apesar de elegíveis, nunca tenham trabalhado ou frequentado educação pós-secundária, o que reforça a importância de um plano de transição ao final do ensino médio.

Os tratamentos envolvem abordagem multidisciplinar (psicologia, fonoaudiologia, terapia ocupacional), sob coordenação de neuropediatra ou psiquiatra infantil. A avaliação inicial orienta a intervenção e alinha expectativas familiares. Objetiva-se estimular comunicação e socialização, promovendo desenvolvimento cognitivo, emocional e aprendizagem adaptativa para autonomia. Em casos severos, é essencial prevenir ou reduzir comportamentos inadequados (agressão, estereotipias). Deve-se monitorar a quantidade e o tempo de terapias, garantindo suficiência para automatização do aprendizado, mas evitando excesso e estresse, que podem agravar ansiedade, humor e comportamentos agressivos, dificultando a adesão.

Existem diversas abordagens terapêuticas com variados níveis de evidência científica. As mais reconhecidas incluem: a ABA, que se fundamenta em princípios da análise do comportamento e utiliza intervenções estruturadas e reforço positivo para alterar comportamentos indesejados, ensinar novas habilidades e promover a manutenção e generalização de comportamentos funcionais, visando maior autonomia; o Treinamento de Habilidades Sociais (THS), que foca no desenvolvimento da comunicação e socialização; e o *Treatment and Education of Autistic and Related Communication-Handicapped* (TEACCH), que busca oferecer suporte e estratégias para habilidades escolares. Outras abordagens eficazes para o desenvolvimento da fala e comunicação incluem o *Prompts for Restructuring Oral Muscular Phonetic Targets* (PROMPT), que emprega estímulos táteis, visuais e auditivos para facilitar a articulação correta dos sons, e o *Picture Exchange Communication System* (PECS), que ensina a expressão de desejos por meio do uso de imagens. Também é possível considerar outras intervenções que atendam às necessidades específicas de cada criança, como terapias motoras (fisioterapia, psicomotricidade, educação física), pedagogia e terapias mediadas por música (musicoterapia), brinquedos (ludoterapia) e animais (equoterapia). A Integração Sensorial (IS) pode ser benéfica para o processamento e resposta a informações sensoriais, melhorando a autorregulação emocional, a seletividade alimentar, a hipersensibilidade tátil e sonora, e a coordenação motora.

A administração de medicamentos pode ser necessária para tratar comorbidades ou melhorar comportamentos que impactam a dinâmica familiar, a inclusão escolar e a socialização. Antes de iniciar ou manter qualquer medicação, é importante avaliar os benefícios reais em comparação com os possíveis efeitos adversos. Estudos indicam a eficácia de psicoestimulantes e atomoxetina para desatenção e hiperatividade; antidepressivos e ansiolíticos (fluoxetina, sertralina, fluvoxamina) para obsessões e compulsões; antipsicóticos (risperidona, aripiprazol) para agressividade impulsiva e estereotipias; melatonina para distúrbios do sono; e, mais recentemente, canabidiol (CBD) para melhora global dos sintomas, embora ainda não haja evidência robusta quanto à eficácia e segurança para o uso. Terapias e medicamentos podem ser necessários por longos períodos, exigindo acompanhamento médico regular para avaliar a evolução, os efeitos adversos e ajustar o tratamento.

A ciência é a melhor escolha na busca por tratamentos eficazes e seguros que contribuam para o desenvolvimento e o bem-estar das crianças autistas. Famílias devem receber orientações claras sobre as evidências que sustentam os tratamentos, evitando soluções milagrosas que geram frustrações e efeitos adversos.

REFERÊNCIAS

1. American Psychiatric Association. (2022). *Manual diagnóstico e estatístico de transtornos mentais: DSM-5-TR* (5ª ed., texto revisado). Porto Alegre: Artmed. [Tradução do Diagnostic and Statistical Manual of Mental Disorders: DSM5TR, American Psychiatric Association, 2022].
2. Åsberg Johnels, J., Yngvesson, P., Billstedt, E., Hovey, D., & Bölte, S. (2021). The relationship between intelligence and global adaptive functioning in young people with or without neurodevelopmental disorders. *Psychiatry Research,* 303, 114076. https://doi.org/10.1016/j.psychres.2021.114076
3. Belcher HL, MoreinZamir S, Stagg SD, Ford RM. Shining a Light on a Hidden Population: Social Functioning and Mental Health in Women Reporting Autistic Traits But Lacking Diagnosis. *J Autism Dev Disord.* 2023;53(8):31183132. doi:10.1007/s10803022055832.
4. CaseSmith J, Weaver LL, Fristad MA. A systematic review of sensory processing interventions for children with autism spectrum disorders. *Autism.* 2015;19(2):133148. doi:10.1177/1362361313517762.
5. Centers for Disease Control and Prevention. (2025). *Autism and Developmental Disabilities Monitoring Network Surveillance Year 2022*: Prevalence of Autism Spectrum Disorder among Children aged 8 years. Disponível em: https://www.cdc.gov/autism/data-research/index.html
6. Chen Y, Xi Z, Saunders R, Simmons D, Totsika V, Mandy W. A systematic review and metaanalysis of the relationship between sensory processing differences and internalising/

externalising problems in autism. *Clin Psychol Rev.* 2024;114:102516. doi:10.1016/j.cpr.2024.102516.

7. Christensen J, Grønborg TK, Sørensen MJ. Prenatal valproate exposure and risk of autism spectrum disorders and childhood autism. *JAMA*. 2013;309(16):16961703.
8. Developmental Disabilities Monitoring Network Surveillance Year 2020 Principal Investigators; CDC. Prevalence of autism spectrum disorder among children aged 8 years—autism and developmental disabilities monitoring network, 11 sites, United States, 2020. *MMWR Surveill Summ.* 2023;72(2):114.
9. Eckes T, Buhlmann U, Holling HD, Möllmann A. Comprehensive ABAbased interventions in the treatment of children with autism spectrum disorder—a metaanalysis. *BMC Psychiatry.* 2023;23(1):133. doi:10.1186/s12888022044121.
10. Estes A, St John T, Dager SR. What to Tell a Parent Who Worries a Young Child Has Autism. *JAMA Psychiatry.* 2019;76(10):10921093.
11. Failla, C., Scarcella, I., Vetrano, N., Mazzone, L., Vicari, S., & Operto, F. F. (2024). Autism, intelligence, language, and adaptive behavior: Disentangling a complex relationship. *Frontiers in Psychiatry*, 15, 1411783. https://doi.org/10.3389/fpsyt.2024.1411783
12. Fraguas D, DíazCaneja CM, PinaCamacho L, Moreno C, Durán-Cutilla M, Ayora M, et al. Dietary Interventions for Autism Spectrum Disorder: A Metaanalysis. *Pediatrics.* 2019;144(5):e20183218. doi:10.1542/peds.20183218.
13. Franz L, Goodwin CD, Rieder A, Matheis M, Damiano DL. Early intervention for very young children with or at high likelihood for autism spectrum disorder: An overview of reviews. *Dev Med Child Neurol.* 2022;64(9):10631076.
14. Gosling CJ, Cartigny A, Mellier BC, Solanes A, Radua J, Delorme R. Efficacy of psychosocial interventions for autism spectrum disorder: an umbrella review. *Mol Psychiatry.* 2022;27(9):36473656.
15. Hirota T, King BH. Autism Spectrum Disorder: A Review. *JAMA*. 2023;329(2):157168. doi:10.1001/jama.2022.23661.
16. Hviid A, Hansen JV, Frisch M, Melbye M. Measles, Mumps, Rubella Vaccination and Autism: A Nationwide Cohort Study. *Ann Intern Med.* 2019;170(8):513520.
17. Jassim N, BaronCohen S, Suckling J. Metaanalytic evidence of differential prefrontal and early sensory cortex activity during nonsocial sensory perception in autism. *Neurosci Biobehav Rev.* 2021;127:146157.
18. Jin, W. Y., Song, C., Wang, Y. Y., Zhang, J., & Sun, H. (2025). Effects of intelligence levels and autistic severity on adaptive functioning and cognitive-adaptive functioning gaps in school-aged children with autism spectrum disorder. *Neuropsychiatric Disease and Treatment*, 21, 1131–1142. https://doi.org/10.2147/NDT.S524042
19. Jones W, Klin A. Attention to eyes is present but in decline in 2-6 month-olds later diagnosed with autism. *Nature* 2013;19:427-31.
20. Jones W, Klaiman C, Richardson S, et al. Development and replication of objective measurements of social visual engagement to aid in early diagnosis and assessment of autism. *Jama Netw Open* 2023 (9):e2330145.
21. Jones W, Klaiman C, Richardson S, et al. Eye-Tracking-Based measurement of social visual engagement compared with expert clinical diagnosis of autism. *JAMA* 2024;330:854-65.
22. Kim JY, Son MJ, Son CY, Radua J, Eisenhut M, Gressier F, et al. Environmental risk factors and biomarkers for autism spectrum disorder: an umbrella review of the evidence. *Lancet Psychiatry.* 2019;6(7):590600.

23. Knight EJ, Freedman EG, Myers EJ, Berruti AS, Oakes LA, Cao CZ, et al. Severely Attenuated Visual Feedback Processing in Children on the Autism Spectrum. *J Neurosci*. 2023;43(13):24242438.
24. Lord C, Elsabbagh M, Baird G, VeenstraVanderweele J. Autism spectrum disorder. *Lancet*. 2018;392(10146):508520.
25. Lord C, Rutter M, DiLavore P, Risi S, Gotham K, Bishop S. *Autism Diagnostic Observation Schedule*, 2nd ed. (ADOS2). Los Angeles, CA: Western Psychological Services; 2012.
26. Losapio MF, Siquara GM, Lampreia C, Lázaro CP, Pondé MP. Translation into Brazilian Portuguese and validation of the MCHATR/F scale for early screening of autism spectrum disorder. *Rev Paul Pediatr*. 2022;41:e2021262.
27. Mandy W, Lai MC. Annual Research Review: The role of the environment in the developmental psychopathology of autism spectrum condition. *J Child Psychol Psychiatry*. 2016;57(3):271292.
28. McQuaid, G. A., Pelphrey, K. A., Bookheimer, S. Y., & Dapretto, M. (2021). The gap between IQ and adaptive functioning in autism spectrum disorder: Disentangling diagnostic and sex differences. *Autism: The International Journal of Research and Practice*, 25(6), 1565–1579. https://doi.org/10.1177/1362361321995620
29. Moore A, Wosniak M, Yousef A et al. The geometric preference subtype in ASD: identifying a consistent, early-emerging phenomenon through eye tracking. *Mol Autism* 2018;9:19
30. Rosen NE, Lord C, Volkmar FR. The Diagnosis of Autism: From Kanner to DSM III to DSM5 and Beyond. *J Autism Dev Disord*. 2021;51:42534270.
31. Siegel, M., McGuire, K., Veenstra-VanderWeele, J., & AACAP Committee on Quality Issues (CQI). (2020). Practice parameter for the assessment and treatment of psychiatric disorders in children and adolescents with intellectual disability (intellectual developmental disorder). *Journal of the American Academy of Child and Adolescent Psychiatry*, 59(4), 468–496. https://doi.org/10.1016/j.jaac.2019.11.018
32. Skerswetat J, Bex PJ, BaronCohen S. Visual consciousness dynamics in adults with and without autism. *Sci Rep*. 2022;12(1):4376.
33. Hirota T, King BH. Autism Spectrum Disorder—A Review. *JAMA*. 2023;329(2). (Duplicata temática da ref. 14 mantida conforme original.)
34. Willsey HR, Exner CRT, Xu Y. Parallel in vivo analysis of largeeffect autism genes implicates cortical neurogenesis and estrogen in risk and resilience. *Neuron*. 2021;109(5):788804.e8.
35. Wu S, Wu F, Ding Y, Hou J, Bi J, Zhang Z. Advanced parental age and autism risk in children: a systematic review and metaanalysis. *Acta Psychiatr Scand*. 2017;135(1):2941.
36. Yu Z, Zhang P, Tao C, Lu L, Tang C. Efficacy of nonpharmacological interventions targeting social function in children and adults with autism spectrum disorder: A systematic review and metaanalysis. *PLoS One*. 2023;18(9):e0291720.
37. Zeidan J, Fombonne E, Scorah J, Ibrahim A, Durkin MS, Saxena S, et al. Global prevalence of autism: a systematic review update. *Autism Res*. 2022;15(5):778790.
38. Zwaigenbaum L, Bauman ML, Fein D, Pierce K, Buie T, Davis PA, et al. Early Screening of Autism Spectrum Disorder: Recommendations for Practice and Research. *Pediatrics*. 2015;136(1):4159.

5

Transtornos da Comunicação

PONTOS-CHAVE

1. O período crítico para o desenvolvimento da linguagem compreende os primeiros cinco anos de vida. Nesse intervalo, o cérebro passa por intenso crescimento neuronal e formação de sinapses, criando uma base neural altamente receptiva à aquisição de linguagem. Trata-se de uma fase especialmente propícia para a aprendizagem de novos idiomas e habilidades linguísticas, bem como para a implementação de intervenções terapêuticas eficazes em casos de transtornos de desenvolvimento da linguagem, aumentando as chances de progresso na habilidade de comunicação e socialização. Embora muitas crianças com o tempo superem dificuldades iniciais de fala, certos quadros podem se agravar se não forem identificados e tratados precocemente. A ausência de diagnóstico precoce pode comprometer significativamente a alfabetização, a interação social e a autoestima da criança.
2. Os Transtornos da Comunicação podem ter origem em múltiplos fatores, incluindo predisposições genéticas e influências ambientais. Crianças com essas condições podem apresentar dificuldades na aquisição e uso da linguagem verbal e não verbal, incluindo compreensão, expressão, e utilização da linguagem em contextos sociais. O impacto pode se estender a diversas áreas do desenvolvimento e da aprendizagem, exigindo abordagem individualizada e multidisciplinar.

MARCOS DO DESENVOLVIMENTO DA LINGUAGEM

Ao completar o primeiro ano de vida, espera-se que a criança comece a pronunciar de três a cinco palavras simples, como "mamãe" e "papai". Entre o primeiro e o segundo ano, o vocabulário se expande gradualmente, podendo chegar a 50–200 palavras. Nessa fase, já consegue formar frases curtas com duas palavras, entender instruções simples e utilizar gestos ou saudações para se comunicar. Entre o segundo e o terceiro ano, pode construir frases de três a quatro palavras e demonstrar habilidade para descrever situações e fazer perguntas. Entre o terceiro e o quarto ano, pode elaborar frases mais complexas, usar sentenças completas e contar histórias simples, além de relatar suas experiências. É importante atenção a esses marcos, pois atrasos podem se relacionar a comprometimentos neurobiológicos.

DEFINIÇÃO E CRITÉRIOS DIAGNÓSTICOS

Os Transtornos da Comunicação englobam um grupo de condições resultantes de um desenvolvimento atípico das redes neurais responsáveis pela linguagem. Esses transtornos podem se manifestar de maneira isolada ou em combinação, afetando crianças que têm audição normal e não apresentam sinais de lesão cerebral. Eles se caracterizam por atrasos na aquisição da linguagem e, dependendo da função linguística comprometida, podem dificultar tanto a comunicação verbal quanto a não verbal, resultando em grandes prejuízos para a interação social. Eles podem afetar a compreensão, quando a criança tem dificuldade em entender o idioma familiar ou em interpretar gestos e expressões emocionais que fazem parte da comunicação; ou a expressão, quando há dificuldades na fala, envolvendo pronúncia, ritmo, entonação, prosódia e conteúdo. Além disso, pode haver dificuldades na comunicação por meio de gestos e expressões emocionais, que são fundamentais para uma interação social eficaz. Com o passar do tempo, algumas dessas crianças podem enfrentar problemas relacionados à leitura e à escrita ou desenvolver comorbidades com outros transtornos do neurodesenvolvimento ou transtornos mentais.

O *DSM-5-TR* estabelece critérios diagnósticos para os transtornos da comunicação, enfatizando que a causa primária está ligada ao neurodesenvolvimento do cérebro, em vez de lesões estruturais adquiridas. Os sintomas devem causar um impacto significativo na habilidade de comunicação, nas relações sociais e no desempenho acadêmico. Ademais, não devem ser melhor explicados por outras condições mentais ou transtornos do neurodesenvolvimento, nem resultar de condições médicas gerais, como surdez, acidente vascular cerebral, trauma cranioencefálico ou doenças neuromusculares. Os transtornos são classificados conforme a função linguística afetada, incluindo: transtorno fonológico (relacionado aos sons da fala), transtorno de fluência (gagueira ou tartamudez), transtorno de linguagem receptiva e/ou expressiva e transtorno de comunicação social pragmática. Esses transtornos são relativamente comuns na infância, afetando entre 3% e 7% das crianças em idade pré-escolar, com uma maior prevalência em meninos, numa proporção aproximada de quatro para uma menina.

TRANSTORNO FONOLÓGICO (SOM DA FALA)

Aos dois anos, espera-se que cerca de 50% da comunicação de uma criança seja clara para quem ouve. Aos quatro anos, espera-se que sua fala seja completamente compreensível. Quando esses marcos não são alcançados, pode haver problema na habilidade de produzir sons adequados, conhecido como Transtorno Fonológico ou Transtorno do Som da Fala.

Embora a ausência de estímulo adequado, em qualidade e quantidade, possa influenciar negativamente a articulação, a causa principal geralmente se relaciona à dificuldade de coordenação dos movimentos dos órgãos envolvidos na fala, como mandíbula, língua e lábios, além dos grupos musculares responsáveis pela vocalização e respiração. Crianças com esse transtorno podem apresentar fala distorcida e difícil de entender, com comprometimento significativo da comunicação.

Há três tipos principais: atraso fonético, transtorno fonético e apraxia. No atraso fonético, há atraso temporário no desenvolvimento dos sons da fala, sem dificuldades motoras significativas para produzi-los. No transtorno fonético, também conhecido como dislalia, ocorrem problemas na produção de sons individuais por questões musculares, de coordenação ou auditivas; a criança compreende bem, mas tem dificuldades em produzir alguns sons, substituindo-os, omitindo-os, distorcendo-os ou trocando-os. A apraxia da fala é um distúrbio motor mais complexo, no qual o cérebro não consegue planejar, coordenar e executar os movimentos necessários para produzir os sons, resultando em fala pouco clara e pouco eficaz.

O tratamento envolve terapias fonoaudiológicas para melhorar coordenação e precisão dos movimentos da fala, incluindo exercícios de fortalecimento muscular, técnicas de planejamento motor e estratégias alternativas de comunicação, quando necessário.

TRANSTORNO DE FLUÊNCIA DA FALA (GAGUEIRA)

A gagueira, também conhecida como tartamudez, geralmente se manifesta na infância, entre 2 e 6 anos, variando em intensidade, progressão e recorrência.

Caracteriza-se por repetições de sons, sílabas ou palavras, prolongamentos de consoantes e vogais, pausas ou interrupções na fala e, por vezes, tensões musculares durante a comunicação.

Assim como em outros problemas de comunicação, a origem envolve interação complexa entre fatores genéticos, neurobiológicos, ambientais e emocionais. É mais comum em crianças ansiosas ou tímidas, com histórico de dificuldades na aquisição da linguagem, ou expostas, nas fases iniciais do desenvolvimento, a modelos de fala desorganizados, traumas ou estresse intenso. De acordo com estudos longitudinais citados pelo *DSM-5-TR*, entre 65% e 85% das crianças se recuperam até os 8 anos, sendo a persistência um indicador de evolução para adolescência e vida adulta.

O tratamento inclui terapia da fala para melhorar a fluência, reduzir a tensão muscular e auxiliar no manejo dos conflitos emocionais associados à gagueira. A terapia comportamental pode ajudar a identificar e modificar padrões de comportamento e pensamentos negativos, com reestruturação cognitiva, treinamento de habilidades sociais e estratégias de enfrentamento. A terapia familiar é essencial para envolver os membros da família nas estratégias de tratamento, oferecendo apoio emocional e ambiente de comunicação positivo. Grupos de apoio podem ser úteis para compartilhar experiências, obter suporte e aprender estratégias. Em situações específicas, medicamentos para ansiedade e depressão podem ser prescritos, em geral como adjuvantes a outras formas de tratamento.

TRANSTORNO DE LINGUAGEM RECEPTIVA E/OU EXPRESSIVA (TDL)

O TDL resulta de déficits no funcionamento cerebral para a compreensão e/ou produção do vocabulário, afetando de forma significativa a comunicação. Isso inclui a capacidade de elaborar pensamentos e informações e transmiti-los por fala, gestos e símbolos.

Algumas características observadas incluem dificuldades para compreender e seguir instruções verbais, entender o significado de palavras e frases, responder adequadamente a perguntas, expressar pensamentos e ideias de forma clara e organizada, construir frases gramaticalmente corretas, aprender novas palavras e conceitos, iniciar e manter conversas, compreender e interpretar humor e intenções alheias, acompanhar o ritmo e a estrutura da conversa, ler e escrever.

Para o diagnóstico, é necessário descartar problemas de audição, deficiência intelectual, transtornos do espectro autista ou atrasos de desenvolvimento global.

Um diagnóstico diferencial que pode gerar confusão conceitual com o TDL é a disfasia, distúrbio específico que afeta a capacidade de compreender e/ou expressar a linguagem devido a malformações ou lesões adquiridas em áreas cerebrais responsáveis pela linguagem. Pode ser de compreensão, quando a lesão ocorre na área temporal de Wernicke, ou de expressão, quando ocorre na área frontal de Broca. As causas adquiridas mais frequentes decorrem de acidentes vasculares cerebrais e traumatismos cranianos. Assim, embora ambos possam apresentar sintomas semelhantes, como dificuldades de compreensão e expressão, suas causas e características são distintas. Enquanto a disfasia decorre de malformação ou lesões cerebrais adquiridas, o TDL é um transtorno do neurodesenvolvimento que engloba problemas na aquisição e uso da linguagem desde o nascimento, variando em gravidade até a adolescência e a vida adulta.

A intervenção precoce é essencial para potencializar os efeitos dos tratamentos fonoaudiológicos, visando aprimorar compreensão e expressão linguística. Isso favorece o desenvolvimento da linguagem e a capacidade de comunicação e interação social. A abordagem inclui atividades lúdicas, jogos, exercícios para enriquecer o vocabulário, prática de conversação e treinos auditivos. A terapia comportamental pode ser eficaz para ajustar comportamentos inadequados e promover competências comunicativas verbais e não verbais. O uso de tecnologia assistiva, como aplicativos e dispositivos específicos, pode facilitar uma interação mais clara e efetiva. É fundamental envolver os familiares no tratamento, especialmente em crianças menores, para que as técnicas de linguagem e comunicação inseridas na rotina familiar sejam transferidas para a vida real.

TRANSTORNO DA COMUNICAÇÃO SOCIAL PRAGMÁTICA (TCS)

O TCS compromete a capacidade de utilizar a linguagem de maneira eficaz nas interações e comunicações sociais. Crianças com esse transtorno apresentam dificuldades significativas em compreender e seguir normas sociais que regem o uso da linguagem em diferentes contextos, por exemplo, reconhecer e responder adequadamente aos turnos de conversação, ajustar tom de voz, emoções, expressões faciais, gestos e posturas corporais.

Podem ocorrer também dificuldades para iniciar e sustentar diálogos, compreender o contexto, captar intenções e sentimentos que não estão explicitados, interpretar linguagem figurada, como sarcasmo, ironia e expressões idiomáticas, e ajustar o discurso conforme o ouvinte e a situação.

O *DSM-5-TR* baseia o diagnóstico no uso inadequado da linguagem em contextos sociais. As manifestações podem incluir linguagem excessivamente formal, saudações ou diálogos inadequados ao contexto ou ao interlocutor e discrepâncias entre entonação vocal, expressões emocionais e a situação. Há ainda dificuldades em seguir normas de conversação e narrativas, como alternar a vez de falar e reformular a fala quando há mal-entendidos. O manual enfatiza a avaliação do prejuízo causado isoladamente ou em conjunto por déficits relacionados à comunicação, ao relacionamento social e ao desempenho acadêmico ou profissional. Esses déficits não podem ser atribuídos a outra condição médica ou neurológica, nem a habilidades deficientes nos domínios da palavra e da gramática. Não podem ser mais bem explicados por transtorno do espectro autista, transtorno do desenvolvimento intelectual, atraso global do desenvolvimento ou outras doenças mentais.

A terapia pragmática da linguagem é considerada o tratamento mais eficaz para auxiliar crianças com TCS. Utiliza estratégias como modelagem de comportamentos sociais adequados, treinamento em habilidades de conversação, prática de interações sociais, narrativas sociais e simulação de papéis. O objetivo é desenvolver habilidades de comunicação social, como iniciar e manter conversas, fazer e responder perguntas de modo apropriado, interpretar sinais sociais e compreender regras implícitas da comunicação. A intervenção inclui o treinamento de familiares, para que ofereçam suporte e reforcem habilidades em diferentes contextos.

CONSIDERAÇÕES FINAIS

A habilidade de linguagem e comunicação é influenciada por fatores genéticos e ambientais. Os genes fornecem a base para a construção das redes neurais, e o ambiente, por meio de interações e estímulos, ativa esses genes e promove o desenvolvimento da linguagem. À medida que a criança participa de interações sociais, suas conexões neurais se intensificam e se multiplicam, aprimorando o vocabulário e a eficiência no processamento de informações verbais e não verbais.

Variações em genes envolvidos na evolução da linguagem, como *ATP2C2, FOXP2, CMIP, CNTNAP2* e *CNTNAP4*, estão relacionadas a diversos distúrbios neurológicos, incluindo Transtornos da Comunicação, Transtorno do Espectro Autista, Transtorno do Desenvolvimento Intelectual e Transtorno de Déficit de Atenção/Hiperatividade. Assim, essas condições frequentemente ocorrem concomitantemente a problemas de linguagem. Estudos de neuroimagem evidenciam como alterações genéticas afetam a estrutura e o funcionamento cerebral. Em indivíduos com transtornos da comunicação, observam-se diferenças na espessura, no volume e na densidade dos córtices frontal e temporal, além de ativação reduzida nessas áreas durante exames funcionais.

Outros fatores orgânicos e emocionais podem comprometer a comunicação e devem ser devidamente explorados antes de ser realizar o diagnóstico de Transtornos da Comunicação. Acidentes vasculares cerebrais, traumas cranianos, síndromes genéticas e paralisia cerebral podem danificar redes neurais essenciais à linguagem. Deficiências sensoriais, como problemas auditivos ou visuais, podem interferir no processamento adequado das informações. Experiências traumáticas, como abuso sexual, negligência e outros eventos estressantes, podem resultar em ansiedade social e dificuldades na comunicação e expressão de emoções.

REFERÊNCIAS

1. Ansari R, Chiat S, Cartwright M, Herman R. Vocabulary interventions for children with developmental language disorder: a systematic review. *Front Psychol.* 2025;16:1517311. doi:10.3389/fpsyg.2025.1517311. PMID: 40177040; PMCID: PMC11962024.
2. American Psychiatric Association. *Manual diagnóstico e estatístico de transtornos mentais: DSM-5-TR* (5ª ed., texto revisado). Porto Alegre: Artmed; 2022. [Tradução do Diagnostic and Statistical Manual of Mental Disorders: DSM-5-TR, American Psychiatric Association, 2022].
3. Camarata S, Stiles S, Birer S. Naturalistic Developmental Behavioral Interventions for Developmental Language Disorder. *Am J Speech Lang Pathol.* 2024;33(2):627-641. doi:10.1044/2023_AJSLP-23-00116. Epub 2024 Jan 2. PMID: 38166189.
4. Chilosi AM, Brovedani P, Cipriani P, Casalini C. Sex differences in early language delay and in developmental language disorder. *J Neurosci Res.* 2023;101(5):654-667. doi:10.1002/jnr.24976. Epub 2021 Nov 25. PMID: 34822733.
5. Onnis L, Truzzi A, Ma X. Language development and disorders: Possible genes and environment interactions. *Res Dev Disabil.* 2018;82:132-146. doi:10.1016/j.ridd.2018.06.015. Epub 2018 Aug 2. PMID: 30077386.
6. Roberts MY, Curtis PR, Sone BJ, Hampton LH. Association of Parent Training With Child Language Development: A Systematic Review and Meta-analysis. *JAMA Pediatr.* 2019;173(7):671-680. doi:10.1001/jamapediatrics.2019.1197. PMID: 31107508; PMCID: PMC6537769.
7. Smith SD. Genes, language development, and language disorders. *Ment Retard Dev Disabil Res Rev.* 2007;13(1):96-105. doi:10.1002/mrdd.20135. PMID: 17326114.
8. Suttora C, Zuccarini M, Aceti A, Corvaglia L, Guarini A, Sansavini A. The Effects of a Parent-Implemented Language Intervention on Late-Talkers' Expressive Skills: The Mediational Role of Parental Speech Contingency and Dialogic Reading Abilities. *Front Psychol.* 2021;12:723366. doi:10.3389/fpsyg.2021.723366. PMID: 34566804; PMCID: PMC8459088.
9. Tajima Y, Vargas CDM, Ito K, et al. A humanized NOVA1 splicing factor alters mouse vocal communications. *Nat Commun.* 2025;16:1542. doi:10.1038/s41467-025-56579-2.
10. Tang L, Zhao J, He T, Xu L, He X, Huang S, et al. Effect of online parent training in promoting language development of children with language delay in Hubei province, China. *Int J Lang Commun Disord.* 2024;59(4):1322-1335. doi:10.1111/1460-6984.12945. Epub 2024 Jan 2. PMID: 38165073.

11. Unger N, Heim S, Hilger DI, Bludau S, Pieperhoff P, Cichon S, et al. Identification of Phonology-Related Genes and Functional Characterization of Broca's and Wernicke's Regions in Language and Learning Disorders. *Front Neurosci.* 2021;15:680762. doi:10.3389/fnins.2021.680762. PMID: 34539327; PMCID: PMC8446646.
12. Zuccarini M, Suttora C, Bello A, Aceti A, Corvaglia L, Caselli MC, et al. A Parent-Implemented Language Intervention for Late Talkers: An Exploratory Study on Low-Risk Preterm and Full-Term Children. *Int J Environ Res Public Health.* 2020;17(23):9123. doi:10.3390/ijerph17239123. PMID: 33297374; PMCID: PMC7730473.
13. Zwitserlood-Nijenhuis MA, Wiefferink CH, Gerrits E. A randomized study of parent- versus child-directed intervention for Dutch toddlers with DLD. *Int J Lang Commun Disord.* 2023;58(5):1768-1782. doi:10.1111/1460-6984.12901. Epub 2023. PMID: 37248804.

6

A criança com dificuldades na alfabetização e aritmética

PONTOS-CHAVE

1. As dificuldades que algumas crianças enfrentam ao aprender a leitura e a matemática são, em grande parte, resultado da falta de alinhamento entre a maturidade da criança e as exigências da escola, métodos de ensino inadequados, ausência de rotinas de estudo que favoreçam a fixação do conhecimento, pouco apoio e supervisão por parte da família, além de influências do estresse e conflitos emocionais.
2. Essas situações são categorizadas como dificuldades de aprendizagem escolar e, na maioria das vezes, são temporárias. A neurociência tem aprofundado investigações sobre os mecanismos pelos quais o cérebro aprende, evidenciando a influência das emoções e das estratégias de ensino nos processos de aprendizagem. Compreender essas bases neurais é essencial para desenvolver intervenções mais eficazes que respeitem os perfis cognitivos individuais e promovam trajetórias de aprendizagem mais positivas. Motivação, valorização do esforço e reforço da autoestima possibilitam que a criança se sinta mais segura e resiliente em sua jornada de aprendizado.
3. Entretanto, é muito importante diferenciar dificuldades de aprendizagem de transtornos da aprendizagem, como dislexia, discalculia, disortografia e disgrafia, condições decorrentes de fatores neurobiológicos que demandam intervenções estruturadas, direcionadas aos déficits cognitivos específicos.

Os obstáculos que algumas crianças enfrentam na aprendizagem da leitura, escrita e matemática vão além de suas habilidades individuais. A maneira como são ensinadas, o apoio e o acolhimento do professor, as estratégias pedagógicas adotadas pela escola, a supervisão dos pais e até expectativas excessivas podem impactar significativamente seu desenvolvimento educacional.

A ausência de envolvimento dos pais na trajetória escolar dos filhos pode dificultar a identificação e a resolução precoce de problemas. Por outro lado, demandas excessivas podem intensificar esses problemas, gerando expectativas irrealistas, uma agenda sobrecarregada de atividades extracurriculares e uma rotina diária inflexível que limita o tempo de descanso e lazer, aumentando a pressão e o estresse infantil, em vez de favorecer a aprendizagem.

Em alguns casos, a pressão por resultados é tão intensa que se espera que as crianças aprendam a ler e escrever antes de atingirem a maturidade neurológica adequada, o que pode gerar ansiedade, baixa autoestima e até depressão, reduzindo ainda mais o interesse pelo aprendizado. Também é importante considerar se a criança recebeu preparo adequado no período pré-escolar.

Esse período é propício para ensinar fundamentos que serão utilizados na leitura, escrita e matemática. Envolve o enriquecimento do vocabulário, o desenvolvimento de habilidades de discriminação visual e auditiva, a capacidade de associar sons a letras e sílabas, além do entendimento de conceitos como tamanho, distância, quantidade, orientação temporal e espacial, direita/esquerda. Quaisquer lacunas de conhecimento originadas nesse período podem dificultar as aprendizagens subsequentes.

Devemos avaliar se as expectativas são realistas e se a criança está adequadamente preparada, tanto do ponto de vista maturacional quanto de pré-alfabetização, para assimilar e aplicar aquilo que é ensinado. Nesse contexto, é importante que ela esteja em uma classe que corresponda ao seu nível de maturidade, evitando comparações injustas.

Embora existam diretrizes gerais sobre a idade ideal para iniciar a alfabetização, é importante lembrar que a maturidade neurológica pode variar de uma criança para outra. Algumas podem evoluir mais lentamente ou rapidamente que seus pares, e outras podem apresentar atrasos devido a fatores genéticos ou familiares, incluindo problemas de coordenação motora, percepção auditiva ou visual, dificuldades na fala, leitura silábica e escrita espelhada, entre outros, que geralmente são temporários e não indicam necessariamente transtorno do neurodesenvolvimento.

Por fim, é importante destacar que o aprendizado da leitura, escrita e aritmética progride por meio de fases específicas e sucessivas, que podem se sobrepor ou ocorrer em momentos distintos para cada criança. Durante essas fases, é comum cometer erros básicos, mas eles fazem parte do processo de aprendizado e devem ser corrigidos de forma adequada, sem causar frustração ou desmotivação. As Tabelas 1 e 2 trazem as etapas de aquisição da leitura, escrita e matemática.

Tabela 1. Etapas de aquisição da leitura e escrita

4 a 6 anos	Visual e auditivo	- Identificação das letras e capacidade de copiá-las. - Métodos não convencionais de representação das palavras (desenhos, símbolos).
5 a 7 anos	Fonológico	- Diferenciação dos sons das letras e sílabas. - Leitura silábica (fonética). - Escrita que utiliza letras e sílabas. - Transcrição de palavras (cópia e ditado).
6 a 9 anos	Ortográfico	- Leitura automática das palavras, sem necessidade de decodificar letra por letra. - Compreensão do significado das palavras e sua função na gramática. - Leitura de textos mais complexos. - Escrita que contempla regras ortográficas.

Tabela 2. Etapas de aquisição da matemática

Idade	Processamento cerebral	Habilidades em desenvolvimento
Até 2 anos	Pré-aritmética	- Noções básicas de quantidade, distância, tamanho e grandeza.
2 a 4 anos	Contagem	- Contagem sequencial, associando números a objetos. - Compreensão de que cada número representa uma quantidade específica.
4 a 6 anos	Operações básicas	- Entendimento de adição e subtração utilizando objetos concretos.
6 a 8 anos	Multiplicação e divisão	- Multiplicar como uma forma de adição repetida. - Dividir de forma igual para distribuição.
7 a 9 anos	Uso de números maiores	- Contar em sequências mais longas. - Dominar a tabuada.
9 a 11 anos	Frações e decimais	- Entender que frações e decimais representam partes de um todo. - Reconhecer que diferentes frações podem equivaler à mesma quantidade em operações básicas.
> 12 anos	Matemática avançada	- Compreensão mais complexa entre números, formas, estruturas e padrões.

CONSIDERAÇÕES FINAIS

Em resumo, as dificuldades mencionadas não têm origem orgânica, mas estão relacionadas a fatores ambientais, maturacionais e emocionais. Não indicam déficits de inteligência, pois a maioria das crianças com dificuldades de aprendizagem possui nível cognitivo adequado e potencial para aprender. Nesse ponto, é importante nomeá-las adequadamente.

As dificuldades de aprendizagem escolar envolvem fatores como falta de motivação, problemas ambientais, ensino inadequado, questões emocionais e imaturidade da criança para as demandas escolares. Podem variar ao longo do tempo, mas geralmente são transitórias e superadas com apoio e intervenções adequadas. A neurociência tem aprofundado investigações sobre os mecanismos pelos quais o cérebro processa informações, evidenciando a influência das emoções e das competências emocionais nos processos de aprendizagem. Isso possibilita a criação de estratégias pedagógicas mais efetivas e acolhedoras, que estimulam a motivação, valorizam o esforço e elevam a autoestima da criança, garantindo que ela se sinta segura e resiliente em sua jornada de aprendizado. Também é importante que os pais compreendam que o aprendizado transcende o ambiente escolar, sendo essencial o envolvimento da família por meio da supervisão contínua das tarefas escolares e de práticas que incentivem o desenvolvimento cognitivo da criança, sem esquecer a importância das pausas, em que a criança possa desfrutar de atividades lúdicas e diálogos saudáveis, sem a pressão para aprender

Já o conceito de Transtornos Específicos da Aprendizagem abrange fatores neurobiológicos que afetam a aquisição da linguagem simbólica, como a leitura, a escrita e a matemática. Esses transtornos são classificados conforme a habilidade comprometida: o transtorno específico da leitura é conhecido como dislexia; o transtorno específico da escrita inclui a disgrafia e a disortografia; e o transtorno específico da matemática é chamado de discalculia. Geralmente, são identificados na infância e tendem a persistir ao longo da vida, embora as pessoas possam desenvolver estratégias para gerenciá-los. Requerem avaliação diagnóstica específica (que inclui avaliações neurológicas, testes neuropsicológicos, pedagógicos e fonoaudiológicos) e intervenções estruturadas. Compreender essas diferenças é essencial para o êxito no tratamento.

REFERÊNCIAS

1. Buchanan-Worster E, MacSweeney M, Pimperton H, Kyle F, Harris M, Beedie I, et al. Speechreading ability is related to phonological awareness and single-word reading in both deaf

and hearing children. *J Speech Lang Hear Res.* 2020;63(11):3775-85. doi:10.1044/2020_JSLHR-20-00159.

2. Christoforou C, Theodorou M, Fella A, Papadopoulos TC. Phonological ability and neural congruency: phonological loop or more? *Clin Neurophysiol.* 2023;156:228-41. doi:10.1016/j.clinph.2023.10.015.
3. Gliksman Y, Berebbi S, Henik A. Math fluency during primary school. *Brain Sci.* 2022;12(3):371. doi:10.3390/brainsci12030371.
4. Guerra G, Tijms J, Tierney A, Vaessen A, Dick F, Bonte M. Auditory attention influences trajectories of symbol-speech sound learning in children with and without dyslexia. *J Exp Child Psychol.* 2024;237:105761. doi:10.1016/j.jecp.2023.105761.
5. Ibaibarriaga G, Acha J, Perea M. The impact of handwriting and typing practice in children's letter and word learning: implications for literacy development. *J Exp Child Psychol.* 2025;253:106195. doi:10.1016/j.jecp.2025.106195.
6. Instituto Nacional de Saúde Infantil e Desenvolvimento Humano Eunice Kennedy Shriver. Relatório do Painel Nacional de Leitura: ensinando crianças a ler: relatórios dos subgrupos. Washington, DC: *Escritório de Impressão do Governo*; 2000. (Somente referência).
7. Kyle FE, Trickey N. Speechreading, phonological skills, and word reading ability in children. *Lang Speech Hear Serv Sch.* 2024;55(3):756-66. doi:10.1044/2024_LSHSS-23-00129.
8. Li Y, Hui Y, Li H, Liu X. Compensation for poor character learning: intact visual and phonetic strategies among Chinese children with dyslexia. *Ann Dyslexia.* 2021;71(1):127-49. doi:10.1007/s11881-020-00210-0.
9. Liu D, Tan X, Yan H, Li W. Improving mental arithmetic ability of primary school students with schema teaching method: an experimental study. *PLoS One.* 2024;19(4):e0297013. doi:10.1371/journal.pone.0297013.
10. National Council of Teachers of Mathematics. *Principles and standards for school mathematics.* Reston, VA: NCTM; 2000.
11. Polo-Blanco I, González López EM. Teaching addition strategies to students with learning difficulties. *Autism Dev Lang Impair.* 2021;6:23969415211045324. doi:10.1177/23969415211045324.
12. Kucian K, Loenneker T, Dietrich T, Martin E, von Aster M. Impaired neural networks for approximate calculation in dyscalculic children: a functional MRI study. *Behav Brain Funct.* 2006;2(1):31. doi:10.1186/1744-9081-2-31.
13. Price GR, Ansari D. Neurodevelopmental disorders of numerical processing: a developmental perspective. In: Handbook of Clinical Neurology. Amsterdam: *Elsevier;* 2011. v.111, p.377-90. doi:10.1016/B978-0-444-52891-9.00039-2.
14. Schlaggar BL, McCandliss BD. Development of neural systems for reading. *Annu Rev Neurosci.* 2007;30:475-503. doi:10.1146/annurev.neuro.28.061604.135645.
15. Shaywitz BA, Shaywitz SE, Pugh KR, Mencl WE, Fulbright RK, Skudlarski P, et al. Disruption of posterior brain systems for reading in children with developmental dyslexia. *Biol Psychiatry.* 2002;52(2):101-10. doi:10.1016/S0006-3223(02)01365-3.

7

Transtornos Específicos da Aprendizagem

PONTOS-CHAVE

1. A dislexia, a discalculia e a disortografia não são causadas por déficit de inteligência; são transtornos do neurodesenvolvimento que afetam pessoas com inteligência normal.
2. Pesquisas em neuroimagem funcional (*f*MRI) mostraram que, enquanto crianças com desenvolvimento típico ativam circuitos neuronais específicos durante atividades de leitura ou cálculo, aquelas que apresentam dificuldades persistentes demonstram hipoatividade ou desconexão nessas mesmas áreas.
3. Na dislexia, observou-se uma hipoativação nas regiões temporoparietal e occipitotemporal esquerdas, que estão ligadas à decodificação fonológica e ao reconhecimento automático de palavras. Já na discalculia, a hipoativação ocorre no sulco intraparietal, que é responsável pelo processamento de quantidades e operações matemáticas. Por sua vez, na disortografia, há hipoativação em redes frontoparietais, que são fundamentais para a integração entre a linguagem oral e a escrita.
4. Esses resultados destacam que tais dificuldades não são indicativas de falta de esforço ou estímulo, mas sim de diferenças neurobiológicas reais que necessitam de identificação precoce e de abordagens educacionais e terapêuticas personalizadas.
5. A identificação precoce é essencial, uma vez que a plasticidade cerebral infantil permite uma melhor resposta às intervenções, se aplicadas nos estágios iniciais do desenvolvimento. É fundamental que os professores estejam capacitados para reconhecer sinais de alerta e oferecer um acompanhamento contínuo com métodos e estratégias de ensino estruturadas adaptadas às necessidades cognitivas individuais, promovendo um ambiente escolar mais inclusivo e equitativo.

INTRODUÇÃO

As dificuldades no aprendizado escolar decorrem de uma série de fatores, destacando-se causas ambientais, emocionais, maturacionais e neurobiológicas. O *DSM-5-TR* adota o termo Transtorno Específico de Aprendizagem (TEAP) para caracterizar um transtorno do neurodesenvolvimento em que, mesmo apresentando inteligência normal e instrução adequada, crianças apresentam dificuldades persistentes (mínimo de seis meses) nos processos de aquisição, compreensão e uso da linguagem verbal e simbólica. O TEAP abrange competências de leitura, escrita, ortografia, senso numérico e cálculo aritmético, podendo manifestar-se isoladamente ou em combinação, com diferentes níveis de gravidade. Frequentemente, é precedido por problemas no desenvolvimento da linguagem (fala), tornando-se mais evidente no início do ensino fundamental. Além das dificuldades escolares, crianças com TEAP podem enfrentar obstáculos em atividades rotineiras que requerem domínio de senso numérico ou habilidades de comunicação.

O *DSM-5-TR* destaca que o diagnóstico deve basear-se em testes neuropsicológicos padronizados por idade e série (escrita, leitura e matemática), excluindo fatores como início precoce da alfabetização, faltas escolares, ensino inadequado, falta de motivação, desconhecimento da língua de instrução, problemas de visão e audição, deficiência intelectual, incapacidade física, doenças neuropsiquiátricas e uso crônico de medicamentos. A prevalência do TEAP varia conforme a população e a competência avaliada; estima-se que entre 5% e 15% das crianças em idade escolar possam ser afetadas. Quanto à distribuição entre gêneros, alguns estudos sugerem maior frequência em meninos (por exemplo, o transtorno específico de leitura/dislexia), com proporção aproximada de 3:1.

Assim como em outros transtornos do neurodesenvolvimento, a origem do TEAP resulta da combinação de fatores genéticos e ambientais. A influência genética é evidenciada pela ocorrência em múltiplas gerações. Em indivíduos com dislexia, há histórico familiar em parentes de primeiro grau em 25% a 65% dos casos. O TEAP não é causado por um único gene, mas decorre da interação de múltiplos genes com fatores de risco ambientais. Entre os genes mais investigados estão *DYX1C1, DCDC2, KIAA0319* e *ROBO1*, relacionados ao desenvolvimento cerebral. Entre os fatores de risco ambientais, destacam-se consumo de álcool e drogas na gestação, prematuridade, baixo peso ao nascer e complicações do parto (traumas cranianos, hemorragia e isquemia cerebral). O *DSM-5-TR* classifica os TEAP segundo prejuízos em três áreas principais: leitura (fluência, precisão e compreensão), matemática (compreensão numérica, memorização de fatos, cálculos e raciocínio) e escrita (gramática, pontuação, organização textual e ortografia).

TRANSTORNO DA LEITURA

O Transtorno da Leitura, descrito no *DSM-5-TR*, refere-se a dificuldades na aquisição, fluência, precisão e compreensão da leitura. *Dislexia* é o termo utilizado quando essas dificuldades decorrem de problemas no desenvolvimento da linguagem, afetando inicialmente a comunicação verbal e, posteriormente, a escrita e a leitura. Crianças com dislexia enfrentam dificuldades para perceber os sons da fala (fonemas), convertê-los em símbolos escritos (grafemas) e transformá-los novamente em sons para a leitura de palavras. Um fonema é a menor unidade de som capaz de alterar o significado de uma palavra. Por exemplo, em português, *abacate* e *alicate* diferem por um fonema; a percepção incorreta desse fonema pode alterar completamente o entendimento.

Os sinais iniciais podem surgir na fase pré-escolar: atraso de linguagem, fala infantilizada persistente, pronúncia incorreta, dificuldade para memorizar letras e seus sons correspondentes e para compreender rimas. Na fase escolar, a alfabetização é mais lenta; a leitura é soletrada e pausada, frequentemente interrompida por palavras longas ou desconhecidas, e não é raro a criança "adivinhar" o que está escrito. São comuns dificuldades de compreensão de enunciados e interpretação de textos. Na escrita, ocorrem erros ortográficos de natureza fonética (omissões, distorções e trocas) e problemas de segmentação, além de dificuldades de concordância e de enredo.

Para compreender a fisiopatologia da dislexia, é útil revisar o processamento cerebral da fala, escrita e leitura. Informações sensoriais captadas pela audição, visão e tato são inicialmente processadas e integradas no tálamo, estrutura subcortical responsável pelo processamento imediato de fonemas e grafia. Do tálamo, seguem para o córtex do hemisfério dominante (geralmente o esquerdo em destros), onde ocorre a interpretação do que ouvimos e lemos. As informações visuais são processadas no giro angular (junção temporoparieto-occipital), e as auditivas, nas áreas primárias do córtex temporal. A integração que possibilita a interpretação ocorre na área de Wernicke (porção posterossuperior do lobo temporal). Em seguida, a informação é transferida pelo fascículo arqueado à área de Broca e a outros centros motores frontais, responsáveis pela coordenação dos músculos da fala e dos movimentos manuais para escrever ou digitar.

Pesquisas *post-mortem* comparando cérebros de indivíduos com e sem dislexia identificaram diferenças anatômicas em estruturas ligadas ao processamento da linguagem verbal e simbólica. Em pessoas sem dislexia, o tálamo e a área de Wernicke apresentam seis camadas celulares; a primeira (plexiforme) contém principalmente axônios e dendritos, com pouquíssimos corpos neuronais. Em indivíduos com dislexia, também há seis camadas, mas a primeira apresenta muitos corpos de neurônios, sugerindo localização atípica. A teoria proposta é que, durante a formação cerebral — especialmente na migração neuronal entre o primeiro e o segundo mês de gestação —, possa ocorrer sinalização inadequada de genes que orientam o crescimento e a migração, levando neurônios a se estabelecer em locais incorretos (ectopias), com conexões inadequadas (microdisgenesias). A organização defeituosa das redes pode causar déficit talâmico no processamento de fonemas e grafemas. Pessoas sem dislexia distinguem rapidamente (≈10 ms) diferentes formas gráficas e combinações de sons, conferindo fluência e compreensão; em contraste, pessoas com dislexia são mais lentas (≈80 ms), resultando em leitura silabada e pior interpretação. O comprometimento funcional do giro angular e da área de Wernicke pode causar um tipo peculiar de dislexia, em que o indivíduo reconhece as palavras, mas não compreende o significado.

Embora o processamento fonológico — e, em menor grau, o visual — seja o principal obstáculo, memória de trabalho, atenção, gnosia e praxia também podem ser afetadas. Limitações na memória de trabalho reduzem a capacidade de armazenar e manipular temporariamente informações, dificultando interpretação de textos e sequenciamento para expressão oral e escrita. Déficit de atenção seletiva implica dispersão por estímulos irrelevantes, prejudicando o foco durante a leitura. Gnosia e praxia envolvem percepção e coordenação para realizar movimentos sequenciais necessários à fala, leitura, escrita e atividades rotineiras que exigem sequência e coordenação. Não é raro que crianças com dislexia tenham dificuldades em atos simples, como amarrar cadarços, abotoar roupas, dançar e andar de bicicleta.

Há várias formas de classificar a dislexia. Quanto aos prejuízos, o *DSM-5-TR* avalia fluência, precisão e compreensão da leitura. Quanto ao processamento, os problemas podem originar-se tanto do canal visual quanto do auditivo, resultando em três subtipos principais: auditiva (fonológica), visual e mista. No subtipo auditivo, há dificuldade em associar sons da fala às letras, com erros ortográficos de natureza fonética (em ditado e escrita espontânea). No subtipo visual, predominam dificuldades no reconhecimento de letras e palavras, com trocas de letras/palavras visualmente semelhantes na leitura ou cópia. No subtipo misto, ocorrem dificuldades de compreensão de palavras e frases, interpretação de contexto e inferências. A classificação por gravidade é útil para determinar suporte, mas não para prever prognóstico: leve, moderada e grave, conforme o impacto na leitura.

O diagnóstico é clínico (neuropediatra), com apoio de avaliações neuropsicológicas, pedagógicas e fonoaudiológicas (inteligência, leitura, escrita, linguagem e processamento auditivo). O tratamento envolve intervenções para leitura e escrita, como programas digitais de treinamento fonológico e estratégias comportamentais voltadas à percepção de fonemas e compreensão leitora. Não há medicamentos comprovados para melhorar leitura; em comorbidade com TDAH, fármacos como atomoxetina e psicoestimulantes (metilfenidato, dexanfetamina) podem auxiliar atenção e memória operacional.

Em síntese, a dislexia não se relaciona a déficit de inteligência: crianças com dislexia têm habilidades cognitivas normais e, por vezes, criatividade e inteligência superiores em outras áreas. Ainda assim, as dificuldades em leitura e escrita impactam desempenho acadêmico, autoestima e relações sociais. É importante orientar a família sobre as características do transtorno e manter diálogo com a escola, buscando métodos e avaliações adaptados às necessidades da criança.

TRANSTORNOS DA EXPRESSÃO ESCRITA

Os Transtornos da expressão escrita devem ser compreendidos com precisão quanto à origem. Algumas crianças apresentam dificuldades decorrentes de déficits em habilidades linguísticas, com vocabulário limitado, erros ortográficos de natureza fonética, trocas de letras, problemas de pontuação, segmentação e expressão de ideias: nesses casos, o termo adequado é disortografia. Segundo o *DSM-5-TR*, a disortografia é classificada com base na precisão da ortografia, pontuação, gramática, clareza e organização da expressão escrita, e a abordagem se assemelha à da dislexia por compartilhar mecanismos fisiopatológicos.

Outras crianças têm dificuldades restritas aos movimentos manuais necessários para escrever (gnosia, praxia e coordenação motora): o termo correto é disgrafia, transtorno de escrita diagnosticável apenas em crianças com ensino adequado, desenvolvimento emocional satisfatório e sem alterações sensoriais ou lesões cerebrais graves. A disgrafia é maturacional e tende a desaparecer com o desenvolvimento do sistema nervoso, que integra o processamento sensoriomotor. A criança sabe o que deseja escrever, mas tem dificuldade em planejar e executar os movimentos de maneira clara e legível. É fundamental treinar hábitos que melhorem a qualidade gráfica da escrita (postura, percepção corporal, manuseio de instrumentos). Na reabilitação, pratica-se também a representação mental dos gestos necessários para escrever. Cadernos de caligrafia podem auxiliar na destreza motora e na qualidade gráfica da letra (formas, tamanhos, inclinações e conexões, linhas e margens). Outras técnicas, como pintura, desenho, musicalização, dança e meditação, podem aprimorar a capacidade mental para atividades motoras finas, impactando positivamente a escrita.

DISCALCULIA

A discalculia é um transtorno específico de aprendizagem no qual a criança, mesmo com inteligência normal e sem lesão cerebral detectável, apresenta dificuldades para compreender números, suas combinações e significados. Envolve dificuldades no domínio de fatos numéricos, valores, regras, fórmulas e na resolução de operações básicas, o que dificulta operações mais complexas. Essas dificuldades aparecem também em situações simples, como estimar distâncias, peso, altura, contar e memorizar fatos matemáticos (tabuada), além de aplicar conceitos no dia a dia. Estima-se que aproximadamente 6% das crianças em idade escolar sejam afetadas.

A competência em matemática requer noções básicas de senso numérico, habilidades linguísticas para reconhecer números, símbolos, conceitos e regras, destreza visuoespacial e visuomotora para realizar manualmente as operações e raciocínio adequado (atenção e memória operacional e remota). Não há uma única área cerebral responsável pela competência, e sim uma rede ampla que integra regiões para processar e manipular números. Entre as estruturas envolvidas, destacam-se: córtex pré-frontal (resolução de operações; coordena atenção, memória operacional, planejamento e tomada de decisões – *ex.* 3 + 3 = 6); giro frontal inferior (recuperação de fatos aritméticos na memória de longo prazo – *ex.* recordar 3 × 2 = 6); córtex parietal (processamento numérico e espacial; representação de quantidades, magnitude e distâncias – *ex.* ++++++ = 6); córtex temporal (representação verbal dos números – *ex.* 6 = *seis*); giro angular (representação visual de números e símbolos – *ex.* 6/9).

Conforme a(s) região(ões) envolvida(s), há diferentes tipos de discalculia, com variações de apresentação, sintomas e comprometimento, que podem ocorrer simultaneamente. O *DSM-5-TR* classifica os prejuízos em: domínio do senso numérico, memorização de fatos aritméticos, precisão e fluência de cálculo e raciocínio matemático. As apresentações mais comuns:

- **Discalculia verbal**: dificuldade em entender e usar linguagem matemática (compreensão de termos, seguir instruções verbais, expressar conceitos), com erros por incompreensão de enunciados e troca de sinais/números.
- **Discalculia operacional**: dificuldade para realizar adição, subtração, multiplicação e divisão; problemas para lembrar fatos básicos (tabuada) e aplicar regras e procedimentos.
- **Discalculia lógica**: dificuldade em entender e aplicar conceitos lógicos (sequências, padrões, relações), com prejuízo no raciocínio dedutivo em problemas.

- **Discalculia espacial**: dificuldade em compreender e manipular informações espaciais (gráficos, mapas, diagramas; visualização/manipulação mental de formas e figuras).

A discalculia pode associar-se a características comportamentais específicas, incluindo problemas de comunicação (interpretação de sinais não verbais, uso inadequado de entonação). Entre condições associadas, destacam-se a síndrome de Gerstmann e o Transtorno da Aprendizagem Não Verbal. A síndrome de Gerstmann decorre de comprometimento do lobo parietal dominante (especialmente giro angular e substância branca subjacente) e manifesta-se por agnosia dos dedos, disgrafia, discalculia e desorientação direita-esquerda. O Transtorno da Aprendizagem Não Verbal resulta de comprometimento do hemisfério direito e caracteriza-se por dificuldades de comunicação não verbal, habilidades visuoespaciais, habilidades motoras finas, formação de conceitos e raciocínio aritmético. Acalculia designa dificuldades de matemática decorrentes de lesão cerebral conhecida; raramente ocorre isolada, geralmente compondo uma síndrome cognitiva mais complexa (comportamento, linguagem, habilidades motoras e memória).

O tratamento deve ser personalizado. É essencial identificar com clareza quais funções estão comprometidas para ajustar a reabilitação. Abordagens eficazes incluem métodos pedagógicos com materiais didáticos visualmente acessíveis (compreensão do senso numérico e passo a passo das operações). Atividades lúdicas (jogos analógicos ou digitais) são úteis para desenvolver contagem, tabuada e raciocínio mental. A tecnologia pode ser estratégia inclusiva (uso de calculadoras para simplificar operações complexas). O apoio psicopedagógico em contraturno ajuda a criar estratégias de resolução. A psicoterapia pode ser necessária para fortalecer confiança e autoestima, lidando com frustrações por desempenho aquém do esperado. A abordagem cognitivo-comportamental auxilia na identificação e modificação de padrões de pensamento negativos e crenças disfuncionais (inclusive ansiedade de desempenho em provas). Em algumas situações, o uso de bloqueadores beta-adrenérgicos, como o propranolol, administrado cerca de uma hora antes da avaliação, reduz sintomas de ansiedade e favorece o desempenho.

DICAS PARA AUXILIAR CRIANÇAS COM TEAP

- O procedimento diagnóstico e terapêutico mais adequado diante de uma criança com TEAP é encaminhá-la para avaliação multidisciplinar, analisando circunstâncias sociais, familiares e individuais. É essencial compreender que o problema decorre de déficits em funções cerebrais e que esses déficits afetam comportamento e desempenho escolar. Medicamentos raramente são necessários; quando indicados, visam fatores associados (distúrbios de comportamento e atenção). Estratégias educativas são úteis para orientar os pais.

- Manter contato regular com professores e demais profissionais para acompanhar o progresso.
- Ser encorajador, evitar críticas ou rótulos, elogiar o esforço (não apenas o resultado). Crianças com TEAP tendem à insegurança e baixa autoestima; o apoio familiar é fundamental.
- Oferecer trabalho individualizado fora do horário escolar (por familiares com paciência e habilidade). Evitar exageros; pequenas lições diárias superam longas sessões esporádicas.
- Em treino de escrita, corrigir posturas inadequadas e a pega do lápis. Algumas crianças se beneficiam do uso de computadores para visualizar e memorizar letras no teclado.
- Quando a dificuldade é principalmente em aritmética, estimular atividades com números no cotidiano (contar talheres, meias, etc.), trabalhar somas e subtrações de forma concreta, com exemplos práticos.
- Durante a leitura, estimular o acompanhamento das palavras com o lápis (posicionado horizontalmente sob a linha lida), alternar leitura (criança e instrutor) e, depois, pedir que explique o conteúdo.
- Diante de dificuldades de linguagem, falar de forma lenta e clara, com pausas a cada frase, checando a compreensão e repetindo quando necessário.
- Praticar jogos e brincadeiras que exijam leitura.
- *Audiobooks* (livros em áudio) são ótima opção para quem prefere ouvir a leitura a ler o impresso; podem ser obtidos por *download* digital ou *streaming*, além de mídias físicas, e oferecem experiência imersiva com narração profissional.

REFERÊNCIAS

1. American Psychiatric Association. Manual diagnóstico e estatístico de transtornos mentais: DSM-5-TR. 5ª ed. Porto Alegre: Artmed; 2022.
2. Cheng D, Xiao Q, Cui J, Chen C, Zeng J, Chen Q, Zhou X. Short-term numerosity training promotes symbolic arithmetic in children with developmental dyscalculia: The mediating role of visual form perception. *Dev Sci.* 2020;23(4):e12910. doi:10.1111/desc.12910.
3. Conte G, Quadrana L, Zotti L, Di Garbo A, Oliveri M. Prismatic adaptation coupled with cognitive training as novel treatment for developmental dyslexia: a randomized controlled trial. *Sci Rep.* 2024;14(1):7148. doi:10.1038/s41598-024-57499-9.
4. Costanzo F, Rossi S, Varuzza C, Varvara P, Vicari S, Menghini D. Long-lasting improvement following tDCS treatment combined with a training for reading in children and adolescents with dyslexia. *Neuropsychologia.* 2019;130:38-43. doi:10.1016/j.neuropsychologia.2018.03.016.
5. Galaburda AM, Livingstone M. Evidence for a magnocellular defect in developmental dyslexia. *Ann N Y Acad Sci.* 1993;682:70-82.
6. Galaburda AM. Neuroanatomic basis of developmental dyslexia. *Neurol Clin.* 1993;11(1):161-73.

7. Galaburda AM, Aboitiz F, Rosen GD, Sherman GF. Histological asymmetry in the primary visual cortex of the rat: implications for mechanisms of cerebral asymmetry. *Cortex.* 1986;22(1):151-60.
8. Galaburda AM, Cestnick L. Developmental dyslexia. *Rev Neurol.* 2003;36(Suppl 1):S3-9.
9. Galaburda AM, Duchaine BC. Developmental disorders of vision. *Neurol Clin.* 2003;21(3):687-707.
10. Galaburda AM, Eidelberg D. Symmetry and asymmetry in the human posterior thalamus. II. Thalamic lesions in a case of developmental dyslexia. *Arch Neurol.* 1982;39(6):333-6.
11. Galaburda AM, Kemper TL. Cytoarchitectonic abnormalities in developmental dyslexia: a case study. *Ann Neurol.* 1979;6(2):94-100.
12. Galaburda AM, Menard MT, Rosen GD. Evidence for aberrant auditory anatomy in developmental dyslexia. *Proc Natl Acad Sci U S A.* 1994;91(17):8010-3.
13. Galaburda AM, Sherman GF, Rosen GD, Aboitiz F, Geschwind N. Developmental dyslexia: four consecutive patients with cortical anomalies. *Ann Neurol.* 1985;18(2):222-33.
14. Galuschka K, Ise E, Krick K, Schulte-Körne G. Effectiveness of treatment approaches for children and adolescents with reading disabilities: a meta-analysis of randomized controlled trials. *PLoS One.* 2014;9(2):e89900. doi:10.1371/journal.pone.0089900.
15. Ghelani K, Sidhu R, Jain U, Tannock R. Reading comprehension and reading-related abilities in adolescents with reading disabilities and attention-deficit/hyperactivity disorder. *Dyslexia.* 2004;10(4):364-84.
16. Graziani D, Capodieci A, Casalini C, Giaccherini S, Scali V, Luccherino L, et al. Training rapid automatized naming in children with developmental dyslexia. *Child Neuropsychol.* 2024:1-27. doi:10.1080/09297049.2024.2414019.
17. Gross-Tsur V, Manor O, Shalev RS. Developmental dyscalculia: prevalence and demographic features. *Dev Med Child Neurol.* 1996;38:25-33.
18. Haberstroh S, Schulte-Körne G. The diagnosis and treatment of dyscalculia. *Dtsch Arztebl Int.* 2019;116(7):107-14. doi:10.3238/arztebl.2019.0107.
19. Käser T, Baschera GM, Kohn J, Kucian K, Richtmann V, Grond U, et al. Design and evaluation of the computer-based training program *Calcularis* for enhancing numerical cognition. *Front Psychol.* 2013;4:489. doi:10.3389/fpsyg.2013.00489.
20. Kohn J, Rauscher L, Kucian K, Käser T, Wyschkon A, Esser G, et al. Efficacy of a computer-based learning program in children with developmental dyscalculia: what influences individual responsiveness? *Front Psychol.* 2020;11:1115. doi:10.3389/fpsyg.2020.01115.
21. Kucian K, Grond U, Rotzer S, Henzi B, Schönmann C, Plangger F, et al. Mental number line training in children with developmental dyscalculia. *Neuroimage.* 2011;57(3):782-95. doi:10.1016/j.neuroimage.2011.01.070.
22. Kucian K, Loenneker T, Dietrich T, Martin E, von Aster M. Impaired neural networks for approximate calculation in dyscalculic children: a functional MRI study. *Behav Brain Funct.* 2006;2(1):31. doi:10.1186/1744-9081-2-31.
23. Luculano T, Cohen Kadosh R. Preliminary evidence for performance enhancement following parietal lobe stimulation in developmental dyscalculia. *Front Hum Neurosci.* 2014;8:38. doi:10.3389/fnhum.2014.00038.
24. Ota K, DuPaul G. Task engagement and mathematics performance in children with attention-deficit/hyperactivity disorder: effects of supplemental computer instruction. *School Psychol Q.* 2002;17:242-57.
25. Peters JL, De Losa L, Bavin EL, Crewther SG. Efficacy of dynamic visuo-attentional interventions for reading in dyslexic and neurotypical children: a systematic review. *Neurosci Biobehav Rev.* 2019;100:58-76. doi:10.1016/j.neubiorev.2019.02.015.
26. Ratey JJ. *O cérebro: um guia para o usuário.* Rio de Janeiro: Objetiva; 2002.
27. Ribeiro FS, Santos FH. Persistent effects of musical training on mathematical skills of children with developmental dyscalculia. *Front Psychol.* 2020;10:2888. doi:10.3389/fpsyg.2019.02888.
28. Shalev RS, Manor O, Gross-Tsur V. Developmental dyscalculia: a prospective six-year follow-up. *Dev Med Child Neurol.* 2005;47:121-5.
29. Shaywitz SE, Shaywitz BA. Paying attention to reading: the neurobiology of reading and dyslexia. *Dev Psychopathol.* 2008;20:1329-49.
30. Shaywitz BA, Shaywitz SE, Pugh KR, Mencl WE, Fulbright RK, Skudlarski P, et al. Disruption of posterior brain systems for reading in children with developmental dyslexia. *Biol Psychiatry.* 2002;52(2):101-10. doi:10.1016/S0006-3223(02)01365-3.
31. Schlaggar BL, McCandliss BD. Development of neural systems for reading. *Annu Rev Neurosci.* 2007;30:475-503. doi:10.1146/annurev.neuro.28.061604.135645.

8

Transtorno do Processamento Auditivo

PONTOS-CHAVE

1. O Transtorno do Processamento Auditivo (TPA) é uma condição neurológica que compromete a forma como o cérebro interpreta os sons captados pelo sistema auditivo. Crianças com TPA frequentemente apresentam disfunções na lateralização auditiva e na integração inter-hemisférica, o que dificulta tarefas como localizar sons, discriminar fonemas semelhantes e compreender a fala em ambientes com ruído competitivo. Estima-se que cerca de 5% das crianças em idade escolar apresentem algum grau de dificuldade nas habilidades auditivas centrais.
2. Embora possa ser confundido com déficits de atenção ou perda auditiva, o TPA possui mecanismos fisiopatológicos distintos. A criança escuta normalmente em testes audiométricos convencionais, mas o cérebro encontra dificuldades para organizar e atribuir significado ao que foi ouvido, especialmente ao processar estímulos auditivos rápidos ou complexos, como comandos verbais em sequência.
3. Estudos de neuroimagem funcional e eletrofisiologia demonstram que o TPA está associado a alterações na atividade das vias auditivas centrais, especialmente no tronco encefálico, corpo caloso e córtex auditivo primário e secundário. Estudos com potenciais evocados auditivos mostram que o tempo de processamento neural nessas crianças é frequentemente prolongado, evidenciando um atraso na decodificação auditiva.
4. Em muitos casos, essas dificuldades têm origem maturacional e tendem a melhorar com o desenvolvimento neurofuncional e intervenções específicas. O tratamento não inclui medicamentos específicos, mas sim terapias auditivas direcionadas, como o *auditory training*, além do uso de estratégias comportamentais e pedagógicas, como a repetição de instruções, uso de pistas visuais e redução de ruídos, para melhorar a percepção e interpretação dos sons no ambiente escolar e social.

DEFINIÇÃO E CARACTERÍSTICAS GERAIS DO TPA

O Transtorno do Processamento Auditivo (TPA) é uma condição cerebral que afeta a capacidade de perceber, localizar e interpretar sons, dificultando a compreensão de informações transmitidas exclusivamente pelo canal auditivo, especialmente em ambientes ruidosos. Isso compromete a atenção e a qualidade do processamento, prejudicando tanto a comunicação quanto a aprendizagem. Os sintomas mais comuns incluem dificuldades em localizar a origem dos sons e diferenciá-los, lentidão na compreensão e problemas para reter e lembrar informações auditivas, situações frequentemente observadas durante as aulas escolares ou quando a criança recebe um comando verbal para executar tarefas sequenciais.

O *DSM-5-TR* não fornece critérios específicos para o diagnóstico de TPA, e a CID-11 não o reconhece como uma categoria diagnóstica independente. No *DSM-5-TR*, o TPA é considerado uma condição associada ou resultante de outras categorias diagnósticas, como Transtornos da Comunicação, Transtorno Específico de Aprendizagem (TEAP), Transtorno do Espectro Autista (TEA) e Transtorno de Déficit de Atenção/Hiperatividade (TDAH). Na CID-11, embora exista uma categoria para problemas auditivos (Transtornos com Deficiência Auditiva) e o TPA seja mencionado como subcategoria (Outros Transtornos Especificados com Alterações Auditivas - AB5Y AB5Z), crianças com TPA apresentam audição e inteligência dentro da faixa normal.

ASPECTOS NEUROBIOLÓGICOS

Para que o cérebro interprete corretamente a informação sonora, é necessário que ela percorra um longo trajeto anatômico, partindo do ouvido externo até o processamento no córtex temporal. Durante esse percurso, o som passa por várias estruturas que realizam um processamento instantâneo e preciso dos diferentes componentes auditivos, como localização, tipo, volume, tom, timbre e significado. Inicialmente, o som é captado pelas orelhas e conduzido pelo canal auditivo até o tímpano no ouvido médio. As vibrações do tímpano são transmitidas aos ossículos do ouvido interno — martelo, bigorna e estribo —, que movimentam o líquido dentro da cóclea, estimulando as células ciliadas a converterem essas vibrações em sinais elétricos. Esses sinais são então transmitidos pelo nervo auditivo até o tronco cerebral, onde o núcleo coclear processa a frequência e a intensidade do som. Posteriormente, os sinais seguem para o mesencéfalo, onde os colículos inferiores processam a localização espacial, e depois para o tálamo, onde ocorre a diferenciação dos diversos sons. Finalmente, os sinais são direcionados ao córtex auditivo, onde reconhecemos e compreendemos os sons.

O TPA pode surgir devido ao comprometimento funcional de qualquer uma dessas estruturas que integram o sistema auditivo. Embora ainda não se compreenda completamente o mecanismo, especula-se que uma combinação de fatores genéticos e ambientais possa causar atraso maturacional e integração inadequada das estruturas neurais responsáveis pelo processamento auditivo. Entre os fatores de risco mais frequentes relatados na história pregressa das crianças com TPA, destacam-se prematuridade e baixo peso ao nascimento, malformações cerebrais, infecções durante a gestação, exposição recorrente a ruídos intensos, infecção recorrente do ouvido médio e traumatismo cranioencefálico.

COMORBIDADES

O déficit observado é tanto quantitativo quanto qualitativo, abrangendo a análise e interpretação das informações sonoras, podendo constituir um comprometimento primário ou ocorrer em comorbidade com outros transtornos do neurodesenvolvimento. A associação com dislexia, TDAH e TEA apresenta características específicas. No caso da dislexia, a comorbidade intensifica as dificuldades no processamento dos fonemas, afetando a qualidade da ortografia e da leitura. De maneira semelhante, a associação com TDAH exacerba as dificuldades na recepção de mensagens concorrentes, na gestão de distrações, na adaptação ao tempo de execução das tarefas e na dificuldade em seguir instruções sequenciais, característica típica do TPA.

Existem dois modelos científicos com enfoques distintos sobre a relação entre TPA e TDAH. O Modelo *Top-Down* propõe que as disfunções nos circuitos cerebrais são comuns a ambos os transtornos, e os déficits de atenção e controle inibitório presentes em indivíduos com TDAH causam dificuldades no processamento auditivo e interferem no desenvolvimento da linguagem. Isso é evidente nas situações em que essas crianças utilizam medicamentos estimulantes, observando-se melhora no processamento auditivo, no reconhecimento de sons na conversação, na compreensão de textos e na qualidade da ortografia. Por outro lado, o Modelo *Bottom-Up* sugere que as dificuldades em processar informações auditivas no TPA podem levar a problemas de atenção e memória de trabalho, característica também observada no TDAH. Geralmente, quando crianças com TPA são treinadas em cabines, elas apresentam melhora na atenção e na memória de trabalho.

No que se refere ao TEA, 70% das crianças com esse transtorno apresentam também TPA. Os principais sintomas em comum incluem hipersensibilidade a sons, dificuldades em filtrar informações auditivas, dificuldades em compreender a fala em ambientes ruidosos e problemas de comunicação. O treinamento do processamento auditivo pode melhorar esses sintomas em crianças autistas.

DIAGNÓSTICO

O diagnóstico é confirmado por fonoaudiólogos ou otorrinolaringologistas por meio de exame realizado em cabine específica, no qual a criança é exposta a diversos tipos de estímulos sonoros para interpretação. Esse exame é recomendado para crianças a partir de 7 anos, quando as vias auditivas já estão suficientemente desenvolvidas para desempenhar sua função. É indicado para aquelas que apresentam dificuldades na linguagem, escrita e compreensão da fala em ambientes ruidosos, além de comportamentos hiperativos, retraídos ou desatentos. Durante o procedimento, utilizam-se técnicas para gerar ruídos e mensagens concorrentes, com o objetivo de avaliar a compreensão do som nessas condições.

Existem diferentes protocolos de avaliação, sendo os mais comuns: teste de discriminação auditiva, que identifica diferenças entre sons semelhantes; teste de localização do som, que determina a direção de origem; teste de memória auditiva, que exige lembrar e repetir sequências de sons ou palavras; e teste de figura-fundo, que consiste em concentrar-se em um som específico em meio a outros de fundo. Os resultados podem revelar problemas de discriminação, localização ou memória auditiva, com impacto direto na compreensão da fala, aprendizagem e comunicação.

TRATAMENTO

O tratamento adota uma abordagem multidisciplinar, envolvendo profissionais como neuropediatra, otorrinolaringologista, fonoaudiólogo e educadores. O objetivo é aprimorar as habilidades de processamento auditivo e reduzir as dificuldades de comunicação e aprendizagem. Para isso, são feitas adaptações no ambiente escolar, visando reduzir ruídos concorrentes durante as aulas, e no ambiente domiciliar, para a realização de tarefas escolares. O uso de recursos visuais e dispositivos auditivos pode ser uma estratégia eficaz para melhorar a compreensão das instruções. O treinamento em cabine auditiva é fundamental para que a criança realize exercícios específicos, melhore a percepção e a memória auditiva e desenvolva estratégias comportamentais de compensação. O apoio pedagógico pode ser necessário para dificuldades de leitura e ortografia. Medicamentos para desatenção são indicados apenas nos casos em que há comorbidade com TDAH.

REFERÊNCIAS

1. American Psychiatric Association. *Manual diagnóstico e estatístico de transtornos mentais: DSM-5-TR.* 5ª ed., texto revisado. Porto Alegre: Artmed; 2022. [Tradução do Diagnostic and Statistical Manual of Mental Disorders: DSM-5-TR, American Psychiatric Association, 2022].
2. American Speech-Language-Hearing Association (ASHA). (Central) auditory processing disorders. 2005. Disponível em: https://www.asha.org/policy/TR2005-00043/.
3. Bellis TJ, Ferre JM. Multidimensional approach to the differential diagnosis of auditory processing disorders in children. *J Am Acad Audiol.* 1999;10(6):319-28.
4. Chermak GD, Musiek FE. Handbook of (Central) Auditory Processing Disorder: Auditory Neuroscience and Diagnosis. Vol. 1. San Diego: Plural Publishing; 2007.
5. de Jong TJ, van der Schroeff MP, Stapersma L, Vroegop JL. A systematic review on the impact of auditory functioning and language proficiency on psychosocial difficulties in children and adolescents with hearing loss. *Int J Audiol.* 2024;63(9):675-85. doi: 10.1080/14992027.2023.2261074.
6. Foxe JJ, Del Bene VA, Ross LA, Ridgway EM, Francisco AA, Molholm S. Multisensory Audiovisual Processing in Children With a Sensory Processing Disorder (II): Speech Integration Under Noisy Environmental Conditions. *Front Integr Neurosci.* 2020;14:39. doi: 10.3389/fnint.2020.00039.
7. Ginzburg J, Fornoni L, Aguera PE, Pierre C, Caclin A, Moulin A. Development of auditory cognition in 5- to 10-year-old children: Focus on speech-in-babble-noise perception. *Child Dev.* 2025;96(1):407-25. doi: 10.1111/cdev.14178.
8. Gokula R, Sharma M, Cupples L, Valderrama JT. Comorbidity of Auditory Processing, Attention, and Memory in Children With Word Reading Difficulties. *Front Psychol.* 2019;10:2383. doi: 10.3389/fpsyg.2019.02383.
9. Guzek A, Iwanicka-Pronicka K. Analysis of the auditory processing skills in 1,012 children aged 6-9 confirms the adequacy of APD testing in 6-year-olds. *PLoS One.* 2022;17(8):e0272723. doi: 10.1371/journal.pone.0272723.
10. Hind SE, Haines-Bazrafshan R, Benton CL, Brassington W, Towle B, Moore DR. Prevalence of clinical referrals having hearing thresholds within normal limits. *Int J Audiol.* 2011;50(10):708-16. doi: 10.3109/14992027.2011.582049.
11. International Statistical Classification of Diseases and Related Health Problems (ICD). OMS. Disponível em: https://www.who.int/classifications/classification-of-diseases.
12. le Clercq CMP, Labuschagne LJE, Franken MJP, Baatenburg de Jong RJ, Luijk MPCM, Jansen PW, et al. Association of Slight to Mild Hearing Loss With Behavioral Problems and School Performance in Children. *JAMA Otolaryngol Head Neck Surg.* 2020;146(2):113-20. doi: 10.1001/jamaoto.2019.3585.
13. Lorenzini I, Lorenzi C, Varnet L, Cabrera L. Reduced processing efficiency impacts auditory detection of amplitude modulation in children: Evidence from an experimental and modeling study. *Hear Res.* 2024;445:108982. doi: 10.1016/j.heares.2024.108982.
14. Lotfi Y, Moossavi A, Afshari PJ, Bakhshi E, Sadjedi H. Spectro-temporal modulation detection and its relation to speech perception in children with auditory processing disorder. *Int J Pediatr Otorhinolaryngol.* 2020;131:109860. doi: 10.1016/j.ijporl.2020.109860.

15. Momtaz S, Moncrieff D, Bidelman GM. Dichotic listening deficits in amblyaudia are characterized by aberrant neural oscillations in auditory cortex. *Clin Neurophysiol.* 2021;132(9):2152-62. doi: 10.1016/j.clinph.2021.04.022.
16. Nagao K, Riegner T, Padilla J, Greenwood LA, Loson J, Zavala S, et al. Prevalence of Auditory Processing Disorder in School-Aged Children in the Mid-Atlantic Region. *J Am Acad Audiol.* 2016;27(9):691-700. doi: 10.3766/jaaa.15020.
17. Organização Mundial da Saúde. Classificação Internacional de Doenças (CID-11). Geneva: OMS; 2019. Disponível em: https://icd.who.int/browse11/l-m/en.
18. Reijers SNH, Vroegop JL, Jansen PW, Kremer B, van der Schroeff MP. The Impact of Slight to Mild Hearing Loss on Academic Performance and Behavior of 9-15-Year-Olds. Laryngoscope. 2025;135(4):1511-9. doi: 10.1002/lary.31908.
19. Rouillon I, de Lamaze A, Ribot M, Collet G, de Bollardière T, Elmir R, et al. Auditory processing disorder in children: the value of a multidisciplinary assessment. *Eur Arch Otorhinolaryngol.* 2021;278(12):4749-56. doi: 10.1007/s00405-020-06601-8.
20. Sharma M, Dhamani I, Leung J, Carlile S. Attention, memory, and auditory processing in 10- to 15-year-old children with listening difficulties. *J Speech Lang Hear Res.* 2014;57(6):2308-21. doi: 10.1044/2014_JSLHR-H-13-0226.
21. Syeda A, Nisha KV, Jain C. Age differences in binaural and working memory abilities in school-going children. *Int J Pediatr Otorhinolaryngol.* 2023;171:111652. doi: 10.1016/j.ijporl.2023.111652.

9

Transtorno do Desenvolvimento Intelectual (Deficiência Intelectual)

PONTOS-CHAVE

1. O Transtorno do Desenvolvimento Intelectual é uma condição neurobiológica crônica, resultante de diversos fatores de risco, tanto genéticos quanto ambientais. Esses fatores podem operar de maneira isolada ou em combinação, impactando o desenvolvimento do cérebro e, consequentemente, o desempenho intelectual do indivíduo desde a infância até a vida adulta
2. Estudos neurocientíficos fundamentados em investigação com neuroimagem funcional revelaram que pessoas com deficiência intelectual (DI) apresentam alterações em circuitos corticais e subcorticais, o que afeta diversas funções cerebrais. Essas alterações têm um impacto significativo em situações que requerem raciocínio, pensamento abstrato, tomada de decisões, resolução de problemas, planejamento e aprendizado com base em experiências anteriores.
3. As limitações no funcionamento intelectual e no comportamento adaptativo causam prejuízos em vários aspectos da rotina diária, envolvendo autonomia e responsabilidade social.
4. Não se trata de uma doença, não é contagiosa e não possui cura; contudo, o diagnóstico e a intervenção precoces podem oferecer melhores perspectivas para as crianças em termos de aprendizagem, funcionamento adaptativo, socialização e inserção no mercado de trabalho.

DEFINIÇÃO E ETIOLOGIA

O Transtorno do Desenvolvimento Intelectual (TDI) ou Deficiência Intelectual (DI), é uma condição do neurodesenvolvimento marcada por ampla diversidade de causas e manifestações clínicas. Sua etiologia pode estar associada a eventos nas sucessivas fases do desenvolvimento neurobiológico: desde a concepção, devido a alterações genéticas; durante a gestação, em função de fatores maternos que prejudicam a nutrição e a energia do feto; ou nos períodos perinatal e pós-natal, em razão de lesões cerebrais que ocorrem durante ou após o parto. A compreensão de como a interação entre genes e estímulo ambiental influencia os processos de formação e desenvolvimento do cérebro facilita entendimento da origem da DI.

PAPEL DOS GENES E DOS FATORES AMBIENTAIS

Os genes fornecem instruções para a formação, diferenciação, migração e crescimento dos neurônios, enquanto os estímulos ambientais favorecem a criação de novas sinapses. Mutações em um ou mais genes, assim como interferências ambientais, podem prejudicar o desenvolvimento neuronal e a formação de sinapses, essenciais para a aprendizagem, memória e cognição.

CAUSAS GENÉTICAS E SÍNDROMES ASSOCIADAS

As causas genéticas resultam de anomalias estruturais nos cromossomos autossômicos que contêm esses genes ou de variações na sequência e no número de cópias dentro dos próprios genes. As alterações na estrutura e na quantidade de cromossomos são as causas mais reconhecidas, especialmente em casos de deficiência intelectual moderada a severa. Essas anomalias costumam resultar em alterações na morfologia facial e nos membros (dismorfias), além de hipotonia e atrasos no desenvolvimento neuropsicomotor, que podem ser percebidos desde o nascimento. Exemplos incluem síndromes como Down, X Frágil, Williams, Angelman, Cornélia de Lange, Prader-Willi e deficiências intelectuais decorrentes de erros inatos do metabolismo, entre outras.

DEFICIÊNCIA INTELECTUAL LEVE E VARIAÇÕES GENÉTICAS

Os casos de DI leve, que geralmente apresentam poucas ou nenhuma alteração morfológica, estão frequentemente associados a variações na sequência ou no número de cópias de um ou mais genes. Com os avanços nas tecnologias de sequenciamento genético, essas variações têm sido progressivamente identificadas. No entanto, nem todos os casos apresentam causa detectável. A investigação genética pode esclarecer uma parte significativa, mas não todos os casos. Diversos fatores de risco maternos — desnutrição, anemia, insuficiência placentária e exposição a substâncias nocivas como tabaco, álcool, drogas e certos medicamentos —, além de danos cerebrais durante ou após o parto por tocotraumatismo, infecções e hipóxia, ou ainda a ausência de estímulos ambientais adequados, são frequentemente correlacionados à DI. Nos casos de comprometimento cognitivo leve, as dificuldades de aprendizagem tornam-se mais perceptíveis no início da alfabetização. Em situações mais graves, atrasos nos marcos motores, linguísticos e sociais podem ser identificados já nos primeiros anos de vida.

CURSO CLÍNICO E ENCEFALOPATIA NÃO PROGRESSIVA

A DI é classificada como encefalopatia crônica não progressiva, o que significa que suas características não tendem a se agravar ao longo do tempo. No entanto, em algumas crianças, pode parecer que a função intelectual e o comportamento estão se deteriorando, especialmente quando suas capacidades cognitivas não acompanham as crescentes demandas acadêmicas e sociais. Quando associada a outras condições neurológicas, como epilepsia, ou a transtornos mentais, como depressão, transtorno bipolar, esquizofrenia e autismo, podem ocorrer períodos de intensificação dos sintomas seguidos de estabilização, relacionados à descompensação da condição concomitante.

DIAGNÓSTICO SEGUNDO O *DSM-5-TR*

O *DSM-5-TR* estabelece os critérios para o diagnóstico e a classificação da DI. A suspeita de desempenho intelectual abaixo da média é inicialmente levantada por avaliação clínica e confirmada por testes de inteligência padronizados, aplicados de forma individualizada. Durante a avaliação clínica, é fundamental coletar informações sobre autonomia, funcionamento adaptativo, habilidades de aprendizagem e responsabilidade social. Isso abrange a capacidade da criança de realizar atividades de rotina, como cuidados pessoais, seguir comandos verbais, compreender leitura e conceitos numéricos, executar tarefas complexas e estabelecer relacionamentos sociais. Em crianças com DI, essas dificuldades surgem cedo e persistem ao longo do desenvolvimento, sendo identificadas antes dos 18 anos.

TESTES DE INTELIGÊNCIA E ESCALAS DE WECHSLER

Os testes padronizados de inteligência avaliam as habilidades cognitivas em relação à média populacional de mesma faixa etária, determinando escores de QI, que relacionam idade mental à idade cronológica. Esses testes são essenciais para o diagnóstico e a classificação da deficiência intelectual. A escala de inteligência Wechsler é a mais utilizada, com versões específicas para pré-escolares (WPPSI), escolares (WISC) e adultos (WAIS). Os subtestes avaliam diversos aspectos do funcionamento intelectual: o Índice de Compreensão Verbal mede habilidades verbais (compreensão de conceitos, raciocínio e expressão verbal); o Índice de Organização Perceptual avalia raciocínio não verbal e processamento visuoespacial; o Índice de Memória Operacional avalia a capacidade de reter e manipular informações temporariamente; e o Índice de Velocidade de Processamento mede rapidez e eficiência no processamento de informações simples e rotineiras. O QI Total sintetiza o desempenho global (Tabela 1).

Tabela 1. Classificação dos escores de Quociente de Inteligência (QI)

Muito superior (superdotação)	QI acima de 130
Superior	QI entre 120 e 129
Média superior	QI entre 110 e 119
Média	QI entre 90 e 109
Média inferior	QI entre 80 e 89
Limítrofe	QI entre 70 e 79
Deficiência intelectual	QI abaixo de 70

Segundo os critérios do *DSM-5-TR*, a DI é definida pela presença de déficits tanto no funcionamento intelectual (geralmente com QI ≤ 70–75) quanto no funcionamento adaptativo, manifestos durante o período de desenvolvimento.Crianças com diagnóstico de DI leve geralmente conseguem realizar tarefas diárias de forma independente. Embora enfrentem desafios em áreas como leitura, escrita e matemática, com suporte adequado podem adquirir competências acadêmicas básicas. Já crianças com deficiência intelectual moderada apresentam dificuldades marcantes nas habilidades acadêmicas, de comunicação e autocuidado, necessitando frequentemente de apoio e supervisão em suas atividades cotidianas. Por outro lado, crianças com DI grave possuem limitações substanciais tanto no funcionamento intelectual quanto no adaptativo, impactando comunicação, autocuidado e mobilidade, e exigindo assistência constante em todos os aspectos da vida diária.

LIMITAÇÕES DO DIAGNÓSTICO BASEADO APENAS NO QI

É importante destacar que o diagnóstico não deve ser baseado exclusivamente nos resultados dos testes de QI, pois fatores como cultura, nível educacional, motivação, cooperação e deficiências específicas podem influenciar a compreensão e a execução do teste, resultando em diagnósticos incorretos. Outro aspecto importante é a avaliação do prejuízo: se uma criança obtiver pontuações de QI abaixo de 70 e, ainda assim, apresentar níveis satisfatórios de autonomia e desempenho social, o diagnóstico não deve ser confirmado. Além disso, para crianças com menos de cinco anos, a maioria dos testes psicométricos apresenta baixa confiabilidade, dificultando um diagnóstico inequívoco. Nesse contexto, os testes psicométricos são úteis para fornecer informações sobre o funcionamento intelectual e auxiliar no planejamento de intervenções e suportes adequados; porém, não devem ser o único parâmetro para o diagnóstico de DI.

Embora haja uma correlação positiva entre o QI e o funcionamento adaptativo em populações sem transtornos do neurodesenvolvimento, em indivíduos com esses transtornos essa relação tende a ser menos evidente — ou até inexistente — especialmente nos casos de DI.

O QI, avaliado por meio de testes padronizados, reflete predominantemente habilidades intelectuais conceituais, como raciocínio, memória, compreensão verbal e resolução de problemas, configurando-se, portanto, como um preditor limitado do funcionamento adaptativo, sobretudo nessas populações.

Por outro lado, o funcionamento adaptativo envolve uma análise mais subjetiva da capacidade do indivíduo de enfrentar as demandas práticas do cotidiano, abrangendo aspectos como autonomia, responsabilidade, comunicação e interação social.

Assim, a avaliação diagnóstica da deficiência intelectual e de outros transtornos do neurodesenvolvimento deve considerar tanto o QI quanto o funcionamento adaptativo, sendo este último o critério principal para determinar o impacto funcional e a necessidade de suporte. Dessa forma, a avaliação clínica deve integrar ambas as dimensões, a fim de possibilitar uma compreensão mais precisa do perfil funcional do indivíduo.

DIAGNÓSTICO DIFERENCIAL COM O TRANSTORNO DO ESPECTRO AUTISTA

Um ponto fundamental é o diagnóstico diferencial com o Transtorno do Espectro Autista (TEA). Tanto o TEA quanto a DI podem manifestar-se isoladamente ou em comorbidade, compartilhando características como atrasos na linguagem, dificuldades nas interações sociais e adaptativas. No entanto, ao contrário das crianças com TEA, aquelas com DI costumam mostrar interação social mais satisfatória, além de apresentarem comprometimento mais significativo no neurodesenvolvimento, juntamente com maior incidência de epilepsia, dismorfias, microcefalia e alterações oculares. Por outro lado, crianças com TEA tendem a apresentar habilidades cognitivas superiores em comparação às habilidades de linguagem e adaptação.

PREVALÊNCIA

A prevalência populacional é estimada entre 1% e 3%, variando conforme idade, nível socioeconômico e suporte necessário. Não há diferença significativa de prevalência entre os gêneros masculino e feminino, embora possam ocorrer disparidades quanto às causas, ao grau de comprometimento e às características comportamentais.

IDENTIFICAÇÃO DA ETIOLOGIA E EXAMES COMPLEMENTARES

A identificação da etiologia envolve a análise detalhada da história prénatal e perinatal, heredograma familiar e exame físico. Métodos complementares envolvendo o cariótipo convencional e exames de neuroimagem são úteis na identificação das etiologias mais comuns; triagem para erros inatos do metabolismo deve ser indicada nos casos em que ocorre agravamento dos sintomas ou piora do desempenho cognitivo. Já para as crianças com DI em que estes exames foram realizados e a etiologia permanece indefinida os exames genéticos recomendados pela Academia Americana de Pediatria como primeira linha de investigação são: a análise cromossômica por microarray (*CMA*), o sequenciamento do exoma (*ES*) e o sequenciamento genomico (*GS*). Eles apresentam melhor possibilidade de diagnostico em comparação aos métodos tradicionais. O CMA detecta variantes de número de cópias de segmentos de DNA, podendo identificar deleções ou duplicações de genes. Já o ES e o GS identificam variantes pontuais e pequenas deleções ou duplicações. O GS pode superar o ES em cobertura e detecção de variantes estruturais, sendo atualmente o exame mais sensível, principalmente quando realizado na criança e em ambos os pais. Outro teste geralmente indicado é o FMR1, particularmente para crianças com traços dismórficos sugestivos da síndrome do x frágil. Mesmo para os casos em que esses traços não sejam tão claros o exame pode ser útil para casos sutis em meninos ou meninas. Em meninas com TDI grave, mesmo que não haja as características clínicas da síndrome de Rett a pesquisa do gene *MECP2* deve ser considerada.

TRATAMENTO MULTIDISCIPLINAR

O tratamento da DI deve ser conduzido de forma multidisciplinar e individualizada, com o objetivo de maximizar o potencial de desenvolvimento e promover autonomia e qualidade de vida. As intervenções podem incluir terapia comportamental, fonoaudiologia, terapia ocupacional, apoio educacional especializado, além de acompanhamento psicológico e suporte aos familiares. Medicamentos podem ser utilizados para reduzir sintomas específicos que interferem na inclusão escolar e na socialização, como agitação psicomotora, agressividade impulsiva e convulsões. A educação inclusiva é essencial, pois proporciona ambiente de aprendizagem adaptado às necessidades, promovendo interação com os colegas e participação plena na sociedade.

ASPECTOS COMPORTAMENTAIS E SOCIAIS

Crianças com DI frequentemente apresentam personalidade brincalhona e sensível, mas também podem manifestar comportamentos críticos, resultantes da impulsividade. É equivocado afirmar que não conseguem aprender, que são sempre agressivas ou que são mais felizes do que crianças neurotípicas. Por serem mais vulneráveis a transtornos do neurodesenvolvimento e problemas de saúde mental, podem agir de forma impulsiva, ter percepção reduzida de perigo e enfrentar dificuldades no controle emocional. Algumas demonstram comportamentos agressivos quando não conseguem se comunicar de maneira eficaz devido a limitações na linguagem. Outras, por sua ingenuidade, podem ser facilmente influenciadas por pessoas ao redor, expondo-se a situações de risco, incluindo abusos físicos e sexuais. É importante compreender que, embora se desenvolvam em ritmos diferentes das crianças da mesma faixa etária, as crianças com DI percebem quando são acolhidas e integradas socialmente, o que lhes proporciona bem-estar. Familiares e entorno devem compreender que esse bem-estar não está necessariamente atrelado às habilidades ou limitações cognitivas. Cada criança, típica ou atípica, possui necessidades, desejos e interesses únicos, cabendo à sua rede de apoio proporcionar suporte adequado e acesso a oportunidades de desenvolvimento.

REFERÊNCIAS

1. Abukhaled Y, Hatab K, Awadhalla M, Hamdan H. Understanding the genetic mechanisms and cognitive impairments in Down syndrome: towards a holistic approach. *J Neurol.* 2024 Jan;271(1):87-104. doi: 10.1007/s00415-023-11890-0.
2. Al-Kasbi G, Al-Murshedi F, Al-Kindi A,Al-Hashimi N, Al-Thihli K, Al-Saegh A, et al. The diagnostic yield, candidate genes, and pitfalls for a genetic study of intellectual disability in 118 middle eastern families. *Sci Rep.* 2022;12(1):18862. doi: 10.1038/s41598-022-22036-z.
3. American Psychiatric Association. *Manual diagnóstico e estatístico de transtornos mentais: DSM-5-TR* (5ª ed., texto revisado). Porto Alegre: Artmed; 2022. [Tradução do Diagnostic and Statistical *Manual of Mental Disorders: DSM-5-TR, American Psychiatric Association*, 2022].
4. Åsberg Johnels J, Yngvesson P, Billstedt E, et al. The Relationship Between Intelligence and Global Adaptive Functioning in Young People With or Without Neurodevelopmental Disorders. *Psychiatry Res.* 2021;303:114076. doi:10.1016/j.psychres.2021.114076.
5. Chen JS, Yu WH, Tsai MC, Hung PL, Tu YF. Comorbidities associated with genetic abnormalities in children with intellectual disability. *Sci Rep.* 2021;11(1):6563. doi: 10.1038/s41598-021-86131-3.
6. Dilip V. Jeste, Jeffrey A. Lieberman, David Fassler, et al. Diagnostic and Statistical Manual of Mental Disorders. *Am Psychiatric Associ* (2022).
7. Kim J, Lee J, Jang DH. Combining Chromosomal Microarray and Clinical Exome Sequencing for Genetic Diagnosis of Intellectual Disability. *Sci Rep.* 2023;13(1):22807. doi: 10.1038/s41598-023-50285-z.
8. Darvish H, Azcona LJ, Tafakhori A, Mesias R, Ahmadifard A, Sanchez E, et al. Phenotypic and genotypic characterization of families with complex intellectual disability identified pathogenic genetic variations in known and novel disease genes. *Sci Rep.* 2020 Jan 22;10(1):968. doi: 10.1038/s41598-020-57929-4.
9. Emerson E. Commentary: Childhood exposure to environmental adversity and the well-being of people with intellectual disabilities. *J Intellect Disabil Res.* 2013 Jul;57(7):589-600. doi: 10.1111/j.1365-2788.2012.01577.x.
10. Emerson E, Brigham P. Exposure of children with developmental delay to social determinants of poor health: cross-sectional case record review study. *Child Care Health Dev.* 2015 Mar;41(2):249-57. doi: 10.1111/cch.12144.
11. Failla C, Scarcella I, Vetrano N, et al. Autism, Intelligence, Language, and Adaptive Behavior, Disentangling a Complex Relationship. *Front Psychiatry.* 2024;15:1411783. doi:10.3389/fpsyt.2024.1411783.
12. Fiksinski AM, Hoftman GD, Vorstman JAS, Bearden CE. A genetics-first approach to understanding autism and schizophrenia spectrum disorders: the 22q11.2 deletion syndrome. *Mol Psychiatry.* 2023 Jan;28(1):341-353. doi: 10.1038/s41380-022-01783-5.
13. Jin WY, Song C, Wang YY, et al. Effects of Intelligence Levels and Autistic Severity on Adaptive Functioning and Cognitive-Adaptive Functioning Gaps in School-Aged Children With Autism Spectrum Disorder. *Neuropsychiatric Dis Treat.* 2025;21:1131-1142. doi:10.2147/NDT.S524042.
14. Rodan LH, Stoler J, Chen E, Geleske T. Genetic Evaluation of the Child With Intellectual Disability or Global Developmental Delay: Clinical Report. *Pediatrics.* 2025;156(1):e2025072219. doi: 10.1542/peds.2025-072219.

15. Lindstrand A, Ek M, Kvarnung M, Anderlid B-M, Björck E, Carlsten J, et al. Genome Sequencing Is a Sensitive First-Line Test to Diagnose Individuals With Intellectual Disability. *Genet Med.* 2022;24(11):2296-2307. doi: 10.1016/j.gim.2022.07.022.
16. Hall WC, Li D, Dye TDV. Influence of Hearing Loss on Child Behavioral and Home Experiences. *Am J Public Health.* 2018 Aug;108(8):1079-1081. doi: 10.2105/AJPH.2018.304498.
17. Han JY, Lee IG. Genetic tests by next-generation sequencing in children with developmental delay and/or intellectual disability. *Clin Exp Pediatr.* 2020 Jun;63(6):195-202. doi: 10.3345/kjp.2019.00808.
18. Han JY, Jang W, Park J, Kim M, Kim Y, Lee IG. Diagnostic approach with genetic tests for global developmental delay and/or intellectual disability: Single tertiary center experience. *Ann Hum Genet.* 2019 May;83(3):115-123. doi: 10.1111/ahg.12294.
19. Leonard H, Montgomery A, Wolff B, et al. A systematic review of the biological, social, and environmental determinants of intellectual disability in children and adolescents. *Front Psychiatry.* 2022 Aug 25;13:926681. doi: 10.3389/fpsyt.2022.926681.
20. Lin IH, Tseng YC, Lai DC. Trends in the prevalence of intellectual disability among children in Taiwan. *J Intellect Disabil Res.* 2023 Dec;67(12):1227-1236. doi: 10.1111/jir.12998.
21. Li Q, Li Y, Zheng J, Yan X, Huang J, Xu Y, et al. Prevalence and trends of developmental disabilities among US children and adolescents aged 3 to 17 years, 2018–2021. *Sci Rep.* 2023 Oct 12;13(1):17254. doi: 10.1038/s41598-023-44472-1.
22. McQuaid GA, Pelphrey KA, Bookheimer SY, et al. The Gap Between IQ and Adaptive Functioning in Autism Spectrum Disorder: Disentangling Diagnostic and Sex Differences. *Autism: Inter J Res Prac.* 2021;25(6):1565-1579. doi:10.1177/1362361321995620.
23. Oude Groeniger J, Houweling TA, Jansen PW, Horoz N, Buil JM, Lier PA, et al. Social inequalities in child development: the role of differential exposure and susceptibility to stressful family conditions. *J Epidemiol Community Health.* 2023 Feb;77(2):74-80. doi: 10.1136/jech-2022-219548.
24. Siegel M, McGuire K, Veenstra-VanderWeele J, Stratigos K, King B; AACAP Committee on Quality Issues (CQI); et al. Practice Parameter for the Assessment and Treatment of Psychiatric Disorders in Children and Adolescents With Intellectual Disability (Intellectual Developmental Disorder). *J Am Acad Child Adolesc Psychiatry.* 2020 Apr;59(4):468-496. doi: 10.1016/j.jaac.2019.11.018.
25. Storm MMC, Giltay EJ, van Eldik WM, Palstra EC, van Duin EDA, van den Berg D, et al. Social determinants of youth with mild intellectual disability in outpatient care for mental health disorders: a case-control study. *Eur Child Adolesc Psychiatry.* 2025 Apr 19. doi: 10.1007/s00787-025-02718-5. Epub ahead of print.
26. Vivanti G, Barbaro J, Hudry K, Dissanayake C, Prior M. Intellectual development in autism spectrum disorders: new insights from longitudinal studies. *Front Hum Neurosci.* 2013 Jul 5;7:354. doi: 10.3389/fnhum.2013.00354.
27. Westerinen H, Kaski M, Virta LJ, Kautiainen H, Pitkälä KH, Iivanainen M. The nationwide register-based prevalence of intellectual disability during childhood and adolescence. *J Intellect Disabil Res.* 2017 Aug;61(8):802-809. doi: 10.1111/jir.12351.
28. Yang Y, Zhao S, Zhang M, Xiang M, Zhao J, Chen S, et al. Prevalence of neurodevelopmental disorders among US children and adolescents in 2019 and 2020. *Front Psychol.* 2022 Nov 24;13:997648. doi: 10.3389/fpsyg.2022.997648.
29. Schneider HD, Hitzemann RJ. Neuroanatomical correlates of intelligence and intellectual disability: A review of structural neuroimaging studies. *Neurosci Biobehav Rev.* 2016;64:387-409. https://doi.org/10.1016/j.neubiorev.2016.03.005
30. Vissers LE, Gilissen C, Veltman JA. Genetic studies in intellectual disability and related disorders. *Nat Rev Genet.* 2016;17(1):9-18. https://doi.org/10.1038/nrg3999

10

Transtorno de Déficit de Atenção/ Hiperatividade (TDAH)

PONTOS-CHAVE

1. O TDAH é uma condição neuropsiquiátrica crônica caracterizada por padrões persistentes de desatenção, hiperatividade e impulsividade.
2. A etiologia do TDAH envolve uma complexa interação entre fatores genéticos e epigenéticos que influenciam o desenvolvimento e o funcionamento do cérebro. Do ponto de vista neurobiológico, o TDAH está associado a uma desregulação nos sistemas de neurotransmissores, especialmente noradrenalina e dopamina, em regiões cerebrais responsáveis pela atenção, motivação e autorregulação emocional. Esses déficits podem comprometer significativamente o desempenho do indivíduo em contextos sociais, acadêmicos e ocupacionais.
3. O tratamento requer uma abordagem multidisciplinar que combine psicoeducação, terapia comportamental, medicamentos e outras estratégias, conforme as necessidades individuais de cada paciente.

HISTÓRICO E EVOLUÇÃO DIAGNÓSTICA

O TDAH é o transtorno do neurodesenvolvimento mais prevalente na infância. Tendo como principais manifestações a tríade de sintomas desatenção, hiperatividade e impulsividade, essa condição foi descrita de diversas maneiras ao longo da história médica. No século IV a.C., Hipócrates mencionou, sem atribuir epônimo específico, pacientes com pouca persistência em atividades, movimentos rápidos e respostas impulsivas a estímulos sensoriais. Em 1846, o psiquiatra alemão Heinrich Hoffman descreveu, em um de seus livros infantis, a história de Filipe, um menino incapaz de ficar parado. Já em 1902, o médico inglês George Still relatou um grupo de crianças que apresentavam comportamento hiperativo, dificuldades de atenção e maior propensão a acidentes. Durante as décadas de 1950 e 1960, termos como "lesão cerebral mínima" e "disfunção cerebral mínima" foram empregados para descrever indivíduos com déficit de atenção, incoordenação motora e comportamentos que sugeriam comprometimento cerebral, embora tal comprometimento não fosse confirmado por exames de imagem.

Somente em 1968, a Associação Americana de Psiquiatria, na segunda edição do *Manual Diagnóstico e Estatístico de Transtornos Mentais (DSM-II)*, adotou a categoria Reação Hipercinética da Criança para descrever crianças com comportamento hiperativo e breve duração da atenção. Em 1980, a terceira edição do *DSM (DSM-III)* incluiu, pela primeira vez, o termo TDAH, destacando o sintoma de desatenção em relação à hiperatividade/impulsividade. A classificação foi estabelecida considerando dois subtipos: transtorno do déficit de atenção com hiperatividade e transtorno do déficit de atenção sem hiperatividade. Desde então, as edições subsequentes preservaram o termo TDAH, ajustando os critérios diagnósticos e a classificação para melhor captar os diferentes fenótipos. Ao analisar a literatura médica ao longo da história, percebe-se que o TDAH não é uma condição moderna ou uma descoberta recente, mas sim uma condição que sempre existiu, embora descrita e nomeada de diferentes formas ao longo do tempo.

CRITÉRIOS DIAGNÓSTICOS NO *DSM-5-TR*

A mais recente edição do manual, o *DSM-5-TR* (5ª edição revisada), define os critérios clínicos para um diagnóstico preciso, destacando as diversas situações que devem ser consideradas para evitar interpretações equivocadas sobre a natureza, a gravidade dos sintomas e o impacto que eles causam. Os sintomas são classificados em três categorias principais: desatenção, hiperatividade e impulsividade.

Sintomas de desatenção

1. Dificuldade em prestar atenção a detalhes ou cometer erros por descuido em tarefas escolares, no trabalho ou em outras atividades.
2. Dificuldade em manter a atenção durante tarefas ou atividades lúdicas.
3. Parece não ouvir quando lhe falam diretamente.
4. Dificuldade em seguir instruções ou em terminar tarefas escolares, domésticas ou profissionais.

5. Dificuldade em organizar tarefas e atividades.
6. Evita ou reluta em se envolver em tarefas que exigem esforço mental constante.
7. Perde frequentemente objetos necessários para tarefas ou atividades.
8. É facilmente distraído por estímulos externos.
9. Esquece atividades diárias.

Sintomas de hiperatividade

1. Fica frequentemente inquieto ou se remexe na cadeira.
2. Frequentemente deixa a cadeira em situações em que se espera que permaneça sentado.
3. Corre ou escala em situações inadequadas.
4. Dificuldade em brincar ou envolver-se em atividades de lazer de forma tranquila.
5. Parece estar "ligado" ou "a todo vapor".
6. Fala excessivamente.

Sintomas de impulsividade

1. Responde antes que as perguntas sejam concluídas.
2. Tem dificuldade em aguardar a sua vez.
3. Interrompe ou se intromete em conversas ou atividades de outras pessoas.

Para o diagnóstico, é necessário observar a presença de seis ou mais sintomas de desatenção e/ou hiperatividade/impulsividade (cinco ou mais para indivíduos com 17 anos ou mais), em um grau que não condiz com a faixa etária. O manual estabelece três apresentações, baseadas na predominância dos sintomas nos últimos seis meses:

- predominantemente hiperativa/impulsiva, em que apenas os sintomas de hiperatividade/impulsividade são significativos;
- predominantemente desatenta, em que apenas os sintomas de desatenção são significativos; e
- combinada, na qual os sintomas de desatenção, hiperatividade e impulsividade são igualmente significativos.

É enfatizado que os sintomas devem ser observados em mais de um contexto (como em casa e na escola), estar presentes antes dos 12 anos de idade e ter uma duração mínima de seis meses. O manual alerta que o diagnóstico não deve ser baseado exclusivamente na presença dos sintomas, mas também no prejuízo crônico e significativo que eles causam na vida social, acadêmica ou profissional. Por outro lado, é preciso estar atento a situações em que a intensidade dos sintomas pode ser amenizada momentaneamente, como quando a criança está sob supervisão próxima, em um ambiente novo, sendo recompensada por comportamentos adequados, em interações individuais (como em um consultório médico) ou envolvida em atividades especialmente interessantes, como durante o uso de dispositivos eletrônicos.

CURSO DO DESENVOLVIMENTO

Crianças com TDAH podem apresentar comportamentos variados ao longo do desenvolvimento. Uma mesma criança pode ser agitada e inquieta nos primeiros anos de vida, sendo classificada como predominantemente hiperativa/impulsiva. Com o passar do tempo, especialmente na adolescência, pode se tornar mais quieta e retraída, passando a ser classificada como predominantemente desatenta. Essas mudanças comportamentais podem ser mal interpretadas como uma regressão do TDAH, levando à falsa impressão de que o transtorno não persiste na fase adulta. No entanto, estudos longitudinais mostram que tanto a hiperatividade quanto a impulsividade tendem a diminuir, embora a impulsividade reduza de forma menos acentuada. Por outro lado, a desatenção e os sintomas relacionados à disfunção executiva, como dificuldades na gestão do tempo, lentidão na realização de tarefas, esquecimentos e relutância em realizar atividades mentais, continuam a causar prejuízos ao longo da vida.

Alinhado a essas mudanças evolutivas, o *DSM-5-TR* inclui a especificação de TDAH em remissão parcial, aplicada quando um indivíduo já preencheu os critérios diagnósticos, mas não os atende completamente nos últimos seis meses, embora ainda sofra prejuízos. Além disso, mesmo com a atenuação dos sintomas do TDAH, os prejuízos podem surgir de outras comorbidades psiquiátricas, como problemas de humor, ansiedade e abuso de substâncias.

DIAGNÓSTICO DIFERENCIAL E COMORBIDADES

O *DSM-5-TR* aborda a relevância de situações que podem ser confundidas com o TDAH. Destaca comportamentos estressantes comuns a todas as crianças devido à imaturidade do sistema nervoso, como inquietude, oposição, birras, baixa tolerância à frustração, agressividade impulsiva e hostilidade. Além disso, cita o possível impacto de outras condições na atenção, como o uso contínuo de certos medicamentos, problemas de visão e audição, anemia, verminose, epilepsia, disfunções da tireoide, entre outras.

No que diz respeito ao diagnóstico diferencial com transtornos mentais, o manual especifica que os sintomas não devem estar associados ao curso de esquizofrenia ou outros transtornos psicóticos, nem ser mais bem explicados por outros transtornos, como os de humor, ansiedade, dissociativos, de personalidade, ou pelo abuso ou abstinência de álcool e drogas. Um ponto importante é a presença de comorbidade, ou seja, a ocorrência de um ou mais transtornos mentais em um mesmo indivíduo. No caso do TDAH, é comum a comorbidade com Transtorno Opositor-Desafiador, TC, Transtornos do Humor, Transtornos de Ansiedade, TEA, Transtorno do Desenvolvimento Intelectual, TEAP e Transtorno do Desenvolvimento da Coordenação.

Outro aspecto importante no diagnóstico diferencial é a avaliação clínica dos sintomas de desatenção, hiperatividade e impulsividade, bem como dos comportamentos disruptivos em crianças com alto quociente de inteligência, conhecidas como "superdotadas" (QI acima de 120 pontos). Essas crianças frequentemente exibem comportamentos semelhantes aos observados em crianças com TDAH, o que torna indispensável uma avaliação clínica detalhada para distinguir entre as diferentes categorias. Em crianças com TDAH, a hiperatividade manifesta-se como um movimento constante e desorganizado; a desatenção é visível na dificuldade de manter o foco em uma única tarefa enquanto se abstrai de outras; e os comportamentos disruptivos são consequência dos sintomas primários ou de comorbidades. Por outro lado, em crianças superdotadas, a hiperatividade pode se manifestar como uma energia direcionada e focada; a desatenção, como hiperfoco — no qual elas se aprofundam intensamente em seus pensamentos em busca de soluções, podendo ser confundida com falta de atenção; e comportamentos disruptivos, como indolência, oposição e explosões de raiva, podem surgir da frustração ao serem obrigadas a realizar tarefas que consideram pouco desafiadoras. No entanto, mesmo com essas diferenças clínicas, estudos empíricos confirmaram que, apesar da alta capacidade intelectual, algumas dessas crianças também podem ter TDAH. Nesses casos, tendem a enfrentar mais problemas comportamentais e emocionais, além de desempenho escolar aquém do esperado, devido ao déficit de atenção e à impulsividade.

EPIDEMIOLOGIA

A prevalência do TDAH é estimada entre 3% e 7% durante a infância, sendo que 40% a 60% das crianças diagnosticadas continuam a apresentar a condição na fase adulta, onde a prevalência é de aproximadamente 4%. O transtorno afeta tanto meninos quanto meninas, sem diferença significativa na frequência entre os gêneros. Entretanto, os sintomas se manifestam de maneiras distintas. As meninas tendem a apresentar mais comprometimento intelectual e sintomas internalizantes, como depressão e ansiedade. Já os meninos são mais inclinados a exibir sintomas externalizantes, que são mais visíveis e perturbadores para quem está ao redor. Essas diferenças podem criar a falsa impressão de que o TDAH é mais comum em meninos.

NEUROBIOLOGIA E GENÉTICA

A compreensão dos mecanismos neurobiológicos que desencadeiam o TDAH resulta de diversas pesquisas em neurociências, incluindo estudos clínicos, genéticos, de neuroimagem e farmacológicos. Embora as causas exatas ainda não tenham sido completamente esclarecidas, as evidências apontam para uma forte influência genética, complementada por fatores ambientais, que também influenciam a gravidade da apresentação. Pesquisas de prevalência indicam maior incidência em famílias com histórico de TDAH, e estudos de concordância entre gêmeos monozigóticos e dizigóticos, bem como entre filhos adotivos e seus pais biológicos e adotivos, reforçam a importância da hereditariedade. Nos gêmeos, a concordância é maior entre os monozigóticos; entre os filhos adotivos, a maior concordância é com os pais biológicos. De acordo com o *DSM-5-TR*, estima-se que a hereditariedade seja de aproximadamente 74%. O desafio atual das pesquisas é identificar os genes específicos envolvidos no transtorno e compreender como eles interagem com o ambiente para desencadeá-lo. Os genes mais estudados são aqueles que regulam a neurotransmissão cerebral, especialmente os sistemas dopaminérgico e noradrenérgico. Contudo, ainda não foi identificado um gene marcador específico, pois as evidências sugerem herança multifatorial, na qual componentes genéticos e epigenéticos se combinam, com vários genes de efeito pequeno interagindo com fatores ambientais adversos.

Assim como em outros transtornos mentais ou do neurodesenvolvimento, a epigenética oferece uma explicação científica coerente para a origem do TDAH. Esse modelo propõe que herdar genes predisponentes, por si só, não é suficiente para o desenvolvimento da condição; as influências ambientais podem regular a expressão desses genes. Nascer em uma família na qual um dos pais tenha TDAH pode aumentar em até oito vezes a probabilidade de desenvolver a condição e em duas a quatro vezes o risco de desenvolver outros transtornos comórbidos, devido à possibilidade de compartilharem os mesmos genes. No entanto, práticas educativas adequadas e hábitos de vida saudáveis — como alimentação equilibrada, exercícios físicos regulares e restrição ao uso de tabaco e álcool — podem atenuar ou até prevenir o aparecimento do transtorno e das comorbidades. Certas características dos pais de crianças com TDAH, como serem excessivamente autoritários, punitivos, críticos, instáveis ou negativos, podem agravar o comportamento da criança.

PESQUISAS TRANSLACIONAIS E MODELO NEUROBIOLÓGICO INTEGRADOR

As pesquisas translacionais visam integrar resultados de diferentes áreas sobre uma condição específica e transformar esse conhecimento em informações úteis para a prática clínica. Essa transferência de conhecimento em prol da saúde humana facilita o desenvolvimento de novas terapias, medicamentos ou abordagens para o tratamento de doenças. No caso do TDAH, estudos translacionais que envolvem dados de genética, neuroimagem e farmacologia têm contribuído para a construção de um modelo mais abrangente dos mecanismos neurobiológicos implicados no transtorno. Em suma, observa-se um aumento na densidade dos transportadores de dopamina nos neurônios pré-sinápticos, responsáveis por recapturar a dopamina da fenda sináptica de volta para esses neurônios. Isso resulta em níveis reduzidos de dopamina disponível para a sinalização sináptica, prejudicando a transmissão do estímulo entre os neurônios. As áreas cerebrais mais afetadas envolvem as redes que conectam o córtex pré-frontal aos núcleos da base, estruturas límbicas e ao eixo hipotálamo-hipófise-adrenal, importantes para a atenção, a inibição de movimentos, as funções executivas e o sistema emocional de motivação e recompensa. Os medicamentos psicoestimulantes (como metilfenidato e anfetaminas) promovem a liberação de dopamina das vesículas sinápticas e inibem a ação do transportador de dopamina no neurônio pré-sináptico. Como resultado, aumenta a disponibilidade desse neurotransmissor na fenda sináptica, melhorando a sinalização e a transmissão neural, o que ajuda a aliviar os sintomas do TDAH.

TRATAMENTO FARMACOLÓGICO: EVIDÊNCIAS E ESTUDO MTA

O metilfenidato (MF) é o medicamento mais comumente utilizado para tratar os sintomas de desatenção, hiperatividade e impulsividade. Embora tenha sido desenvolvido nos anos 1950, só foi aprovado para uso no tratamento do TDAH na década de 1960. A constatação de sua efetividade decorre de vários estudos com desenho duplo-cego, nos quais tanto a equipe médica quanto o paciente não sabem se o produto utilizado é medicamento ou placebo. Os resultados mostraram que o MF é seguro e eficaz, com 70% a 80% dos pacientes experimentando melhora dos sintomas.

O estudo mais citado e influente na literatura científica sobre o tratamento do TDAH é o Estudo de Tratamento Multimodal, conhecido internacionalmente como *Multimodal Treatment Study of Children with ADHD (MTA Study)*, projeto financiado pelo Instituto Nacional de Saúde Mental dos EUA, que envolveu equipes multidisciplinares de seis grandes centros de pesquisa. O estudo incluiu 579 crianças de 7 a 10 anos com diagnóstico de TDAH. Elas iniciaram o seguimento em 1997, divididas em quatro grupos de tratamento:

1. Uso isolado de medicamento: MF 10 mg, três vezes ao dia.
2. Terapia comportamental intensiva (TCI) isoladamente.
3. Tratamento combinado (MF + TCI).
4. Qualquer intervenção diferente das três propostas (comunitária) — grupo controle.

As crianças foram avaliadas regularmente para acompanhar o impacto dos tratamentos em diversos aspectos: desatenção, hiperatividade, impulsividade, ansiedade, humor, oposição, agressividade, desempenho escolar e relacionamentos familiar e social. Nos dois primeiros anos, o estudo foi controlado; posteriormente, adotou-se uma abordagem naturalística, na qual os tratamentos gratuitos não foram mais disponibilizados, permitindo que as famílias escolhessem a opção mais adequada às suas necessidades, o que levou à migração de pacientes entre os grupos. Ao longo das últimas duas décadas, inúmeras publicações têm sido divulgadas sobre a trajetória desses pacientes. Os resultados fornecem informações valiosas para orientar o tratamento de crianças com TDAH.

Após 14 meses, os resultados indicaram que, para os sintomas do TDAH, oposição, ansiedade e agressividade, o uso de medicação isoladamente (1) é mais eficaz do que o tratamento comportamental (2). Por outro lado, para melhorar o desempenho acadêmico e os relacionamentos familiares e sociais, o tratamento combinado (3) mostrou-se mais eficaz do que a medicação isolada. Efeitos colaterais agudos levaram à suspensão da medicação em 4% das crianças. Após oito anos, houve redução de 62% no uso consistente da medicação. Após 16 anos, foram analisadas outras variáveis, como conclusão do ensino médio, desemprego, renda, comportamento sexual de risco, abuso de substâncias e tabagismo. O grupo que permaneceu sintomático apresentou maior incidência de resultados negativos, comorbidades, tabagismo e transtorno do uso de substâncias, sendo que a análise retrospectiva dos preditores de risco relacionou esses desfechos à gravidade dos sintomas iniciais, a comorbidades e à saúde mental dos pais. O grupo que usou consistentemente a medicação teve altura 1,29 ± 0,55 cm menor.

Em síntese, diversos estudos longitudinais conduzidos com pacientes diagnosticados com TDAH, nos quais a adesão ao tratamento com medicamentos psicoestimulantes foi analisada, demonstraram que aqueles que não seguiram o tratamento apresentaram maior frequência de desfechos negativos na vida adulta. Esses desfechos incluem problemas relacionados à dependência química, ao tabagismo, ao emprego, à renda, ao nível de instrução e ao casamento. Embora a medicação não cure o TDAH, ela atenua os sintomas e proporciona melhor qualidade de vida aos pacientes.

Atualmente, há uma variedade de medicamentos disponíveis, como psicoestimulantes tradicionais — inibidores da recaptação de dopamina (MF, lisdexanfetamina); psicoestimulantes atípicos — inibidores da recaptação de noradrenalina (atomoxetina); bloqueadores dos receptores alfa-adrenérgicos (clonidina, guanfacina); e o antidepressivo bupropiona, que é um inibidor da recaptação de dopamina e noradrenalina. Entre esses, os psicoestimulantes são os que possuem os melhores níveis de evidência e maior impacto, com o MF sendo mais bem tolerado por crianças, a lisdexanfetamina mostrando melhor efeito em adolescentes e jovens adultos, e a atomoxetina sendo uma boa opção quando ocorrem efeitos adversos indesejados com os psicoestimulantes tradicionais.

INTERVENÇÕES PSICOSSOCIAIS E ADESÃO

Ainda há muitos desafios no tratamento, pois, embora os medicamentos ajudem nos sintomas principais, não necessariamente resolvem todos os problemas cotidianos. A maioria dos pacientes apresenta dificuldades executivas, como esquecimentos e procrastinação, e comorbidades que afetam os relacionamentos familiares e sociais. Outro aspecto importante é a alta taxa de abandono dos medicamentos, seja devido aos efeitos adversos, seja pela exposição a informações falsas que desestimulam o tratamento. Portanto, é importante combinar estratégias comportamentais, especialmente as focadas nas disfunções executivas, nos problemas de relacionamento e na compreensão do transtorno e dos efeitos do uso de medicamentos. A Instrução Metacognitiva (psicoeducação) é uma excelente opção para esse fim, ensinando a criança e seus familiares a lidar com situações estressantes por meio da gestão do tempo, organização das rotinas e uso de agendas. A psicoterapia cognitivo-comportamental e o *coaching* também podem ser úteis, especialmente para adolescentes e jovens, utilizando técnicas de autocontrole emocional, modificação do comportamento e treinamento de habilidades escolares e sociais.

NEUROMODULAÇÃO E TECNOLOGIAS DIGITAIS

A estimulação magnética cerebral surge como uma abordagem terapêutica promissora. A fundamentação baseia-se na ideia de que a aplicação de um campo magnético pode induzir despolarização ou hiperpolarização nos neurônios, resultando em modificações duradouras na excitabilidade e na atividade neuroquímica, o que pode levar à normalização da atividade cerebral e, consequentemente, do comportamento. As alterações provocadas por essa técnica já foram corroboradas por estudos de neurofisiologia e neuroimagem. As metodologias mais investigadas incluem a Estimulação Magnética Transcraniana e a Estimulação do Nervo Trigêmeo (ENT).

No que diz respeito à primeira, a maioria das pesquisas apresenta amostras reduzidas, populações heterogêneas e métodos inadequados, o que compromete a interpretação dos resultados. Por outro lado, a ENT é o único tratamento baseado em neuromodulação aprovado pelo FDA. Esse dispositivo é utilizado durante o sono, fixado com um adesivo na testa, sobre as áreas onde o nervo trigêmeo se projeta. O nervo trigêmeo é responsável por transmitir impulsos elétricos das entradas sensoriais da pele, músculos e crânio para áreas como o *locus* cerúleo, o sistema reticular ascendente e os núcleos do trato solitário, que desempenham papel importante na manutenção da atenção seletiva.

Um estudo duplo-cego e controlado, envolvendo 62 crianças com TDAH, dividiu os participantes em dois grupos: um recebeu a ENT e o outro passou por simulação de estimulação (grupo controle). Após a intervenção, os participantes foram submetidos a testes de atenção e monitoramento eletroencefalográfico para identificar possíveis alterações na eletrogênese cerebral, confirmando a eficácia e a segurança do método. O tratamento consistiu em sessões noturnas de 8 horas com ENT ativa ou simulada durante 4 semanas, seguidas de uma semana sem intervenção (totalizando 32 sessões de ENT ativa e 30 de simulação). Quatro semanas após o início do tratamento, as crianças que receberam a estimulação apresentaram aumento na potência spectral em bandas de frequência na região médio-frontal direita, sem relatar eventos adversos. O grau de melhora foi mais acentuado na primeira semana, com efeito comparável ao de medicamentos não estimulantes. A questão que permanece é se a continuidade do tratamento é necessária para manter os efeitos a longo prazo de maneira consistente.

Outra abordagem promissora são os programas estruturados de treinamento cognitivo por meio de dispositivos digitais. Essas tecnologias podem ser usadas como complemento ao tratamento medicamentoso, ajudando a melhorar habilidades cognitivas, funcionais e sociais. As diversas plataformas disponíveis no mercado utilizam conceitos de neurociência com o objetivo de promover a aprendizagem. Os *softwares* contêm tarefas repetitivas específicas, com exercícios variados, aumento gradativo do nível de dificuldade, recompensas para cada etapa finalizada e escores para medir o progresso. São exemplos de tecnologias atualmente disponíveis:

- ***BrainTrain:*** destinado a adultos e crianças. Sua linha de *softwares* educativos inclui *Captain's Log*, *SoundSmart* e *SmartDriver*. Esses programas abordam atenção, memória, raciocínio, habilidades de escuta, controle do impulso e seguimento de instruções.
- ***BrainBuilder:*** avalia e desenvolve a habilidade de processamento sequencial, isto é, a capacidade de recolher e organizar o que se vê e ouve. O programa tem sete atividades: três focadas na audição, três na visão e uma na coordenação visomotora.
- ***Cogmed:*** programa de treinamento de memória de trabalho baseado em computador, projetado para melhorar a capacidade de armazenamento e manipulação de informações de curto prazo.
- ***Play Attention:*** programa de treinamento de atenção que utiliza um dispositivo de *biofeedback* para ajudar indivíduos a desenvolver habilidades de atenção e controle de impulsos.
- ***EndeavorRx***: primeiro videogame autorizado pelo FDA para TDAH. Melhora a função de atenção em crianças de 8 a 12 anos com TDAH. O jogo consiste na coleta de itens ao longo do trajeto percorrido pelo personagem; os objetivos estimulam a capacidade de atenção.

Síntese

Em resumo, a origem e a gravidade do TDAH são determinadas por uma combinação de fatores genéticos e epigenéticos, resultando na desregulação da neurotransmissão catecolaminérgica no cérebro. Isso provoca sintomas de desatenção, hiperatividade e impulsividade, além de afetar as funções executivas, ocasionando déficits neuropsicológicos que impactam cronicamente as esferas emocional, familiar, educacional, social e profissional. O tratamento requer uma abordagem multidisciplinar que combine psicoeducação, terapia comportamental, medicamentos e outras estratégias, conforme as necessidades individuais de cada paciente. A efetividade e a segurança dos medicamentos utilizados no tratamento são respaldadas por diversas pesquisas com desenho metodológico adequado. É importante perceber que o tratamento é individualizado, levando em conta as necessidades e características específicas de cada pessoa. Uma abordagem multidisciplinar, envolvendo médicos, psicólogos, educadores e familiares, contempla todos os fatores relacionados aos prejuízos causados pelo TDAH.

REFERÊNCIAS

1. Alexander MP, Stuss DT. Disorders of frontal lobe functioning. *Semin Neurol.* 2000;20(4):427-437.
2. American Psychiatric Association. *Manual diagnóstico e estatístico de transtornos mentais: DSM-5-TR* (5ª ed., texto revisado). Porto Alegre: Artmed; 2022. [Tradução do Diagnostic and Statistical Manual of Mental Disorders: DSM-5-TR, American Psychiatric Association, 2022].
3. Arns M, Ridder S, Ute S, Breteler M, Coenen T. Efficacy of neurofeedback treatment in ADHD: the effects on inattention, impulsivity and hyperactivity: a meta-analysis. *Clin EEG Neurosci.* 2009;40(3):180-189.
4. Arns M, Drinkenburg WHIM, Kenemans JL. The effects of QEEG-informed neurofeedback in ADHD: an open label pilot study. *Appl Psychophysiol Biofeedback.* 2012. doi:10.1007/s10484-012-9191-4.
5. Arnsten AFT. Stimulants: therapeutic actions in ADHD. *Neuropsychopharmacology.* 2006;31:2376-2383.
6. Barbaresi W, Katusic S, Colligan R, Weaver A, Pankratz V, Mrazek D, et al. How common is attention-deficit/hyperactivity disorder? Towards resolution of the controversy: results from a population-based study. *Acta Paediatr Suppl.* 2004;93(445):55-59.
7. Baumgaertel A. Alternative and controversial treatments for ADHD. *Pediatr Clin North Am.* 1999;46(5):977-992.
8. Barkley RA. Attention-deficit hyperactivity disorder, self-regulation, and time: toward a more comprehensive theory. *J Dev Behav Pediatr.* 1997;18:271-279.
9. Barkley RA. Attention-deficit hyperactivity disorder. *Sci Am.* 1998;279(3):66-71.
10. Barkley RA. *Attention-deficit hyperactivity disorder: a handbook for diagnosis and treatment.* 3rd ed. New York: The Guilford Press; 2006.
11. Barkley RA, Cox D. A review of driving risks and impairments associated with attention-deficit/hyperactivity disorder and the effects of stimulant medication on driving performance. *J Safety Res.* 2007;38(1):113-128.
12. Barkley RA, Murphy KR, Dupaul GI, Bush T. Driving in young adults with attention deficit hyperactivity disorder: knowledge, performance, adverse outcomes, and the role of executive functioning. *J Int Neuropsychol Soc.* 2002;8(5):655-672.
13. Barkley RA, Murphy KR, Fischer M. *ADHD in Adults: What the Science Says.* New York: The Guilford Press; 2008.
14. Barkley RA. Deficient emotional self-regulation: a core component of attention-deficit/hyperactivity disorder. *J ADHD Relat Disord.* 2009;1(2).
15. Barkley RA. The nature of executive function (EF) deficits in daily life activities in adults with ADHD and their relationship to performance on EF tests. *J Psychopathol Behav Assess.* 2011;33:137-158.
16. Barr CL, Wigg KG, Feng Y, Zai G, Malone M, Roberts W, et al. Attention-deficit hyperactivity disorder and the gene for the dopamine D5 receptor. *Mol Psychiatry.* 2000;5(5):548-551.
17. Beauregard M, Lévesque J. Functional magnetic resonance imaging investigation of the effects of neurofeedback training on the neural bases of selective attention and respon-

se inhibition in children with attention-deficit/hyperactivity disorder. *Appl Psychophysiol Biofeedback.* 2006;31:3-20.

18. Biederman J, Faraone SV. Attention-deficit hyperactivity disorder. *Lancet.* 2005;366(9481):237-248.
19. Biederman J, Petty CR, Monuteaux MC, Mick E, Clarke A, Tem Haagen K, et al. Familial risk analysis of the association between attention-deficit/hyperactivity disorder and psychoactive substance use disorder in female adolescents: a controlled study. *J Child Psychol Psychiatry.* 2009;50(3):352-358.
20. Blackman J. Distúrbio de déficit de atenção/hiperatividade em pré-escolares. In: Morgan AM, org. *Clínica Pediátrica da América do Norte.* Rio de Janeiro: Reichmann & Affonso; 1999.
21. Blum NJ, Jawad AF, Clarke AT, Power TJ. Effect of osmotic-release oral system methylphenidate on different domains of attention and executive functioning in children with attention-deficit/hyperactivity disorder. *Dev Med Child Neurol.* 2011;53:843-849.
22. Bloomquist ML, August GJ, Ostrander R. Effects of a school-based cognitive-behavioral intervention for ADHD children. *J Abnorm Child Psychol.* 1991;19:591-605.
23. BrainTrain. *Captain's Log Manual.* 2012. Disponível em: http://www.braintrain.com/MindPowerDocs/Manual-Pro.pdf
24. Braun J, Kahn RS, Froehlich T, Aulnger P, Lanphear BP. Exposures to environmental toxicants and attention-deficit/hyperactivity disorder in US children. *Environ Health Perspect.* 2006;114:1904-1909.
25. Breslau J, Miller E, Breslau N, Bohnert K, Lucia V, Schweitzer J. The impact of early behavior disturbances on academic achievement in high school. *Pediatrics.* 2009;123:1472-1476.
26. Brown RT, Freeman WS, Perrin JM, Stein MT, Amler RW, Feldman HM, et al. Prevalence and assessment of attention-deficit/hyperactivity disorder in primary care settings. *Pediatrics.* 2001;107(3):E43.
27. Brown TE. Executive functions and ADHD: implications of two conflicting views. *Int J Disabil Dev Educ.* 2006;11:153-173.
28. Cardo E, Servera-Barceló M. [The prevalence of attention deficit hyperactivity disorder]. *Rev Neurol.* 2005;40 Suppl 1:S11-S15.
29. Castellanos FX, Lau E, Tayebi N, Lee P, Long RE, Giedd JN, et al. Lack of an association between a dopamine-4 receptor polymorphism and attention-deficit/hyperactivity disorder: genetic and brain morphometric analyses. *Mol Psychiatry.* 1998;3(5):431-434.
30. Chevalier N, Parent V, Rouillard M, Simard F, Guay MC, Verret C. The impact of a motor-cognitive remediation program on attentional functions of preschoolers with ADHD symptoms. *J Atten Disord.* 2017;21(13):1121-1129.
31. Chiarello RH, Cole JO. The use of psychostimulants in general psychiatry. *Arch Gen Psychiatry.* 1987;44:286-295.
32. Clarfield J, Stoner G. Research brief: the effects of computerized reading instruction on the academic performance of students identified with ADHD. *School Psychol Rev.* 2005;34:246-254.
33. Cook EH Jr, Stein MA, Krasowski MD, Cox NJ, Olkon DM, Kieffer JE, et al. Association of attention-deficit disorder and the dopamine transporter gene. *Am J Hum Genet.* 1995;56(4):993-998.
34. Cortese S, Adamo N, Del Giovane C, Mohr-Jensen C, Hayes AJ, Carucci S, et al. Comparative efficacy and tolerability of medications for attention-deficit hyperactivity disorder in children, adolescents, and adults: a systematic review and network meta-analysis. *Lancet Psychiatry.* 2018;5(9):727-738.

35. Cramer SC, Sur M, Dobkin BH, O'Brien C, Sanger TD, Trojanowski JQ, et al. Harnessing neuroplasticity for clinical applications. *Brain*. 2011;134(6):1591-1609.
36. Crowe SF. Does the letter-number sequencing task measure anything more than digit span? *Assessment*. 2000;7:113-117.
37. Curatolo P, Paloscia C, D'Agati E, Moavero R, Pasini A. The neurobiology of attention--deficit disorder. *Eur J Paediatr Neurol*. 2009;13:299-304.
38. Diamond A. Attention-deficit disorder (attention-deficit/hyperactivity disorder without hyperactivity): a neurobiologically and behaviorally distinct disorder from attention-deficit/hyperactivity disorder (with hyperactivity). *Dev Psychopathol*. 2005;17(3):807-825.
39. DiMaio S, Grizenko N, Joober R. Dopamine genes and attention-deficit hyperactivity disorder: a review. *J Psychiatry Neurosci*. 2003;28(1):27-38.
40. Dovis S, Van der Oord S, Wiers RW, Prins PJM. What part of working memory is not working in ADHD? Short-term memory, the central executive and effects of reinforcement. *J Abnorm Child Psychol*. 2013;41(6):901-917.
41. Epstein JN, Tsal Y. Evidence for cognitive training as a treatment strategy for children with attention-deficit/hyperactivity disorder. *J ADHD Relat Disord*. 2010;1(2).
42. Eslinger PJ, Grattan LM, Damasio H, Damasio AR. Developmental consequences of childhood frontal lobe damage. *Arch Neurol*. 1992;49(7):764-769.
43. Faraone SV, Doyle AE, Mick E, Biederman J. Meta-analysis of the association between the 7-repeat allele of the dopamine D4 receptor gene and attention-deficit/hyperactivity disorder. *Am J Psychiatry*. 2001;158(7):1052-1057.
44. Faraone SV, Doyle AE. The nature and heritability of attention-deficit/hyperactivity disorder. *Child Adolesc Psychiatr Clin N Am*. 2001;10(2):299-316.
45. Faraone SV. Using a meta-analysis to draw conclusions about ADHD medication effects. American Psychiatric Association; 2003.
46. Faraone SV. Genetics of adult attention-deficit/hyperactivity disorder. *Psychiatr Clin North Am*. 2004;27(2):303-321.
47. Faraone SV, Spencer TJ, Aleardi M, Pagano C, Biederman J. Meta-analyses of the efficacy of methylphenidate for treating adult attention-deficit/hyperactivity disorder. *J Clin Psychopharmacol*. 2004;24(1):24-29.
48. Faraone SV, Biederman J, Spencer TJ, Aleardi M. Comparing the efficacy of medications for ADHD using meta-analysis. *MedGenMed*. 2006;8(4):4.
49. Farias AC, Cordeiro ML. Transtorno de déficit de atenção/hiperatividade (TDAH): diagnóstico, etiologia, tratamento, prognóstico e mitos. In: Weber L, org. *Família e Desenvolvimento: Visões Interdisciplinares*. Curitiba: Juruá; 2008. p. 132-144.
50. Farias AC, Cunha A, Benko CR, McCracken JT, Costa MT, Farias LG, et al. Manganese in children with attention-deficit/hyperactivity disorder: relationship with methylphenidate exposure. *J Child Adolesc Psychopharmacol*. 2010;20(2):113-118.
51. Farias AC, Cordeiro ML, Felden EP, Bara TS, Benko CR, Coutinho D, et al. Attention-memory training yields behavioral and academic improvements in children diagnosed with attention-deficit hyperactivity disorder comorbid with a learning disorder. *Neuropsychiatr Dis Treat*. 2017;13:1761-1769.
52. Froehlich TE, Anixt JS, Loe IM, Chirdkiatgumchai V, Kuan L, Gilman RC. Update on environmental risk factors for attention-deficit/hyperactivity disorder. *Curr Psychiatry Rep*. 2011;13(5):333-344.
53. Gathercole JH, Place M, Dunning D. Working memory deficits can be overcome: impacts of training and medication on working memory in children with ADHD. 2010.

54. Gatley SJ, Pan D, Chen R, Chaturvedi G, Ding YS. Affinities of methylphenidate derivatives for dopamine, norepinephrine and serotonin transporters. *Life Sci.* 1996;58(12):231-239.
55. Gray SA, Chaban P, Martinussen R, Goldberg R, Gotlieb H, Kronitz R, et al. Effects of a computerized working memory training program on working memory, attention, and academics in adolescents with severe LD and comorbid ADHD: a randomized controlled trial. *J Child Psychol Psychiatry.* 2012;53:1277-1284.
56. Gustafsson P, Thernlund G, Ryding E, Rosen I, Cederblad M. Associations between cerebral blood flow measured by SPECT, EEG, behaviour symptoms, cognition and neurological soft signs in children with ADHD. *Acta Paediatr.* 2000;89(7):830-835.
57. Hale JB, Hoeppner JB, Fiorello CA. Analyzing digit span components for assessment of attention processes. *J Psychoeduc Assess.* 2002;20:128-143.
58. Halperin JM. The clinical assessment of attention. *Int J Neurosci.* 1991;58(3-4):171-182.
59. Hoekzema E, Carmona S, Ramos-Quiroga JA, Barba E, Bielsa A, Tremols V, et al. Training-induced neuroanatomical plasticity in ADHD: a tensor-based morphometric study. *Hum Brain Mapp.* 2011;32:1741-1749.
60. Holman C, de Villers-Sidani E. Indestructible plastic: the neuroscience of the new aging brain. *Front Hum Neurosci.* 2014;8:219.
61. Holtmann M, Stadler C. Electroencephalographic biofeedback for the treatment of attention-deficit/hyperactivity disorder in childhood and adolescence. *Expert Rev Neurother.* 2006:533-540.
62. Holmes J, Gathercole SE, Place M, Dunning DL, Hilton KA, Elliot JG. Working memory deficits can be overcome: impacts of training and medication on working memory in children with ADHD. *Appl Cogn Psychol.* 2010;24(6):827-836.
63. Hovik KT, Saunes BK, Aarlien AK, Egeland J. RCT of working memory training: long-term near-transfer effects. *PLoS One.* 2013;8(12):e80561.
64. Kerns KA, Eso K, Thomson J. Investigation of a direct intervention for improving attention in young children with ADHD. *Dev Neuropsychol.* 1999;16:273-295.
65. Kessler RC, Adler LA, Barkley R, Biederman J, Conners CK, Faraone SV, et al. Patterns and predictors of attention-deficit/hyperactivity disorder persistence into adulthood: results from the national comorbidity survey replication. *Biol Psychiatry.* 2005;57(11):1442-1451.
66. Klingberg T, Forssberg H, Westerberg H. Training of working memory in children with ADHD. *J Clin Exp Neuropsychol.* 2002;24(6):781-791.
67. Klingberg T, Fernell E, Olesen PJ, Johnson M, Gustafsson P, Dahlström K, et al. Computerized training of working memory in children with ADHD: a randomized, controlled trial. *J Am Acad Child Adolesc Psychiatry.* 2005;44(2):177-186.
68. Klingberg T. Training and plasticity of working memory. *Trends Cogn Sci.* 2010;14(7):317-324.
69. Kollins SH, DeLoss DJ, Cañadas E, Lutz J, Findling RL, Keefe RSE, et al. A novel digital intervention for actively reducing severity of paediatric ADHD (STARS-ADHD): a randomised controlled trial. *Lancet Digit Health.* 2020;2(4):e168-e178.
70. Kotler M, Manor I, Sever Y, Eisenberg J, Cohen H, Ebstein RP, et al. Failure to replicate an excess of the long dopamine D4 exon III repeat polymorphism in ADHD in a family-based study. *Am J Med Genet.* 2000;96(3):278-281.
71. Kuczenski R, Segal DS. Exposure of adolescent rats to oral methylphenidate: preferential effects on extracellular norepinephrine and absence of sensitization and cross-sensitization to methamphetamine. *J Neurosci.* 2002;22(16):7264-7271.

72. Lampit A, Hallock H, Valenzuela M. Computerized cognitive training in cognitively healthy older adults: a systematic review and meta-analysis of effect modifiers. *PLoS Med.* 2014;11:e1001756.
73. Lezak MD. *Neuropsychological Assessment*. Oxford: Oxford University Press; 1995.
74. Lévesque J, Beauregard M, Mensour B. Effect of neurofeedback training on the neural substrates of selective attention in children with ADHD: an fMRI study. *Neurosci Lett.* 2006;394:216-221.
75. Linnet KM, Dalsgaard S, Obel C, Wisborg K, Henriksen TB, Rodriguez A, et al. Maternal lifestyle factors in pregnancy and risk of ADHD and associated behaviors: review of the current evidence. *Am J Psychiatry*. 2005;160:1026-1040.
76. Manor I, Kotler M, Sever Y, et al. Failure to replicate an association between the catechol--O-methyltransferase polymorphism and ADHD in a second, independently recruited Israeli cohort. *Am J Med Genet.* 2000;96(6):858-860.
77. Margari L, Buttiglione M, Craig F, Cristella A, Giambattista C, Matera E, et al. Neuropsychopathological comorbidities in learning disorders. *BMC Neurol.* 2013;13:198.
78. Mattos P, Rohde LA, Polanczyk GV. O TDAH é subtratado no Brasil. *Rev Bras Psiquiatr.* 2012;34:513-516.
79. Mautone JA, DuPaul GJ, Jitendra AK. The effects of computer-assisted instruction on the mathematics performance and classroom behavior of children with ADHD. *J Atten Disord.* 2005;9:301-312.
80. McGough JJ, Sturm A, Cowen J, Tung K, Salgari GC, Leuchter AF, et al. Double-blind, sham-controlled, pilot study of trigeminal nerve stimulation for ADHD. *J Am Acad Child Adolesc Psychiatry*. 2019;58(4):403-411.e3.
81. McCracken JT, Smalley SL, McGough JJ, Crawford L, Del'Homme M, Cantor RM, et al. Evidence for linkage of a tandem duplication polymorphism upstream of the dopamine D4 receptor gene (DRD4) with ADHD. *Mol Psychiatry*. 2000;5(5):531-536.
82. Miller KJ. Executive functions. *Pediatr Ann.* 2005;34(4):310-317.
83. Molina BS, Hinshaw SP, Swanson JM, Arnold LE, Vitiello B, Jensen PS, et al. The MTA at 8 years: prospective follow-up of children treated for combined-type ADHD in a multisite study. *J Am Acad Child Adolesc Psychiatry*. 2009;48:484-500.
84. MTA Cooperative Group. 1999. *Arch Gen Psychiatry*. 56:1088-1096.
85. National Institute of Mental Health. Collaborative Multimodal Treatment Study of Children With ADHD (the MTA). *Arch Gen Psychiatry*. 1997;54(9):865-870.
86. Naomi JS, Radley CS, David G, Ellen CP. Computer-based attention training in the schools for children with ADHD: a preliminary trial. *Clin Pediatr.* 2011;50:615-622.
87. Olesen PJ, Nagy Z, Westerberg H, Klingberg T. Combined analysis of DTI and fMRI data reveals a joint maturation of white and grey matter in a fronto-parietal network. *Cogn Brain Res.* 2003;18(1):48-57.
88. Ostinelli EG, Schulze M, Zangani C, Farhat LC, Tomlinson A, Del Giovane C, et al. Comparative efficacy and acceptability of pharmacological, psychological, and neurostimulatory interventions for ADHD in adults: a systematic review and component network meta-analysis. *Lancet Psychiatry*. 2025;12(1):32-43.
89. Ottenbacher KJ, Cooper HM. Drug treatment of hyperactivity in children. *Dev Med Child Neurol.* 1983;25(3):358-366.
90. Palmer CG, Bailey JN, Ramsey C, Cantwell D, Sinsheimer JS, Del'Homme M, et al. No evidence of linkage or linkage disequilibrium between DAT1 and ADHD in a large sample. *Psychiatr Genet.* 1999;9(3):157-160.

91. Payton A, Holmes J, Barrett JH, Hever T, Fitzpatrick H, Trumper AL, et al. Examining for association between candidate gene polymorphisms in the dopamine pathway and ADHD: a family-based study. *Am J Med Genet.* 2001;105(5):464-470.
92. Pliszka SR, McCracken JT, Maas JW. Catecholamines in ADHD: current perspectives. *J Am Acad Child Adolesc Psychiatry.* 1996;35(3):254-271.
93. Polanczyk G, Caspi A, Houst R, Kollins SH, Rohde LA, Moffitt TE. Implications of extending the ADHD age-of-onset criterion to age 12: results from a prospectively studied birth cohort. *J Am Acad Child Adolesc Psychiatry.* 2010;49(3):210-216.
94. Poulton A. Growth and sexual maturation in children and adolescents with ADHD. *Curr Opin Pediatr.* 2006;18:427-434.
95. Perwien AR, Faries DE, Kratochvil CJ, Sumner CR, Kelsey DK, Allen AJ. Improvement in health-related quality of life in children with ADHD: an analysis of placebo-controlled studies of atomoxetine. *J Dev Behav Pediatr.* 2004;25:264-271.
96. Peterson BS, Trampush J, Maglione M, Bolshakova M, Rozelle M, Miles J, et al.Treatments for ADHD in children and adolescents: a systematic review. *Pediatrics.* 2024;153(4):e2024065787.
97. Ramsay JR. Neurofeedback and neurocognitive training. In: *Nonmedication Treatments for Adult ADHD: Evaluating Impact on Daily Functioning and Well-Being.* Washington, DC: American Psychological Association; 2010. p. 109-129.
98. Rapport MD, Denney C, DuPaul GJ, Gardner MJ. Attention deficit disorder and methylphenidate: normalization rates, clinical effectiveness, and response prediction in 76 children. *J Am Acad Child Adolesc Psychiatry.* 1994;33(6):882-893.
99. Rebollo MA, Montiel S. Atención y funciones ejecutivas. *Rev Neurol.* 2006;42(Supl 2):S3-S7.
100. Rohde LA, Biederman J, Busnello EA, Zimmermann H, Schmitz M, Martins S, et al. . ADHD in a school sample of Brazilian adolescents: a study of prevalence, comorbid conditions, and impairments. *J Am Acad Child Adolesc Psychiatry.* 1999;38(6):716-722.
101. Rhodes SM, Coghill DR, Matthews K. Acute neuropsychological effects of methylphenidate in stimulant drug-naive boys with ADHD II—broader executive and non-executive domains. *J Child Psychol Psychiatry.* 2006;47:1184-1194.
102. Rowe DC, Van den Oord EJ, Stever C, Giedinghagen LN, Gard JM, Cleveland HH, et al. The DRD2 TaqI polymorphism and symptoms of ADHD. *Mol Psychiatry.* 1999;4(6):580-586.
103. Schweitzer JB, Faber TL, Grafton ST, Tune LE, Hoffman JM, Kilts CD. Alterations in the functional anatomy of working memory in adult ADHD. *Am J Psychiatry.* 2000;157(2):278-280.
104. Semrud-Clikeman M, Nielsen KH, Clinton A, Sylvester L, Parle N, Connor RT. An intervention approach for children with teacher- and parent-identified attentional difficulties. *J Learn Disabil.* 1999;32:581-590.
105. Shaw P, Eckstrand K, Sharp W, Blumenthal J, Lerch JP, Greenstein D, et al. ADHD is characterized by a delay in cortical maturation. *Proc Natl Acad Sci U S A.* 2007;104(49):19649-19654.
106. Shih JH, Zeng BY, Lin PY, Chen T-Y, Chen Y-W, Wu C-K, et al. Association between peripheral manganese levels and ADHD: a preliminary meta-analysis. *Neuropsychiatr Dis Treat.* 2018;14:1831-1842.
107. Sieg KG, Gaffney GR, Preston DF, Hellings JA. SPECT brain imaging abnormalities in ADHD. *Clin Nucl Med.* 1995;20(1):55-60.
108. Smalley SL. Genetic influences in childhood-onset psychiatric disorders: autism and ADHD. *Am J Hum Genet.* 1997;60(6):1276-1282.
109. Smalley SL, Bailey JN, Palmer CG, Cantwell DP, McGough JJ, Del'Homme MA, et al. Evidence that the dopamine D4 receptor is a susceptibility gene in ADHD. *Mol Psychiatry.* 1998;3(5):427-430.

110. Souza I, Serra MA, Mattos P, Franco VA. [Comorbidity in children and adolescents with attention-deficit disorder: preliminary results]. *Arq Neuropsiquiatr*. 2001;59(2-B):401-406.
111. Spencer T, Biederman J, Wilens T. Pharmacotherapy of ADHD. *Child Adolesc Psychiatr Clin N Am*. 2000;9(1):77-97.
112. Spencer TJ. ADHD and comorbidity in childhood. *J Clin Psychiatry*. 2006;67(Suppl 8):27-31.
113. Still GF. Some abnormal psychological conditions in children. *Lancet*. 1902;1:1008-1012.
114. Stuss DT, Alexander MP. Executive functions and the frontal lobes: a conceptual view. *Psychol Res*. 2000;63(3-4):289-298.
115. Swanson J. SNAP-IV scale. Irvine, CA: University of California Irvine Child Development Center; 1995.
116. Swanson JM, Sergeant JA, Taylor E, Sonuga-Barke EJ, Jensen PS, Cantwell DP. Attention--deficit hyperactivity disorder and hyperkinetic disorder. *Lancet*. 1998;351(9100):429-433.
117. Tannock R. ADHD: advances in cognitive, neurobiological, and genetic research. *J Child Psychol Psychiatry*. 1998;39(1):65-99.
118. Taylor EA. Childhood hyperactivity. *Br J Psychiatry*. 1986;149:562-573.
119. Taylor E, Rogers JW. Practitioner review: early adversity and developmental disorders. *J Child Psychol Psychiatry*. 2005;46:451-467.
120. Thapar A, O'Donovan M, Owen MJ. The genetics of ADHD. *Hum Mol Genet*. 2005;14(Spec No. 2):R275-R282.
121. Todd RD, Huang H, Smalley SL, Nelson SF, Willcutt EG, Pennington BF, et al. Collaborative analysis of DRD4 and DAT genotypes in population-defined ADHD subtypes. *J Child Psychol Psychiatry*. 2005;46(10):1067-1073.
122. Tonghui X, Xinzhu Y, Andrew J, Perlik WF, Tobin JA, Zweig KT, et al. Rapid formation and selective stabilization of synapses for enduring motor memories. *Nature*. 2009;462:915-919.
123. Valera EM, Faraone SV, Murray KE, Seidman LJ. Meta-analysis of structural imaging findings in ADHD. *Biol Psychiatry*. 2007;61:1361-1369.
124. Volkow ND, Wang G, Fowler JS, Logan J, Gerasimov M, Maynard L, et al. Therapeutic doses of oral methylphenidate significantly increase extracellular dopamine in the human brain. *J Neurosci*. 2001;21(2):RC121.
125. Volkow ND, Wang GJ, Fowler JS, Logan J, Franceschi D, Maynard L, et al. Relationship between blockade of dopamine transporters by oral methylphenidate and the increases in extracellular dopamine: therapeutic implications. *Synapse*. 2002;43(3):181-187.
126. Wilens TE. Impact of ADHD and its treatment on substance abuse in adults. *J Clin Psychiatry*. 2004;65(Suppl 3):38-45.
127. Wilens TE, Newcorn JH, Kratochvil CJ,Gao H, Thomason CK, Rogers AK, et al. Long--term atomoxetine treatment in adolescents with ADHD. *J Pediatr*. 2006;149:112.
128. Wolraich ML, Hannah JN, Pinnock TY, Baumgaertel A, Brown J. Comparison of diagnostic criteria for ADHD in a county-wide sample. *J Am Acad Child Adolesc Psychiatry*. 1996;35(3):319-324.
129. Wong HC, Zaman R. Neurostimulation in treating ADHD. *Psychiatr Danub*. 2019;31(Suppl 3):265-275.
130. Yang B, Chan RC, Jing J, Li T, Sham P, Chen RY. A meta-analysis of association studies between the 10-repeat allele of a VNTR polymorphism in the 3'-UTR of dopamine transporter gene and ADHD. *Am J Med Genet B Neuropsychiatr Genet*. 2007;144B(4):541-550.

11

Transtornos Disruptivos, do Controle de Impulsos e da Conduta

PONTOS-CHAVE

1. Os Transtornos Disruptivos, do Controle de Impulsos e da Conduta (TDCIC) compreendem um grupo de condições psiquiátricas caracterizadas por comportamentos persistentemente antissociais, impulsivos e desafiadores. Essa categoria diagnóstica inclui o Transtorno de Oposição Desafiante (TOD), o Transtorno Explosivo Intermitente (TEI), o Transtorno da Conduta (TC), a piromania, a cleptomania e o Transtorno da Personalidade Antissocial — este último restrito à população adulta, conforme os critérios do *DSM-5-TR*.
2. A concepção de que tais manifestações comportamentais são explicadas exclusivamente por fatores socioeconômicos adversos ou por disfunções no ambiente familiar é considerada reducionista à luz das evidências atuais. Estudos neurocientíficos indicam que os TDCIC resultam de uma complexa interação entre predisposições genéticas, alterações neurobiológicas (particularmente em circuitos frontolímbicos e dopaminérgicos) e fatores ambientais adversos, como exposição à violência, negligência e abuso precoce.
3. As implicações clínicas e sociais desses transtornos são amplas, envolvendo comportamentos como agressividade verbal e física, crueldade com pessoas ou animais, violação de normas sociais, uso precoce de substâncias psicoativas, vandalismo, *bullying* e condutas delinquentes. Tais manifestações comprometem significativamente o funcionamento acadêmico, familiar e social dos indivíduos acometidos.

4. Os TDCIC são reconhecidos como categorias diagnósticas válidas por organizações internacionais de referência em saúde mental, como a Associação Americana de Psiquiatria. Esse reconhecimento reforça a necessidade de abordagens diagnósticas e terapêuticas que integrem evidências neurocientíficas e considerem a dinâmica do desenvolvimento cerebral na infância e adolescência. A compreensão dos mecanismos neurobiológicos subjacentes — incluindo circuitos relacionados à regulação emocional, ao controle inibitório e à tomada de decisão — é essencial para orientar estratégias de intervenção mais eficazes, sensíveis às especificidades do neurodesenvolvimento.

Em qualquer sociedade ou cultura, a definição de uma mente considerada normal envolve a capacidade de o indivíduo se autoperceber e reconhecer os sentimentos do outro, adotando comportamentos de acordo com as normas éticas, morais e culturais de sua comunidade. Nesse contexto, o comportamento é entendido como a habilidade de planejar e executar ações e condutas conforme as circunstâncias, priorizando a adaptação ao ambiente, a preservação da vida, a formação de alianças e a socialização, contribuindo para o desenvolvimento do próprio indivíduo e para a evolução da sociedade em geral. Para que isso seja possível, é fundamental que o cérebro funcione adequadamente. A neurociência dedica-se ao estudo desse funcionamento cerebral e dos fatores que podem prejudicá-lo, ocasionando comportamentos disruptivos, isto é, indesejáveis e que dificultam a convivência e o progresso do indivíduo na vida em sociedade. Nesse cenário, emerge o conceito científico de "cérebro social": a observação de que o cérebro humano é especialmente adaptado para lidar com interações sociais complexas, possuindo estruturas específicas para entender, prever e responder ao comportamento de outras pessoas. Isso nos confere a capacidade de nos colocarmos no lugar do outro (empatia) e compreender que outras pessoas podem ter pensamentos e sentimentos diferentes dos nossos (teoria da mente), facilitando a interação, a competição saudável e a cooperação. A evolução da vida em sociedade foi um dos principais fatores que impulsionaram a inteligência humana. Viver em grupos exige habilidades cognitivas avançadas para compartilhar informações, perceber as emoções dos outros, formar alianças de benefícios recíprocos, lidar com relacionamentos e resolver conflitos. Estudos recentes em neurociência e psicologia social ajudam a entender não apenas a neurobiologia das interações sociais, mas também os transtornos mentais que podem, infelizmente, excluir o indivíduo de uma convivência social saudável.

O bom funcionamento do cérebro é fundamental para nossa capacidade de perceber e expressar afetos e emoções. Esses estados emocionais são moldados pela interação com outros seres vivos e pelo ambiente ao nosso redor. Medo, coragem, agressividade, raiva e euforia são emoções instintivas, intensas e momentâneas, desencadeadas por situações críticas que envolvem comunicação, fome e preservação da vida. Durante a infância, geralmente são reações mais primitivas e impulsivas, mediadas predominantemente por estruturas subcorticais, indicando que ainda não estão completamente reguladas pelo córtex cerebral, que está em desenvolvimento. Entre essas áreas, destacam-se as estruturas do "cérebro social":

- **Córtex pré-frontal:** responsável pelo planejamento, tomada de decisões e regulação do comportamento social.
- **Córtex temporal superior:** essencial para a percepção social, incluindo o reconhecimento de rostos e a interpretação de expressões faciais.
- **Amígdala:** encarregada da memória emocional e da avaliação de ameaças sociais.
- **Córtex cingulado anterior:** relacionado à percepção de dor e à regulação emocional.
- **Sulco temporal superior:** importante na interpretação das ações e intenções dos outros.

Com o avançar da idade, observa-se um refinamento progressivo das conexões entre as estruturas cerebrais, favorecendo o aprimoramento do controle emocional (inteligência emocional), a maior compreensão dos próprios sentimentos e das intenções alheias, o desenvolvimento da compaixão e a construção de vínculos interpessoais mais duradouros e profundos. Nesse processo, as experiências emocionais — tanto positivas quanto negativas — contribuem para a formação de afetos como amor, ódio, alegria e tristeza, promovendo a capacidade de autorrespeito e de respeito ao outro, fundamentos essenciais para a convivência em sociedade.

Contudo, o funcionamento cerebral é continuamente influenciado por fatores genéticos e ambientais, entre os quais se destacam a saúde mental dos pais, a qualidade dos cuidados e da proteção familiar, a presença de afeto, a regularidade nas rotinas de sono e alimentação, bem como a orientação educativa para a vida em sociedade. Tais fatores podem moldar o desenvolvimento de uma arquitetura cerebral que, quando disfuncional, compromete o processamento adequado das emoções e sentimentos, podendo resultar em indiferença afetiva diante do sofrimento alheio. A distinção entre comportamentos disruptivos decorrentes de imaturidade cerebral, instabilidade emocional, ou adversidades ambientais e aqueles associados aos TDCI é sutil. Essa diferenciação exige a análise criteriosa de múltiplos fatores, como a idade de início dos comportamentos, sua natureza, intensidade, frequência e duração, além da avaliação do contexto familiar e social, incluindo a presença ou ausência de cuidados, o histórico de traumas emocionais e a existência de transtornos mentais ou comportamentos antissociais na família.

A criança com TDCIC é notavelmente marcada pela dificuldade em regular suas emoções e comportamentos. Ela tende a ser impulsiva e reativa, demonstrando pouca empatia, o que resulta em conflitos com figuras de autoridade, normas sociais e direitos alheios. O comportamento antissocial pode variar de acordo com o perfil da criança e o tipo de transtorno. Desde a primeira infância, podem surgir desobediência, hostilidade, atitudes provocativas e desafiadoras, além de dificuldades de socialização, devido a um perfil agressivo, frequentemente acompanhado por traços de frieza e crueldade. Com o tempo, esses comportamentos podem se agravar, manifestando-se em formas mais severas, como negligência das demandas escolares, mentiras para obter vantagens, culpar os outros por seus atos, difamação de colegas e agressões verbais e/ou físicas quando contrariada. Podem também começar precocemente a usar cigarros, álcool e drogas e demonstrar interesse por assuntos sexuais. Em casos mais extremos, podem adotar comportamentos antissociais graves, como vandalismo, delinquência, relações sexuais não consensuais e envolvimento com tráfico e criminalidade. Frequentemente, esses comportamentos estão associados a eventos negativos no ambiente escolar, como brigas, vandalismo e *bullying*, sendo uma das principais razões para encaminhamento a serviços de saúde mental.

TRANSTORNO DE OPOSIÇÃO DESAFIANTE (TOD)

Caracteriza-se por comportamentos persistentes de negatividade, hostilidade, desafio e desobediência, frequentemente direcionados a figuras de autoridade, como pais e professores. Segundo os critérios diagnósticos do *DSM-5-TR*, esses comportamentos incluem um padrão de humor raivoso e irritável — como sentir ressentimento ou raiva, perder a calma facilmente ou ser facilmente irritável —, além de comportamentos desafiadores, argumentativos e vingativos. Para o diagnóstico, esses comportamentos devem ser recorrentes por pelo menos seis meses e ocorrer em interações com pelo menos uma pessoa que não seja da família. Devem também estar associados a prejuízos no funcionamento social, acadêmico ou ocupacional, causando sofrimento ao indivíduo e aos outros, e não ser decorrentes de outros transtornos mentais. A prevalência do TOD na população é estimada entre 1% e

11%, com média de 3,3%, sendo mais comum em meninos e geralmente manifestando os primeiros sintomas antes dos oito anos de idade. Embora o TOD não esteja inicialmente associado a comportamentos disruptivos mais graves na infância, como agressões físicas a colegas ou crueldade com animais, uma parte considerável das crianças afetadas pode desenvolver TC na adolescência ou TP na vida adulta. Estudos sobre desenvolvimento infantil mostram que 50% dos casos de TOD melhoram, enquanto a outra metade pode evoluir para TC. Dentre aqueles que desenvolvem TC, metade apresenta melhora, e a outra metade pode progredir para TP. Casos que evoluem negativamente tendem a ter histórico de sentimentos raivosos e vingativos desde a infância, crescer em ambientes socialmente hostis, apresentar criminalidade parental e comorbidades com outros transtornos mentais.

TRANSTORNO EXPLOSIVO INTERMITENTE (TEI)

Caracteriza-se por um padrão repetitivo de comportamento em que crianças ou adolescentes enfrentam grandes dificuldades em controlar seus impulsos agressivos, culminando em episódios repentinos de explosões de raiva, seguidos por sensação de alívio ou prazer. As reações observadas são desproporcionais à situação que as desencadeia e podem resultar na destruição de objetos ou em atos de autoagressão e heteroagressão. Conforme descrito no *DSM-5-TR*, esses episódios são frequentemente provocados por situações corriqueiras, como discussões, frustrações ou provocações, não sendo premeditados nem tendo o objetivo de intimidar ou demonstrar poder. Além disso, não podem ser melhor explicados pelo uso de substâncias entorpecentes, condições médicas sistêmicas ou outros transtornos mentais. Para o diagnóstico de TEI, é necessário que ocorram pelo menos dois episódios no período de 12 meses. Estima-se que a prevalência do TEI em todas as faixas etárias seja de 4%, sendo mais comum em meninos, com os primeiros sintomas geralmente surgindo no final da infância.

TRANSTORNO DA CONDUTA (TC)

É caracterizado por comportamentos antissociais severos, incluindo agressão física, crueldade contra pessoas e animais, além de desrespeito às normas sociais, como vandalismo e furtos. Conforme o *DSM-5-TR*, os critérios diagnósticos principais incluem a presença de comportamentos que causem danos significativos nas esferas escolar, social e ocupacional. Exemplos incluem agressões a pessoas e animais, destruição de propriedades, mentiras, enganações, furtos e outras violações graves de regras. Esse comportamento geralmente começa antes dos 18 anos, é repetitivo e persistente, e não é apenas uma reação a situação estressante temporária. O manual ressalta que o comportamento não deve ocorrer exclusivamente durante o curso de outros transtornos mentais.

É importante notar outros traços comportamentais, como a falta de preocupação com o desempenho escolar, afeto superficial ou deficiente, ausência de remorso ou culpa e falta de empatia. Uma característica distintiva é a tendência de vangloriar-se de suas ações, devido a autoestima exagerada. Jovens com TC frequentemente ocupam posição de liderança em grupos, impulsionados pelo medo ou pela procura de proteção por parte dos colegas. Eles frequentemente se envolvem precocemente com sexo, drogas e álcool, e é comum que se associem a pares em atividades antissociais. A prevalência de TC varia de 2% a 10%, com média de 4%, sendo mais comum em meninos. No entanto, é subdiagnosticado em meninas, que tendem a praticar difamação e agressão verbal, tanto presencialmente quanto nas redes sociais.

TRANSTORNO DA PERSONALIDADE (TP)

É caracterizado por um padrão persistente de experiências internas e comportamentos que se afastam das normas sociais e culturais do ambiente em que a pessoa se encontra. Este diagnóstico é aplicável apenas a adultos, pois a adolescência é um período em que a personalidade ainda está em formação. Os comportamentos desviantes afetam dimensões afetivas e cognitivas, influenciando a maneira como a pessoa percebe e interpreta a si mesma e aos outros, resultando em atitudes que comprometem o bom convívio social. O *DSM-5-TR* categoriza os TP em três grupos para fins de padronização (Tabela 1).

Tabela 1. Padrões de Transtornos da Personalidade

Grupo A	• Esquizoide • Esquizotípica • Paranoide	Excêntricos e estranhos, frequentemente desconfiados, apresentam crenças e comportamentos peculiares, tendências ao isolamento e distanciamento social.
Grupo B	• Antissocial • *Borderline* • Histriônica • Narcisista	Dramáticos, impulsivos, emocionalmente instáveis, com comportamentos erráticos e antissociais, não mantêm relacionamentos saudáveis e buscam constantemente atenção e reconhecimento.
Grupo C	• Evitativa • Dependente • Obsessiva-compulsiva	Preocupados com críticas, rejeição ou abandono, têm dificuldades em tomar decisões ou expressar opiniões e necessitam da presença de outras pessoas para se sentirem seguros.

Vale ressaltar que apenas o Transtorno da Personalidade Antissocial está incluído no grupo dos TDCIC, devido à impulsividade, ao padrão persistente de desrespeito e violação das regras sociais, à irresponsabilidade com obrigações e compromissos, à falta de empatia e a comportamentos manipuladores, sem sentimento de remorso ou culpa. Adicionalmente, podem ocorrer comportamentos críticos, como atitudes arriscadas sem consideração pelas consequências; agressividade, incluindo violência física ou verbal; intimidação; e prática de *bullying*. Embora sejam diagnósticos distintos, o TP tem interface com o TC; em uma porcentagem significativa de casos — mas não em todos —, o TC pode ser um precursor do TP. O diagnóstico de TC geralmente ocorre na infância e adolescência, enquanto o diagnóstico de TP é estabelecido somente após os 18 anos, pois o desenvolvimento da personalidade se estende até essa idade.

A cleptomania é categorizada como um TDCIC devido ao desejo incontrolável de furtar objetos desnecessários, mesmo sem necessidade ou justificativa. Indivíduos afetados frequentemente experimentam tensão crescente antes do ato de roubo e sentem alívio temporário após a ação. No entanto, também podem sentir culpa, vergonha e remorso por suas ações. De maneira similar, a piromania também é incluída entre os TDCIC devido ao impulso incontrolável e repetitivo de iniciar incêndios de forma intencional. Pessoas com piromania experimentam alívio ou satisfação após atear fogo e sentem fascínio ou prazer ao observá-lo. É fundamental distinguir a piromania de incêndios criminosos intencionais, motivados por ganhos financeiros, vingança ou outras razões.

Apesar de serem comuns, as causas dos TDCIC são variadas e ainda não totalmente compreendidas. Foi somente a partir do século XIX que esses comportamentos passaram a ser considerados uma questão biológica. Os conhecimentos que surgem das interações entre o inato e o adquirido, o biológico e o psicológico, o cérebro e a mente fomentam os debates. Discute-se se um fator de risco poderia prevalecer sobre o outro ou se agiriam de forma interativa e/ou aditiva. É mais provável que dimensões de temperamento, herdadas geneticamente, influências ambientais e o impacto de sintomas de algumas doenças neurobiológicas atuem de maneira interativa. Esses fatores de risco se acumulam ao longo do tempo, contribuindo para comportamentos agressivos e antissociais.

HERANÇA GENÉTICA

O temperamento constitui uma dimensão comportamental de base hereditária, presente desde o nascimento por meio de traços marcantes que influenciam a forma de agir de cada indivíduo. O psiquiatra norte-americano Robert Cloninger propôs uma classificação dos diferentes tipos de temperamento, com ênfase na predominância de determinados traços, em vez de sua exclusividade. Sua tipologia compreende quatro dimensões principais: (1) busca por novidades e sensações; (2) evitação de danos e perigos; (3) necessidade de aprovação e contato social; e (4) persistência. Entre esses traços, a busca por novidades e sensações está, evolutivamente, associada a maior risco para o desenvolvimento de comportamentos disruptivos. Inquietação, baixa tolerância à frustração, atitudes opositoras e agressividade figuram entre as principais características vinculadas a esse perfil temperamental.

CARACTERÍSTICAS INDIVIDUAIS

Nos primeiros anos de vida, as características comportamentais que mais indicam risco de desenvolvimento de TDCIC incluem agressividade impulsiva, baixa percepção do ambiente, pouca capacidade de resolução de problemas, preferência por soluções não verbais em detrimento das verbais na resolução de conflitos e déficit de habilidades empáticas. Testes neuropsicológicos associaram comportamentos disruptivos a maior comprometimento de linguagem, memória verbal, funções executivas, baixa regulação do comportamento em situações inibidoras de motivação e baixo nível de QI, sendo que mulheres tiveram desempenho inferior no QI global.

CARACTERÍSTICAS FAMILIARES

As influências ambientais incluem aspectos familiares — como cuidados afetivos, provisão de alimentos, segurança, ensinamentos morais e práticas educacionais —, que moldam a personalidade da criança antes que ela enfrente outros fatores sociais, como educação escolar, cultura, religião, meios de comunicação e amizades. Uma família desestruturada; pais pouco afetivos, excessivamente coercitivos ou permissivos; não congruentes na educação; com doenças mentais; baixo nível cultural e socioeconômico; envolvimento em criminalidade; e práticas de maus-tratos físicos, emocionais e sexuais são fatores ambientais frequentemente implicados.

A NEUROCIÊNCIA DOS COMPORTAMENTOS AGRESSIVOS

Comportamentos agressivos e impulsivos foram associados a disfunções do sistema monoaminérgico (serotonina e dopamina). Em jovens em conflito com a lei, foram encontrados níveis elevados de serotonina — neurotransmissor importante no controle do humor — e baixos níveis de beta-hidroxilase no sangue, enzima responsável pela conversão de dopamina em noradrenalina. Genes de suscetibilidade, como *DRD2, D-beta-H* e *DAT*, foram associados a sintomas opositores-desafiadores. Particularmente em relação ao *DAT*, um estudo relatou mutação nesse gene associada ao tabagismo durante o período gestacional e ao TOD. Alterações nos receptores de andrógenos também foram associadas a comportamentos disruptivos; em comparação com controles normais, indivíduos com TOD apresentaram níveis basais de andrógenos mais elevados e alterações em genes precursores dos receptores de andrógeno. Uma hipótese com alto nível de evidência associa os TDCIC à hipoativação do sistema nervoso autônomo. Comparados a grupos controle sem TDCIC, os indivíduos afetados apresentaram redução na resposta autonômica de medo — incluindo frequência cardíaca basal mais lenta e menor reatividade em situações de medo —, menor condutância da pele, cortisol basal mais baixo e menor reatividade em situações de estresse. Estudos de neuroimagem funcional detectaram menor ativação no córtex pré-frontal e maior ativação na amígdala em resposta a estímulos de raiva.

ABORDAGENS TERAPÊUTICAS

A forma mais eficaz de implementar o tratamento de crianças e adolescentes diagnosticados com TDCIC é por meio da psicoeducação. Essa abordagem visa orientar a criança, seus familiares e educadores sobre as características do transtorno, além de revisar e ajustar práticas educativas que possam estar contribuindo para comportamentos antissociais, em vez de promover melhorias no comportamento da criança. É importante conscientizar a todos sobre a relevância de interações que reduzam conflitos e estimulem comportamentos pró-sociais, destacando que atitudes preconceituosas, agressivas e punitivas tendem a agravar os comportamentos disruptivos. Deve-se construir um ambiente de diálogo em que prevaleçam a verdade e práticas educativas consistentes e alinhadas entre os pais. É necessário também combater a desesperança e o medo que muitas vezes afligem as famílias, desafiando a ideia de que "meu filho não tem mais solução".

As intervenções educativas na infância são vitais para prevenir a intensificação dos comportamentos disruptivos. Quando a criança sente o distanciamento da família, pode procurar apoio em amigos ou grupos que a levem a experimentar drogas ou a se envolver em atividades ilegais. O tratamento deve adotar uma abordagem multidisciplinar e transdisciplinar, colaborativa e integrada. A psicoterapia cognitivo-comportamental é a técnica com mais evidências científicas para auxiliar a criança a refletir sobre as consequências de suas ações, tanto para si quanto para os outros. O uso de medicamentos pode ser benéfico, especialmente em casos de comorbidade, mas geralmente apresenta resultados insatisfatórios quando o TDCIC ocorre isoladamente. Os medicamentos mais comumente prescritos incluem neurolépticos (como risperidona e aripiprazol), estabilizadores do humor (como lítio e anticonvulsivantes), ansiolíticos e antidepressivos (como fluoxetina, sertralina e escitalopram), além de psicoestimulantes típicos (como lisdexanfetamina e metilfenidato) e atípicos (como atomoxetina).

REFERÊNCIAS

1. Andersson PA, Vartanova I, Västfjäll D, Tinghög G, Strimling P, Wu J, et al. Anger and disgust shape judgments of social sanctions across cultures, especially in high individual autonomy societies. *Sci Rep.* 2024 Mar 7;14(1):5591. doi: 10.1038/s41598-024-55815-x. PMID: 38454068; PMCID: PMC10920647.
2. American Psychiatric Association. *Manual diagnóstico e estatístico de transtornos mentais: DSM-5-TR.* 5ª ed. texto revisado. Porto Alegre: Artmed; 2022. Tradução de: Diagnostic and Statistical Manual of Mental Disorders: DSM-5-TR.
3. Azeredo A, Moreira D, Barbosa F. ADHD, CD, and ODD: systematic review of genetic and environmental risk factors. *Res Dev Disabi*l. 2018 Nov;82:10-9. doi: 10.1016/j.ridd.2017.12.010. Epub 2018 Feb 1. PMID: 29361339.
4. Boldrini T, Ghiandoni V, Mancinelli E, Salcuni S, Solmi M. Systematic review and meta-analysis: psychosocial treatments for disruptive behavior symptoms and disorders in adolescence. J Am Acad Child Adolesc Psychiatry. 2023 Feb;62(2):169-89. doi: 10.1016/j.jaac.2022.05.002. Epub 2022 May 9. Erratum in: *J Am Acad Child Adolesc Psychiatry.* 2023 May;62(5):607. doi: 10.1016/j.jaac.2023.01.005. PMID: 35551985.
5. Carbonneau R, Vitaro F, Brendgen M, Boivin M, Tremblay RE. Early risk factors associated with preschool developmental patterns of single and co-occurrent disruptive behaviors in a population sample. *Dev Psychol.* 2022 Mar;58(3):438-52. doi: 10.1037/dev0001295. Epub 2022 Jan 6. PMID: 34990198.
6. Epstein RA, Fonnesbeck C, Potter S, Rizzone KH, McPheeters M. Psychosocial interventions for child disruptive behaviors: a meta-analysis. *Pediatrics.* 2015 Nov;136(5):947-60. doi: 10.1542/peds.2015-2577. Epub 2015 Oct 19. PMID: 26482672.
7. Fairchild G, Hawes DJ, Frick PJ, Copeland WE, Odgers CL, Franke B, et al. Conduct disorder. *Nat Rev Dis Primers.* 2019 Jun 27;5(1):43. doi: 10.1038/s41572-019-0095-y. PMID: 31249310.
8. Ghandour RM, Sherman LJ, Vladutiu CJ, Ali MM, Lynch SE, Bitsko RH, et al. Prevalence and treatment of depression, anxiety, and conduct problems in US children. *J Pediatr.* 2019 Mar;206:256-67.e3. doi: 10.1016/j.jpeds.2018.09.021. Epub 2018 Oct 12. PMID: 30322701; PMCID: PMC6673640.
9. Goetz JL, Keltner D, Simon-Thomas E. Compassion: an evolutionary analysis and empirical review. *Psychol Bull.* 2010 May;136(3):351-74. doi: 10.1037/a0018807. PMID: 20438142; PMCID: PMC2864937.

10. Hawley PH. Strategies of control, aggression, and morality in preschoolers: an evolutionary perspective. *J Exp Child Psychol.* 2003 Jul;85(3):213-35. doi: 10.1016/S0022-0965(03)00073-0. PMID: 12810036.
11. Kaminski JW, Claussen AH, Sims RS, Bhupalam S. Evidence-based psychosocial treatments for disruptive behaviors in children: update. *J Clin Child Adolesc Psychol.* 2024 Oct 15:1-30. doi: 10.1080/15374416.2024.2405988. Epub ahead of print. PMID: 39405037.
12. Khan S, Down J, Aouira N, Bor W, Haywood A, Littlewood R, et al. Current pharmacotherapy options for conduct disorders in adolescents and children. *Expert Opin Pharmacother.* 2019 Apr;20(5):571-83. doi: 10.1080/14656566.2018.1561862. Epub 2019 Jan 31. PMID: 30702354.
13. Kurtines W, Greif EB. The development of moral thought: review and evaluation of Kohlberg's approach. *Psychol Bull.* 1974 Aug;81(8):453-70. doi: 10.1037/h0036879. PMID: 4607828.
14. Latimer K, Wilson P, Kemp J, Thompson L, Sim F, Gillberg C, et al. Disruptive behaviour disorders: a systematic review of environmental antenatal and early years risk factors. *Child Care Health Dev.* 2012 Sep;38(5):611-28. doi: 10.1111/j.1365-2214.2012.01366.x. Epub 2012 Feb 28. PMID: 22372737.
15. Ma HK. The moral development of the child: an integrated model. *Front Public Health.* 2013 Nov 18;1:57. doi: 10.3389/fpubh.2013.00057. PMID: 24350226; PMCID: PMC3860007.
16. Masi G, Carucci S, Muratori P, Balia C, Sesso G, Milone A. Contemporary diagnosis and treatment of conduct disorder in youth. *Expert Rev Neurother.* 2023 Jul-Dec;23(12):1277-96. doi: 10.1080/14737175.2023.2271169. Epub 2023 Dec 15. PMID: 37853718.
17. McCart MR, Sheidow AJ. Evidence-based psychosocial treatments for adolescents with disruptive behavior. *J Clin Child Adolesc Psychol.* 2016 Sep-Oct;45(5):529-63. doi: 10.1080/15374416.2016.1146990. Epub 2016 May 6. PMID: 27152911; PMCID: PMC5055452.
18. Muscatelli F. L'ocytocine, dès la naissance, conditionne le comportement alimentaire et social d'un individu. *Biol Aujourdhui.* 2022;216(3-4):131-43. French. doi: 10.1051/jbio/2022017. Epub 2023 Feb 6. PMID: 36744979.
19. Peens BJ, Louw DA. Kohlberg's theory of moral development: insights into rights reasoning. *Med Law.* 2000;19(3):351-72. PMID: 11143871.
20. Perlstein S, Fair M, Hong E, Waller R. Treatment of childhood disruptive behavior disorders and callous-unemotional traits: a systematic review and two multilevel meta-analyses. *J Child Psychol Psychiatry.* 2023 Sep;64(9):1372-87. doi: 10.1111/jcpp.13774. Epub 2023 Mar 1. PMID: 36859562; PMCID: PMC10471785.
21. Pozo Enciso RS, Arbieto Mamani O, Mendoza Vargas MG. Moral judgement among university students in Ica: a view from the perspective of Lawrence Kohlberg. F1000Res. 2023 May 9;11:1428. doi: 10.12688/f1000research.125433.2. PMID: 37224331; PMCID: PMC10186059.
22. Preston SD, de Waal FB. Empathy: its ultimate and proximate bases. *Behav Brain Sci.* 2002 Feb;25(1):1-20; discussion 20-71. doi: 10.1017/S0140525X02000018. PMID: 12625087.
23. Pringsheim T, Hirsch L, Gardner D, Gorman DA. The pharmacological management of oppositional behaviour, conduct problems, and aggression in children and adolescents with attention-deficit hyperactivity disorder, oppositional defiant disorder, and conduct disorder: a systematic review and meta-analysis. Part 2: antipsychotics and traditional mood stabilizers. *Can J Psychiatry.* 2015 Feb;60(2):52-61. doi: 10.1177/070674371506000203. PMID: 25886656; PMCID: PMC4344947.

24. Rubin DH. Editorial: evolving understanding of conduct disorder. *J Am Acad Child Adolesc Psychiatry*. 2020 Feb;59(2):225-6. doi: 10.1016/j.jaac.2019.06.020. Epub 2019 Dec 13. PMID: 31843566.
25. Salmanian M, Mohammadi MR, Hooshyari Z, Mostafavi SA, Zarafshan H, Khaleghi A, et al. Prevalence, comorbidities, and sociodemographic predictors of conduct disorder: the national epidemiology of Iranian children and adolescents psychiatric disorders (IRCAP). *Eur Child Adolesc Psychiatry.* 2020 Oct;29(10):1385-99. doi: 10.1007/s00787-019-01448-9. Epub 2019 Dec 6. PMID: 31811577.
26. Salvatore JE, Dick DM. Genetic influences on conduct disorder. *Neurosci Biobehav Rev.* 2018 Aug;91:91-101. doi: 10.1016/j.neubiorev.2016.06.034. Epub 2016 Jun 24. PMID: 27350097; PMCID: PMC5183514.
27. Seok JW, Soltis-Vaughan B, Lew BJ, Ahmad A, Blair RJR, Hwang S. Psychopharmacological treatment of disruptive behavior in youths: systematic review and network meta-analysis. Sci Rep. 2023 Apr 28;13(1):6921. doi: 10.1038/s41598-023-33979-2. Erratum in: *Sci Rep.* 2024 Jan 9;14(1):901. doi: 10.1038/s41598-023-51047-7. PMID: 37117632; PMCID: PMC10147946.
28. Stolorow RD. A phenomenological-contextual, existential, and ethical perspective on emotional trauma. *Psychoanal Rev.* 2015 Feb;102(1):123-38. doi: 10.1521/prev.2015.102.1.123. PMID: 25688682.
29. Tandon M, Giedinghagen A. Disruptive behavior disorders in children 0 to 6 years old. *Child Adolesc Psychiatr Clin N Am.* 2017 Jul;26(3):491-502. doi: 10.1016/j.chc.2017.02.005. Epub 2017 Mar 15. PMID: 28577605.
30. Uotila J, Gyllenberg D, Korhonen L, Hinkka-Yli-Salomäki S, Heinonen E, et al. Incidence and comorbidities of disruptive behavior disorders diagnosed in Finnish specialist psychiatric services. *Soc Psychiatry Psychiatr Epidemiol.* 2021 Nov;56(11):2063-72. doi: 10.1007/s00127-020-02015-3. Epub 2021 Jan 4. PMID: 33398496.
31. van Goozen SHM, Langley K, Hobson CW. Childhood antisocial behavior: a neurodevelopmental problem. *Annu Rev Psychol.* 2022 Jan 4;73:353-77. doi: 10.1146/annurev-psych-052621-045243. Epub 2021 Sep 29. PMID: 34587779.
32. Wakschlag LS, Perlman SB, Blair RJ, Leibenluft E, Briggs-Gowan MJ, Pine DS. The neurodevelopmental basis of early childhood disruptive behavior: irritable and callous phenotypes as exemplars. *Am J Psychiatry.* 2018 Feb 1;175(2):114-30. doi: 10.1176/appi.ajp.2017.17010045. Epub 2017 Nov 17. PMID: 29145753; PMCID: PMC6075952.
33. Zhang R, Blair RJR, Blair KS, Dobbertin M, Elowsky J, Bashford-Largo J, et al. Reduced grey matter volume in adolescents with conduct disorder: a region-of-interest analysis using multivariate generalized linear modeling. Res Sq [Preprint]. 2023 Nov 2:rs.3.rs-3425545. doi: 10.21203/rs.3.rs-3425545/v1. Update in: *Discov Ment Health.* 2023 Nov 17;3(1):25. doi: 10.1007/s44192-023-00052-3. PMID: 37961148; PMCID: PMC10635381.

12

Transtornos de Ansiedade

PONTOS-CHAVE

1. Os Transtornos de Ansiedade abrangem uma variedade de condições psicopatológicas caracterizadas por respostas exacerbadas de medo e ansiedade, geralmente desproporcionais aos gatilhos que as provocam. Nas crianças, essas condições se manifestam por meio de sintomas cognitivo-emocionais, como preocupações persistentes, pensamentos intrusivos e uma sensação constante de ameaça, além de comportamentos como fobias específicas, crises de pânico e inibição social excessiva (timidez).
2. Conforme evidenciado por estudos neurocientíficos, os sintomas de ansiedade estão relacionados a disfunções em circuitos neurais específicos. A amígdala é responsável por processar emoções de medo e perigo, ativando respostas rápidas de defesa. O hipocampo, envolvido na memória e no contexto espacial, contribui para associar experiências passadas a situações atuais, podendo intensificar respostas ansiosas quando há lembranças de risco. Já o córtex pré-frontal, ligado ao planejamento, à tomada de decisão e ao controle inibitório, atua na regulação das respostas emocionais, modulando a atividade da amígdala e ajudando a avaliar os riscos de forma racional. Quando esses circuitos funcionam de forma desregulada, surgem dificuldades no controle da ansiedade. As manifestações físicas, como dores de cabeça, tensão muscular, problemas gastrointestinais, dificuldades respiratórias e aumento da frequência cardíaca, resultam da ativação desregulada do eixo hipotálamo-hipófise-adrenal (HHA) e do sistema nervoso autônomo.

3. A identificação precoce dessas alterações, aliada a intervenções fundamentadas em evidências e à modulação de fatores ambientais, é fundamental para mitigar a plasticidade sináptica desadaptativa associada ao estresse crônico, ajudando a prevenir comorbidades psiquiátricas mais graves, como depressão maior, disfunções cardiovasculares e alterações imunoneuroendócrinas.

CONCEITOS GERAIS: MEDO E ANSIEDADE

A ansiedade e o medo são respostas emocionais que ocorrem em todos os seres vivos, manifestando-se frequentemente de forma sobreposta. Embora conectadas, existem diferenças nos mecanismos cerebrais que as desencadeiam. O medo é uma reação imediata e intensa a ameaças externas percebidas como reais e urgentes. Ao identificar essas ameaças, o cérebro ativa uma série de respostas fisiológicas, moduladas pelo sistema límbico e pelo sistema nervoso autônomo.

Dentro do sistema límbico, a amígdala destaca-se pelo processamento das memórias emocionais. Por exemplo, ela armazena informações sobre o potencial dano que certas situações podem representar. Quando uma ameaça à vida é identificada, a amígdala envia sinais ao hipotálamo, que mobiliza o sistema nervoso autônomo, provocando as reações físicas necessárias para que o organismo aja, seja enfrentando o perigo, seja afastando-se dele.

O medo patológico (fobia) é uma condição em que o perigo é sempre superestimado, levando a um baixo limiar de ativação da amígdala. Em contrapartida, a ansiedade é uma resposta emocional a uma ameaça imaginada que nem sempre é imediata ou real. Ocorrem pensamentos antecipatórios que frequentemente preveem desfechos negativos em diversas situações.

O estado permanente de ansiedade é ativado pela interação entre o córtex pré-frontal, a amígdala e o eixo hipotálamo-hipófise-adrenal, cujo efeito é o aumento da produção dos hormônios do estresse, cortisol e adrenalina, relacionados a várias alterações físicas e emocionais. As consequências desse mecanismo, que inicialmente é adaptativo, podem levar a um estado patológico de hipervigilância, apreensão, inquietude e tensão. Nesse contexto, o medo e a ansiedade representam estratégias evolutivas que conferiram aos seres humanos habilidades mentais essenciais para antever e lidar com perigos.

Contudo, o mundo contemporâneo, com suas sociedades aceleradas, competitivas e violentas, frequentemente exige esses sentimentos de forma contínua, mantendo as pessoas em um estado constante de alerta para auto-defesa, sobrevivência e ascensão social. Embora, em certa medida, isso possa trazer benefícios, quando se torna persistente e intenso pode prejudicar a homeostase do corpo, desregulando os mecanismos fisiológicos do estresse, o que é prejudicial à saúde e à produtividade. Nesse contexto, sentir apreensão e nervosismo diante de certos eventos ou situações, assim como ter medos e preocupações sobre a vida cotidiana, a própria integridade e a de pessoas próximas, é uma reação natural, desde que não leve a sofrimentos excessivos ou comprometimentos funcionais. Os traços de ansiedade que não são patológicos costumam ser temporários e relacionados a situações específicas são controláveis e contextuais. Por outro lado, a ansiedade presente em transtornos tende a ser mais intensa e duradoura, provocando reações emocionais desproporcionais, interferindo nas atividades diárias, resultando em impactos significativos na vida escolar, social, profissional e em outras áreas relevantes.

TRANSTORNOS DE ANSIEDADE NA INFÂNCIA: MANIFESTAÇÕES E DIAGNÓSTICO

Os transtornos de ansiedade se manifestam por meio de percepções distorcidas e pensamentos rígidos sobre a natureza e a gravidade dos eventos. As crianças tendem a perceber situações simples como ameaçadoras, a prognosticar possibilidades como certezas e, em função disso, alteram o comportamento, vivendo constantemente estressadas e sofrendo de sintomas psicológicos, cognitivos e físicos que afetam significativamente seu funcionamento diário.

Esses sintomas manifestam-se como uma preocupação persistente e excessiva em relação à segurança, à saúde, ao desempenho e à possibilidade de eventos negativos no ambiente familiar. No entanto, para um diagnóstico preciso, é importante realizar uma análise mais aprofundada que permita diferenciar os sintomas ansiosos que ocorrem em crianças de baixa idade. Devido à sua imaturidade cerebral, essas crianças têm capacidade cognitiva limitada para interpretar fenômenos e situações. Assim, podem vivenciar sintomas de ansiedade mais intensos sem que isso configure um transtorno. Por exemplo, um cérebro em desenvolvimento pode distorcer a percepção de um barulho ou de uma sombra, interpretando-os como ameaças, ou pode sentir que a ausência da mãe por alguns segundos é uma eternidade, além de criar fobias temporárias relacionadas ao escuro, a tempestades ou a animais.

A possibilidade de um transtorno de ansiedade deve ser avaliada quando os sintomas se tornam persistentes com o passar dos anos, interferindo no bem-estar psicológico e ocasionando dificuldades na rotina diária, na frequência escolar e na socialização.

ETIOLOGIA: FATORES GENÉTICOS, AMBIENTAIS E NEUROBIOLÓGICOS

A ciência ainda não consegue explicar completamente como uma fobia não condicionada pode surgir sem uma memória emocional ou aprendizado anterior, ou como medos e ansiedades adaptativas podem evoluir para um transtorno. A origem dos transtornos de ansiedade é complexa e resulta de uma combinação de fatores genéticos, ambientais e neurobiológicos.

Pesquisas com crianças que apresentam transtorno de ansiedade revelaram correlação com a presença de problemas mentais tanto nelas mesmas quanto em familiares próximos, traços de temperamento evitativo, histórico de traumas psicológicos ou físicos, dinâmica familiar ansiosa e desenvolvimento em situações sociais adversas que causam estresse crônico.

Do ponto de vista neurobiológico, estudos de neuroimagem funcional mostraram alterações em várias regiões e circuitos do cérebro, especialmente na amígdala, que está envolvida na formação e na extinção de memórias relacionadas ao medo, e no córtex pré-frontal, que regula os centros mesencefálicos responsáveis por controlar as respostas de alarme e estresse, facilitando o julgamento, a tomada de decisões e a resposta a estímulos sensoriais. Indivíduos com transtornos de ansiedade podem apresentar uma amígdala hiperativa, levando a respostas de medo e ansiedade intensificadas e imediatas. Por outro lado, o córtex pré-frontal pode apresentar atividade reduzida, dificultando o processamento adequado de informações ameaçadoras e a regulação das emoções.

Além disso, desequilíbrios em neurotransmissores como serotonina, noradrenalina e GABA, fundamentais na modulação do humor, da ansiedade e do medo, também têm sido associados a esses transtornos.

EPIDEMIOLOGIA E CLASSIFICAÇÃO *DSM-5-TR*

As estimativas de prevalência dos transtornos de ansiedade em crianças e adolescentes variam de acordo com os critérios diagnósticos utilizados nas diversas pesquisas sobre o tema e na região onde os resultados foram obtidos; indivíduos que vivem em áreas rurais tendem a apresentar menos ansiedade do que aqueles que vivem em áreas urbanas. Estima-se que entre 10% e 20% das crianças e adolescentes possam ser afetados por algum tipo de transtorno de ansiedade em algum momento de suas vidas e que aproximadamente 1 em cada 10 crianças possa sofrer desses transtornos. Entre os adultos, 90% experimentaram os primeiros sintomas de ansiedade na infância. Em relação ao gênero, as mulheres são mais frequentemente afetadas, numa proporção de 2 para 1. O *DSM-5-TR* lista os transtornos de ansiedade na sequência habitual em que geralmente aparecem, desde a infância até o início da idade adulta:

1. Transtorno de Ansiedade de Separação;
2. Mutismo Seletivo;
3. Fobia Específica;
4. Transtorno de Ansiedade Social;
5. Transtorno de Pânico;
6. Agorafobia;
7. Transtorno de Ansiedade Generalizada;
8. Transtorno de Ansiedade Induzido por Substância/Medicamento;
9. Transtorno de Ansiedade Devido a Outra Condição Médica.

É importante enfatizar que eles podem ocorrer isoladamente ou em conjunto com outros transtornos mentais.

Transtorno de Ansiedade de Separação

O Transtorno de Ansiedade de Separação é caracterizado pelo medo excessivo e injustificado de se separar das figuras de apego ou do ambiente familiar, resultando em uma resposta emocional intensa e desproporcional ao vivenciar essas situações. Embora cause estresse na família, é considerado uma fase normal do desenvolvimento em crianças de 6 meses a 3 anos de idade. No entanto, é considerado um transtorno de ansiedade se persistir além dessa faixa etária e interferir significativamente na vida diária da criança, dificultando a frequência escolar, a formação de amizades e a participação em atividades sociais.

A forma mais eficaz de tratamento envolve a psicoeducação dos familiares para orientá-los em práticas educacionais que ofereçam segurança e reduzam o estresse, sem perpetuar uma dependência excessiva ou falta de autonomia da criança. Na medida em que sua maturidade permita, a criança pode se beneficiar da terapia cognitivo-comportamental (TCC), um modelo de abordagem que utiliza práticas de exposição gradual ao afastamento dos pais e incentiva a formação de vínculos sociais para lidar com a ansiedade de maneira mais segura e saudável.

Os medicamentos inibidores seletivos da recaptação da serotonina (ISRSs) também apresentam evidências de eficácia em adolescentes e jovens. No entanto, a combinação de TCC com ISRSs pode ser mais eficaz do que qualquer tratamento isolado, especialmente em casos mais graves ou resistentes.

Mutismo Seletivo

O Mutismo Seletivo (MS) é um tipo de transtorno de ansiedade em que a criança consegue falar normalmente com pessoas da família, mas não consegue se expressar verbalmente com outras pessoas. Essas crianças enfrentam dificuldades em situações sociais, como na escola, em festas, em reuniões ou em locais públicos. Nessas situações, podem experimentar altos níveis de ansiedade ou desconforto, o que as impede de falar. Esse transtorno é mais prevalente em crianças, especialmente entre 3 e 8 anos, afetando de 0,03% a 1% dessa faixa etária, mas também pode afetar adolescentes e adultos.

A literatura científica destaca a eficácia das intervenções psicológicas, particularmente das terapias comportamentais, para melhorias nos comportamentos de fala e na ansiedade social. Isso inclui identificar e desafiar os pensamentos negativos e distorcidos relacionados à fala, além de aprender técnicas de relaxamento e habilidades sociais.

Fobia Específica (inclui fobia escolar)

O Transtorno de Ansiedade Específica, também conhecido como Fobia Específica, é caracterizado pelo medo intenso e persistente de se deparar com uma situação específica, como animais, alturas, sangue, entre outros. Isso induz apreensão, medo e comportamentos de evitar qualquer possibilidade de se deparar com o agente causador, o que pode levar à agorafobia, que é o ato de evitar locais ou situações das quais poderia ser difícil sair ou receber ajuda de alguém.

A fobia escolar é um tipo de fobia específica relativamente frequente em escolares: afeta de 1% a 5% das crianças em idade escolar, com picos de incidência entre os 5 e 7 anos e, depois, entre os 11 e 14 anos. É uma condição que envolve angústia intensa relacionada à ida à escola, devido ao medo da separação dos pais, da presença do professor, da avaliação de desempenho e das ameaças dos colegas. Essa angústia está associada a sintomas somáticos que geralmente desaparecem quando a criança consegue evitar ir à escola. Ela afeta igualmente meninos e meninas de todos os grupos socioeconômicos.

A abordagem mais adequada para tratar fobias específicas envolve a terapia de exposição gradual, seja presencial, seja virtual, utilizando cenários nos quais a criança aprende a enfrentar e controlar o medo, ao mesmo tempo que é orientada a usar técnicas de relaxamento para amenizar a ansiedade. A reconstrução cognitiva também auxilia na identificação de memórias que desencadearam o medo ou evidenciam sentimentos de culpa que possam influenciar a superação do trauma.

Transtorno de Ansiedade Social

O Transtorno de Ansiedade Social, ou Fobia Social, é caracterizado por medo intenso e persistente de situações sociais em que a criança possa ser exposta ao escrutínio ou à avaliação negativa de outras pessoas. Envolve o medo de humilhação ou constrangimento diante de situações sociais, especialmente quando as pessoas da família não estão presentes.

A terapia cognitivo-comportamental é frequentemente utilizada para ajudar a criança a lidar com a ansiedade e desenvolver estratégias para superar o medo de interagir socialmente. É importante que familiares e professores também participem do tratamento, para que possam entender e apoiar a criança. Eles podem criar um ambiente seguro e encorajador, no qual a criança se sinta confortável para se expressar.

Existem algumas estratégias que podem ser implementadas no dia a dia para incentivar a comunicação sem pressionar a criança a falar. Ela pode ser gradualmente exposta a situações desafiadoras, começando por ambientes mais familiares e confortáveis e, aos poucos, aumentando a dificuldade. Isso pode ajudá-la a ganhar confiança e superar a ansiedade.

Ainda assim, em alguns casos, o uso de medicamentos ansiolíticos (ISRSs), em combinação com a terapia comportamental, pode potencializar os resultados.

Transtorno de Pânico

O Transtorno de Pânico (TP) é uma reação comportamental que surge de forma abrupta e inesperada, frequentemente provocada por pensamentos ou por situações específicas, como estar em lugares fechados ou em meio a multidões. Esse transtorno é marcado por episódios intensos de medo, acompanhados de reações autonômicas, como aumento da frequência cardíaca, sudorese, tremores, calafrios, dificuldade para respirar, dor no peito, náuseas, vertigens e outros sintomas. Durante esses episódios, fica evidente que a criança não tem controle sobre a situação, o que provoca alteração significativa em seu comportamento habitual. Após a ocorrência do primeiro episódio, a criança passa a se preocupar constantemente com a possibilidade de novos ataques. Em 30% a 50% dos casos, isso pode evoluir para agorafobia, em que ela evita ambientes onde acredita que as crises podem ocorrer.

O TP é mais comum em adolescentes que já apresentam outros transtornos de ansiedade ou problemas mentais. O tratamento inclui ensinamentos sobre técnicas de relaxamento a serem aplicadas durante as crises. Em certas situações, pode ser recomendado que o adolescente tenha à disposição um medicamento de ação rápida, como o clonazepam sublingual, que pode servir como uma forma de segurança, ajudando a prevenir a ocorrência de crises e o desenvolvimento de agorafobia.

Entre os episódios, é importante incentivar a participação do paciente na terapia cognitivo-comportamental, com o objetivo de identificar os gatilhos e desenvolver estratégias para evitá-los. Em alguns casos mais graves, pode ser necessário o uso de medicamentos ansiolíticos, como os inibidores seletivos da recaptação de serotonina (ISRSs), tais como fluoxetina e sertralina, para ajudar a aliviar os sintomas de ansiedade.

Transtorno de Ansiedade Generalizada

O Transtorno de Ansiedade Generalizada (TAG) é caracterizado por preocupação intensa e constante com diversas situações da vida, como eventos diários, segurança, desempenho escolar, saúde e futuro, além do receio de não atender às expectativas e de perder pessoas queridas. As crianças que sofrem com esse transtorno têm dificuldade em controlar os pensamentos ansiosos, o que leva a sofrimento persistente. Isso pode se manifestar por mudanças de humor, irritabilidade, explosões de raiva e dificuldades relacionadas ao sono e à alimentação.

A terapia cognitivo-comportamental destaca-se como a abordagem terapêutica mais eficaz para tratar o TAG, auxiliando na identificação e na modificação de padrões de pensamento negativos e de comportamentos disfuncionais que alimentam a ansiedade. Para crianças mais novas, métodos terapêuticos mais lúdicos, como a ludoterapia, são recomendados, pois utilizam brincadeiras e atividades recreativas para facilitar a expressão dos sentimentos e a aprendizagem de habilidades de enfrentamento.

É fundamental incluir a família no processo terapêutico, pois a dinâmica familiar pode contribuir para a manutenção da ansiedade, tanto individual quanto coletiva. Ao envolver os familiares no tratamento, é possível estabelecer rotinas e comportamentos que minimizam situações de crise, melhoram a comunicação e fortalecem os laços entre os membros da família. Além disso, a prática de atividades físicas pode ser uma forma eficaz de desviar a atenção de pensamentos angustiantes. Em casos mais graves, o uso de medicamentos pode ser considerado.

Os fármacos mais frequentemente prescritos para crianças e adolescentes são os inibidores seletivos da recaptação de serotonina (ISRSs), como fluoxetina, sertralina, fluvoxamina, paroxetina e escitalopram, além dos inibidores da recaptação de serotonina e noradrenalina, como venlafaxina, duloxetina e desvenlafaxina.

Ansiedade devido a condição médica e induzida por substância/ medicamento

O Transtorno de Ansiedade devido a uma condição médica é caracterizado por sintomas de ansiedade causados por uma condição médica geral, como doença cardíaca, hipertireoidismo, asma, entre outros. O Transtorno de Ansiedade induzido por substância/medicamento é caracterizado por sintomas de ansiedade causados pelo uso de substâncias ou medicamentos. Nessas situações, controlar a doença de base ou interromper o uso da substância ou do medicamento que causa ansiedade ajuda a reduzir os problemas funcionais.

CONDIÇÕES RELACIONADAS A TRAUMAS E ESTRESSORES

Outras condições que provocam ansiedade, associadas a traumas emocionais e outros estressores, foram agrupadas em uma nova categoria no *DSM-5-TR*. Entre elas, destacam-se o Transtorno de Apego Reativo na Infância, o Transtorno de Estresse Agudo, os Transtornos de Adaptação, o Transtorno por Luto Prolongado e diversos Transtornos Específicos relacionados a traumas e estressores.

Transtorno de Estresse Pós-Traumático (TEPT)

O Transtorno de Estresse Pós-Traumático (TEPT) é um transtorno de ansiedade relacionado a eventos traumáticos nos quais o medo e os sintomas vivenciados durante o trauma continuam a ser revividos. Os sintomas incluem *flashbacks*, pesadelos e pensamentos negativos relacionados à lembrança do trauma. Eles ocorrem por pelo menos um mês após o evento ou se tornam crônicos ao longo dos anos.

Os primeiros relatos dos sintomas desse transtorno ocorreram no pós-guerra e, posteriormente, pesquisas observaram que esses sintomas seguiam um padrão semelhante em diferentes tipos de eventos traumáticos. Mudanças climáticas, desastres naturais, incêndios, terrorismo, acidentes aéreos, acidentes de trânsito, pandemias, entre outros, são situações cuja mera perspectiva de ocorrência aterroriza o mundo. As crianças são muito vulneráveis, tanto por esse sentimento de ansiedade quanto pela possibilidade de vivenciarem situações de abandono durante esses eventos.

A sociedade como um todo, assim como as instituições e os profissionais de saúde, deve estar preparada tanto para lidar com emergências decorrentes desses eventos quanto para adotar medidas que amenizem o trauma e previnam o desenvolvimento do estresse pós-traumático.

As características clínicas do TEPT envolvem intensa resposta de medo, desamparo e horror no momento do evento traumático, seguida de entorpecimento emocional. Com o tempo, as vítimas passam a reviver mentalmente o evento, desenvolvendo crises recorrentes de pânico e evitando qualquer estímulo que as leve a reviver essa experiência. Regressões ou comportamentos infantis, dificuldades para dormir sozinhas, insônia, queda no desempenho escolar, mudanças comportamentais e solidão são traços comportamentais comuns em crianças após o evento.

É fundamental identificar crianças em situação de risco no momento do trauma para adotar medidas preventivas. O tipo de exposição que elas tiveram, se perderam alguma figura de apego, se tiveram reação emocional intensa diante da situação, se sofreram algum ferimento físico, se já apresentavam alguma vulnerabilidade individual antes do evento, se passaram por mudanças no ambiente físico ou por separação dos familiares, se tiveram falta de apoio dos pais são fatores a serem considerados.

O desenvolvimento do TEPT não depende apenas da experiência traumática. Pesquisas têm destacado a importância de fatores biológicos. Cerca de 50% das pessoas vivenciam experiências traumáticas ao longo da vida, e cerca de 20% podem desenvolver TEPT. Os homens estão mais expostos a eventos traumáticos, mas as mulheres têm maior predisposição para desenvolver o transtorno. As crianças têm maior risco de desenvolvimento do que os adultos.

Além da exposição ao evento, alguns cientistas destacam a importância de fatores genéticos, especialmente alterações em genes relacionados ao desenvolvimento da memória afetiva, como o gene *Stathmin*. Experimentos em ratos demonstraram que os animais que expressavam menos esse gene desenvolveram menos recursos contra o estresse pós-traumático. Outros genes também foram pesquisados, como o *GRP* (peptídeo liberador da gastrina), um sinalizador químico liberado no cérebro durante eventos emocionais, e o *5-HTTLPR*, relacionado ao controle dos níveis de serotonina e à formação da memória afetiva.

DIRETRIZES DE APOIO E PREVENÇÃO

O *National Institute of Mental Health* (NIMH) é a principal agência do governo dos Estados Unidos dedicada à saúde mental. Além de conduzir pesquisas próprias, o NIMH fomenta estudos em instituições acadêmicas e centros de saúde, financiando investigações que buscam compreender os mecanismos cerebrais dos transtornos mentais e desenvolvendo estratégias de prevenção, diagnóstico e tratamento. Também fornece informações e recursos para profissionais, pacientes e famílias, apoiando a promoção da saúde mental em escala global.

O NIMH desenvolveu diretrizes sobre como ajudar pessoas em situações traumáticas, com o objetivo de prevenir o desenvolvimento do TEPT. Essas diretrizes visam oferecer suporte social e familiar, desenvolver estratégias adaptativas, incentivar atitudes resilientes e promover a educação sobre o tema.

Algumas dicas para ajudar na recuperação psicológica das crianças incluem:

- explicar os acontecimentos de forma simples e compreensível;
- falar honestamente;
- oferecer proteção e conquistar confiança;
- permitir que elas expressem seus sentimentos;
- colocar as coisas em perspectiva e falar positivamente sobre o futuro ao mencionar os "tempos difíceis";
- fornecer soluções imediatas para a família em relação à moradia;
- incentivar atividades com amigos;
- ficar atento aos sinais de ansiedade, estresse e medo;
- ensinar a reconhecê-los;
- estimular a escrita e o desenho sobre os sentimentos; e evitar noticiários (TV, internet, jornais).

PROMOÇÃO DE SAÚDE E CONSIDERAÇÕES FINAIS

Uma maneira mais harmoniosa de viver em um mundo acelerado é adotar hábitos saudáveis no dia a dia, como disciplinar a gestão do tempo nas tecnologias digitais, praticar exercícios físicos regularmente, manter uma alimentação equilibrada e dormir o suficiente.

Essas medidas podem ajudar a reduzir os sintomas de ansiedade e melhorar a qualidade de vida. Para crianças que apresentam transtornos de ansiedade, é importante que a família tenha um olhar mais atento e uma postura acolhedora. A compreensão de que os sintomas não representam fraqueza, mas sim dificuldades, pode envolver a todos na criação de um ambiente em que a criança se sinta segura e não pressionada. Os transtornos podem ser debilitantes, mas, com o tratamento adequado e o apoio necessário, é possível controlar os sintomas e viver uma vida plena e saudável.

REFERÊNCIAS

1. American Psychiatric Association. *Manual diagnóstico e estatístico de transtornos mentais: DSM-5-TR* (5ª ed., texto revisado). Porto Alegre: Artmed, 2022. [Tradução do Diagnostic and Statistical Manual of Mental Disorders: DSM-5-TR, American Psychiatric Association, 2022].
2. Als TD, Kurki MI, Grove J, Voloudakis G, Therrien K, Tasanko E, et al. Depression pathophysiology, risk prediction of recurrence and comorbid psychiatric disorders using genome-wide analyses. *Nat Med.* 2023 Jul;29(7):1832-1844. doi: 10.1038/s41591-023-02352-1. Epub 2023 Jul 18. PMID: 37464041; PMCID: PMC10839245.
3. Bennett K, Manassis K, Duda S, Bagnell A, Bernstein GA, Garland EJ, et al. Treating Child and Adolescent Anxiety Effectively: Overview of Systematic Reviews. *Clin Psychol Rev.* 2016;50:80-94. doi: 10.1016/j.cpr.2016.09.006.
4. Bergman RL, Gonzalez A, Piacentini J, Keller ML. Integrated Behavior Therapy for Selective Mutism: A Randomized Controlled Pilot Study. *Behav Res Ther.* 2013;51(10):680-9. doi: 10.1016/j.brat.2013.07.003.
5. Botella C, Pérez-Ara MÁ, Bretón-López J, Quero S, García-Palacios A, Baños RM, et al. In Vivo Versus Augmented Reality Exposure in the Treatment of Small Animal Phobia: A Randomized Controlled Trial. *PLOS One.* 2016;11(2):e0148237. doi: 10.1371/journal.pone.0148237.
6. Cornacchio D, Furr JM, Sanchez AL, Hong N, Feinberg LK, Tenenbaum R, et al. Intensive Group Behavioral Treatment (IGBT) for Children With Selective Mutism: A Preliminary Randomized Clinical Trial. *J Consult Clin Psychol.* 2019;87(8):720-733. doi:10.1037/ccp0000422.
7. Higa-McMillan CK, Francis SE, Rith-Najarian L, Chorpita BF. Evidence Base Update: 50 Years of Research on Treatment for Child and Adolescent Anxiety. *J Clin Child Adolesc Psychol.* 2016;45(2):91-113. doi:10.1080/15374416.2015.1046177.
8. Mohatt J, Bennett SM, Walkup JT. Treatment of Separation, Generalized, and Social Anxiety Disorders in Youths. *Am J Psychiatry.* 2014;171(7):741-8. doi: 10.1176/appi.ajp.2014.13101337.
9. Nicotra CM, Strawn JR. Advances in Pharmacotherapy for Pediatric Anxiety Disorders. *Child Adolesc Psychiatr Clin N Am.* 2023;32(3):573-587. doi: 10.1016/j.chc.2023.02.006.
10. Odgers K, Kershaw KA, Li SH, Graham BM. The Relative Efficacy and Efficiency of Single- and Multi-Session Exposure Therapies for Specific Phobia: A Meta-Analysis. *Behav Res Ther.* 2022;159:104203. doi: 10.1016/j.brat.2022.104203.
11. Schneider S, Blatter-Meunier J, Herren C, Adornetto C, In-Albon T, Lavallee K. Disorder-Specific Cognitive-Behavioral Therapy for Separation Anxiety Disorder in Young Children: A Randomized Waiting-List-Controlled Trial. *Psychother Psychosom. 2011;80(4):206-15.*
12. Steains SY, Malouff JM, Schutte NS. Efficacy of Psychological Interventions for Selective Mutism in Children: A Meta-Analysis of Randomized Controlled Trials. *Child Care Health Dev.* 2021;47(6):771-781. doi:10.1111/cch.12895.
13. Viswanathan M, Wallace IF, Cook Middleton J, et al. Screening for Anxiety in Children and Adolescents: Evidence Report and Systematic Review for the US Preventive Services Task Force. *JAMA.* 2022;328(14):1445-1455. doi:10.1001/jama.2022.16303.
14. Walter HJ, Bukstein OG, Abright AR, Keable H, Ramtekkar U, Ripperger-Suhler J, et al. Clinical Practice Guideline for the Assessment and Treatment of Children and Adoles-

cents with Anxiety Disorders. *J Am Acad Child Adolesc Psychiatry.* 2020;59(10):1107-1124. doi: 10.1016/j.jaac.2020.05.005.

15. Wechsler TF, Kümpers F, Mühlberger A. Inferiority or Even Superiority of Virtual Reality Exposure Therapy in Phobias? A Systematic Review and Quantitative Meta-Analysis on Randomized Controlled Trials Specifically Comparing the Efficacy of Virtual Reality Exposure to Gold Standard Exposure in Agoraphobia, Specific Phobia, and Social Phobia. *Front Psychol.* 2019;10:1758. doi:10.3389/fpsyg.2019.01758.
16. Wang Z, Whiteside SPH, Sim L, Farah W, Morrow AS, Alsawas M, et al. Comparative Effectiveness and Safety of Cognitive Behavioral Therapy and Pharmacotherapy for Childhood Anxiety Disorders: A Systematic Review and Meta-Analysis. *JAMA Pediatrics.* 2017;171(11):1049-1056. doi:10.1001/jamapediatrics.2017.3036.
17. Wolitzky-Taylor KB, Horowitz JD, Powers MB, Telch MJ. Psychological Approaches in the Treatment of Specific Phobias: A Meta-Analysis. *Clin Psychol Rev.* 2008;28(6):1021-37. doi: 10.1016/j.cpr.2008.02.007.
18. Zhou X, Zhang Y, Furukawa TA, Cuijpers P, Pu J, Weisz JR, et al. Different Types and Acceptability of Psychotherapies for Acute Anxiety Disorders in Children and Adolescents: A Network Meta-Analysis. *JAMA Psychiatry.* 2019;76(1):41-50. doi:10.1001/jamapsychiatry.2018.3070.

13

Transtorno Obsessivo-Compulsivo e outros transtornos relacionados

PONTOS-CHAVE

1. O Transtorno Obsessivo-Compulsivo (TOC) é uma condição neuropsiquiátrica crônica, resultante de uma interação complexa entre fatores genéticos, biológicos e ambientais. Os primeiros sinais dessa condição geralmente aparecem na infância ou no início da adolescência, sendo caracterizados pela presença de obsessões — pensamentos intrusivos que invadem repetitivamente a mente da criança, muitas vezes descritos como estranhos, incontroláveis e indesejados, o que gera um alto nível de ansiedade. Para aliviar esse desconforto, a criança tende a desenvolver compulsões — comportamentos ou atividades mentais repetitivas que visam neutralizar ou reduzir a ansiedade provocada pelas obsessões. Esses pensamentos podem ser difíceis de compreender tanto para a criança, que frequentemente os omite, quanto para as pessoas ao seu redor, que podem equivocadamente interpretá-los como "desculpas" para evitar certas atividades ou justificativa para não interagir socialmente.
2. As obsessões e compulsões também estão associadas a outras condições, como a percepção distorcida da imagem corporal (Transtorno Dismórfico Corporal), a compulsão por arrancar cabelos ou pelos (Transtorno de Tricotilomania), a autolesão por meio de beliscar, espremer ou morder a pele (Transtorno de Escoriação), e a acumulação de objetos sem necessidade real de utilizá-los (Transtorno de Acumulação).
3. A origem do TOC está associada a disfunções em circuitos neurais específicos, especialmente aqueles que envolvem o córtex orbitofrontal, o corpo estriado e o tálamo. O córtex orbitofrontal está relacionado à detecção de erros e à avaliação de ameaças, contribuindo para a geração de pensamentos obsessivos. O corpo estriado participa da seleção e repetição

de comportamentos, estando implicado na dificuldade de interromper atos compulsivos. Já o tálamo atua como estação de retransmissão de informações sensoriais e motoras, facilitando a hiperconexão entre essas áreas e reforçando o ciclo obsessivo-compulsivo. A disfunção nesse circuito córtico-estriato-talâmico explica a dificuldade do cérebro em "desligar" pensamentos intrusivos e comportamentos repetitivos característicos do TOC.

4. Apesar de ser uma condição crônica, intervenções como a Terapia Cognitivo-Comportamental (TCC) e o uso de inibidores seletivos da recaptação de serotonina (ISRS) têm se mostrado eficazes na redução dos sintomas e na melhoria da qualidade de vida.

HÁBITOS, RITUAIS E CRITÉRIOS DE PREJUÍZO

Os costumes, rituais e hábitos são comportamentos que adotamos ao longo da vida, seja para nos inserir em uma cultura ou sociedade, seja para facilitar a rotina diária. Avaliar se esses comportamentos são normais ou relacionados a um transtorno mental envolve considerar o contexto em que ocorrem: se estão de acordo com a cultura, se são adaptativos, se consomem muito tempo da rotina diária e, principalmente, se causam prejuízos. Por exemplo, algumas crianças podem exibir hábitos negativos em determinado período do desenvolvimento, mas eles são temporários, não se prolongam por mais de um mês, duram menos de uma hora por dia e não causam grandes danos. No entanto, em outras crianças, esses comportamentos se tornam crônicos, consomem muito tempo — podendo durar mais de uma hora por dia —, tornam mais lenta a realização de atividades, desviam a atenção e dificultam a execução de tarefas importantes para a independência e a socialização. Em outras palavras, prejudicam significativamente a vida da criança, afetando suas atividades diárias, relacionamentos e bem-estar emocional.

CARACTERÍSTICAS CLÍNICAS DO TOC E TRANSTORNOS RELACIONADOS

O TOC e outros transtornos relacionados são condições em que rituais, hábitos ou outros comportamentos mais complexos são desencadeados e perpetuados por obsessões: pensamentos indesejados que invadem a mente e que, mesmo quando a criança tenta afastá-los, persistem, causando intensa ansiedade e sérios prejuízos ao funcionamento diário. Dentre os diferentes tipos de obsessões, destacam-se o medo de perder entes queridos, preocupações excessivas com sujeira, contaminação, superstições, ganho de peso e estética corporal, além da insistência em buscar organização e simetria.

Com o objetivo de "driblar" ou neutralizar as obsessões, a criança desenvolve compulsões, que são atos realizados por meio do pensamento (como calcular, rezar, entoar mantras) ou do comportamento (como esquivar-se, checar, limpar, organizar, bater, coçar, autolesionar, cantar, gritar), repetidos ritualisticamente na tentativa de aliviar a ansiedade gerada. No entanto, o alívio é apenas temporário, e logo as obsessões retornam, criando um ciclo vicioso no qual a criança é dominada por um padrão de pensamentos e comportamentos repetitivos e recorrentes, que não fazem sentido, são desagradáveis e extremamente difíceis de evitar.

O TOC foi removido do capítulo dos Transtornos de Ansiedade e inserido em um capítulo próprio no *DSM-5-TR*, intitulado "Transtorno Obsessivo-Compulsivo e Transtornos Relacionados". O TOC é dividido em três subtipos principais: 1) TOC com Predomínio de Obsessões: caracterizado principalmente por obsessões que causam ansiedade significativa, mas sem compulsões ou com compulsões raramente realizadas. 2) TOC com Predomínio de Compulsões: caracterizado principalmente por compulsões, que são comportamentos repetitivos ou atos mentais realizados para reduzir a ansiedade ou prevenir um evento temido. TOC Misto: quando há uma combinação significativa de obsessões e compulsões

O TOC é frequentemente subestimado como diagnóstico em crianças, pois elas tendem a esconder suas obsessões. Isso pode ocorrer devido à dificuldade em explicá-las, ao sentimento de vergonha e, infelizmente, ao medo de serem punidas. Essa situação pode gerar sentimentos de ansiedade, tristeza e isolamento. Os pais geralmente demoram a perceber a causa do sofrimento da criança e só procuram ajuda médica quando notam comportamentos estranhos, comumente associados a compulsões de limpeza, como passar longos períodos lavando as mãos, tomar banhos repetitivos e forçar a escovação dental — hábitos que podem até causar ferimentos inexplicáveis na pele, lábios e gengiva. Em outras ocasiões, os problemas envolvem a alimentação, a aversão a certos alimentos ou a esquiva de usar banheiros, resultando em longos períodos de constipação. Na escola, o professor pode perceber um aluno distraído em seus próprios pensamentos, com dificuldade de concentração e que, devido à obsessão pela perfeição, realiza rituais excessivos para executar tarefas, apresentando lentidão e, muitas vezes, não conseguindo concluí-las. Isso resulta em desempenho escolar insatisfatório.

Muitas pessoas leigas e até mesmo profissionais de saúde não familiarizados com saúde mental possuem a ideia equivocada de que o TOC envolve apenas medos de contaminação, aversão à sujeira e "mania" de organização. A verdade é que o transtorno pode se manifestar de diversas maneiras. Os transtornos relacionados ao TOC também se caracterizam por pensamentos obsessivos que são aliviados por comportamentos compulsivos; no entanto, apresentam características distintas. As preocupações surgem a partir de um fator específico, como a percepção do corpo ou um sofrimento psíquico, e as compulsões se dirigem ao fator que as originou, como forma de aliviar a ansiedade e a tensão.

O Transtorno Dismórfico Corporal caracteriza-se por uma fixação na aparência física, mesmo quando não há imperfeições reais. Os jovens geralmente se concentram em uma ou mais partes do corpo, acreditando que elas são imperfeitas ou deformadas. A compulsão pode envolver uma busca incessante por procedimentos estéticos e/ou a prática exagerada de atividade física ou musculação.

O Transtorno de Autolesão Corporal refere-se à prática habitual e deliberada de causar danos a si mesmo, como cortar a pele, remover cutículas, queimar ou agredir-se. Quando essa prática envolve um comportamento compulsivo de manipulação da pele, resultando em feridas, é chamado de Transtorno de Dermatilomania. Já quando se trata de um impulso incontrolável de arrancar os próprios cabelos, levando à formação de áreas calvas, é conhecido como Transtorno de Tricotilomania. Ambos os transtornos podem ser provocados por uma obsessão de autopunição, visando aliviar a tensão ou o sofrimento emocional.

O Transtorno de Acumulação caracteriza-se pela dificuldade persistente em se livrar ou descartar objetos, mesmo que sejam inúteis ou sem valor. As pessoas com esse distúrbio mantêm a obsessão de que precisam do objeto, guardando-o, o que progressivamente limita o espaço físico e gera grande estresse emocional tanto para o indivíduo quanto para seus familiares.

Um estudo conduzido pelo Instituto Nacional de Saúde Mental dos Estados Unidos (NIMH – *National Institute of Mental Health*) trouxe informações sobre a prevalência do TOC naquele país. A pesquisa revelou que cerca de 2% da população americana é afetada por esse transtorno. Esses números podem ser utilizados como base para estimativas de prevalência no Brasil. Considerando os dados do censo populacional de 2023, o Brasil conta com aproximadamente 203 milhões de habitantes. Com uma taxa de prevalência de TOC de 2%, estima-se que haja em torno de 5 milhões de pessoas afetadas no país, sendo que aproximadamente um terço desse total são crianças. No entanto, é importante diferenciar entre crianças com sintomas transitórios, cuja prevalência é estimada em 3%, e aquelas que apresentam sintomas persistentes, que variam entre 1% e 2%. Isso implica que de 1 a 2 em cada 100 crianças podem ser afetadas em diferentes faixas etárias, desde a infância até a adolescência.

NEUROBIOLOGIA E GENÉTICA

Uma explicação teórica plausível para a origem dos sintomas obsessivo-compulsivos envolve uma distribuição ineficiente dos neurotransmissores serotonina e dopamina nas sinapses que conectam os gânglios da base, o tálamo e o córtex cerebral. Os gânglios da base — especialmente os núcleos caudado e putâmen — são estruturas localizadas profundamente no cérebro que desempenham papel importante no controle cognitivo da coordenação dos movimentos. Destaca-se também o núcleo *accumbens*, que participa da ativação do sistema de motivação e recompensa.

Estudos de neuroimagem funcional usando tomografia por emissão de pósitrons (PET), com o objetivo de analisar o cérebro de pessoas afetadas pelo TOC, revelaram um padrão de atividade nas estruturas dos gânglios da base e do tálamo que difere daquele observado em pessoas saudáveis ou com outros transtornos mentais. Padrões semelhantes também foram encontrados em outros distúrbios neurológicos, como os transtornos de tiques crônicos e a síndrome de Tourette, que frequentemente coexistem com o TOC. Os inibidores seletivos da recaptação de serotonina (ISRS), frequentemente prescritos para o tratamento do TOC, aumentam os níveis de serotonina no cérebro, contribuindo para a melhora dos sintomas.

A forma como o TOC se desenvolve ainda não é totalmente compreendida. Estudos científicos indicam uma base genética complexa, com a interação de diferentes genes e diversos fatores ambientais. Pesquisas envolvendo famílias e gêmeos afetados pelo transtorno mostraram maior incidência entre parentes de primeiro grau e maior concordância entre gêmeos idênticos, o que sugere forte contribuição da predisposição genética. Além disso, estudos de associação genética identificaram variantes possivelmente relacionadas ao risco de desenvolvimento, mas tais variantes não são exclusivas e podem estar presentes também em indivíduos sem o transtorno. Entre elas, destacam-se: *OCD1*, localizada no cromossomo 9 e identificada em algumas famílias com histórico de TOC; *SLC1A1*, envolvida na regulação do transporte de glutamato; *HTR2A*, relacionada ao receptor *2A* da serotonina; *COMT*, catecol-O-metiltransferase, envolvida no metabolismo da dopamina.

As experiências de vida, a alimentação e o estresse também afetam a neurotransmissão cerebral, criando vulnerabilidades para o desencadeamento ou agravamento dos sintomas. Outra linha de pesquisa rclaciona o TOC a infecções recorrentes, como as causadas por estreptococos. Em algumas pessoas, os sintomas começaram ou se intensificaram após essas infecções. Essa conexão é conhecida como síndrome de Pandas (*Pediatric Autoimmune Neuropsychiatric Disorders Associated with Streptococcal infections*). Especula-se que o estreptococo desencadeie resposta imunológica anormal, na qual anticorpos atacam células dos gânglios da base. No entanto, o mecanismo ainda não é totalmente compreendido, pois nem todas as infecções estreptocócicas levam ao desenvolvimento da síndrome de Pandas, e nem todas as pessoas com essa síndrome apresentam sintomas de TOC.

TRATAMENTO

O tratamento geralmente requer abordagem multidisciplinar, que inclui terapia cognitivo-comportamental e, em alguns casos, uso de medicamentos para ansiedade. A terapia cognitivo-comportamental ajuda a pessoa a identificar e modificar padrões de pensamento disfuncionais, além de desenvolver estratégias para lidar com as compulsões de forma mais saudável.

Uma estratégia comprovadamente eficaz é a terapia de exposição e prevenção de resposta. Nessa abordagem, a pessoa é exposta a pensamentos ou experiências temidos e, em seguida, é desencorajada ou impedida de realizar a resposta compulsiva habitual. Pode ser realizada por técnicas convencionais ou por terapia de realidade virtual (VR). Por exemplo, se a pessoa tem compulsão por lavar as mãos, ela pode ser encorajada a sujá-las e, em seguida, evitar lavá-las por algum tempo. Esse período pode ser gradualmente aumentado até que a pessoa passe a controlar a compulsão de forma mais natural.

Evidências científicas apoiam a utilização de ISRS como tratamento de primeira escolha. Os ISRS mais comumente utilizados são fluoxetina, sertralina, fluvoxamina e paroxetina. A clomipramina, um antidepressivo tricíclico, também possui evidências sólidas, mas é considerada opção de segunda escolha devido à maior incidência de efeitos adversos. Em situações mais agudas — especialmente no início do tratamento, quando os ISRS demoram a atingir níveis terapêuticos —, pode ser necessário associar temporariamente um benzodiazepínico, como o clonazepam, que tem início de ação mais rápido. Em casos mais resistentes, pode ser necessário o uso concomitante de antipsicóticos, como risperidona e aripiprazol.

PROGNÓSTICO

O prognóstico do TOC em crianças é influenciado por diversos fatores, tais como a idade de início, a gravidade dos sintomas, o acesso precoce ao tratamento e o apoio familiar. Com tratamento adequado, a maioria das crianças pode vivenciar redução significativa dos sintomas e melhora na qualidade de vida. Cerca de 40% dos casos podem apresentar remissão até a idade adulta. No entanto, por se tratar de uma condição crônica, a criança pode necessitar de gerenciamento contínuo ao longo da vida, incluindo a prática de psicoeducação para prevenir recaídas.

REFERÊNCIAS

1. Alp HH, Kurhan F, Akbay Hİ. Predictive value of kynurenine pathway metabolites on the severity of patients with obsessive-compulsive disorder. *Psychiatry Clin Neurosci.* 2025 Apr 1. doi: 10.1111/pcn.13819. Epub ahead of print. PMID: 40167157.
2. American Psychiatric Association. *Manual diagnóstico e estatístico de transtornos mentais: DSM-5-TR* (5ª ed., texto revisado). Porto Alegre: Artmed; 2022. [Tradução de Diagnostic and Statistical Manual of Mental Disorders: DSM-5-TR, American Psychiatric Association, 2022].
3. Alt AK, Klein CS, Pascher A, Conzelmann A, Kosel F, Kühnhausen J, et al. Acceptance of a sensor-based online psychotherapy for adolescents with obsessive-compulsive disorder (SSTeP-KiZ). *Digit Health.* 2025 Mar 28;11:20552076251327046. doi: 10.1177/20552076251327046. PMID: 40162174; PMCID: PMC11951874.
4. Bernstein GA. Editorial: Meta-Analysis of Individual Participant Data from Trials of Selective Serotonin Reuptake Inhibitors for Pediatric Obsessive-Compulsive Disorder: A Gold Standard Approach. *J Am Acad Child Adolesc Psychiatry.* 2025 Mar 24:S0890-8567(25)00162-5. doi: 10.1016/j.jaac.2025.03.016. Epub ahead of print. PMID: 40139344.
5. Cervin M, McGuire JF, D'Souza JM, De Nadai AS, Aspvall K, Goodman WK, et al. Efficacy and acceptability of cognitive-behavioral therapy and serotonin reuptake inhibitors for pediatric obsessive-compulsive disorder: a network meta-analysis. *J Child Psychol Psychiatry.* 2024 May;65(5):594-609. doi: 10.1111/jcpp.13934. Epub 2024 Jan 3. PMID: 38171647.
6. Cohen SE, de Boer A, Storosum BWC, Mattila TK, Niemeijer MJ, Geller DA, et al. Revisão sistemática e meta-análise de dados de participantes individuais: ensaios randomizados e controlados por placebo de inibidores seletivos da recaptação de serotonina para transtorno obsessivo-compulsivo pediátrico. *J Am Acad Child Adolesc Psychiatry.* 2025 Jan 10:S0890-8567(25)00002-4. doi: 10.1016/j.jaac.2025.01.001. Epub ahead of print. PMID: 39799995.
7. Goddard AW, Shekhar A, Whiteman AF, McDougle CJ. Serotoninergic mechanisms in the treatment of obsessive-compulsive disorder. *Drug Discov Today.* 2008 Apr;13(7-8):325-32. doi: 10.1016/j.drudis.2007.12.009. Epub 2008 Feb 14. PMID: 18405845.
8. Karayiorgou M, Sobin C, Blundell ML, Galke BL, Malinova L, Goldberg P, et al. Family-based association studies support a sexually dimorphic effect of COMT and MAOA on genetic susceptibility to obsessive-compulsive disorder. *Biol Psychiatry.* 1999 May 1;45(9):1178-89. doi: 10.1016/S0006-3223(98)00319-9. PMID: 10331110.

9. Liu J, Wang J, Song Y, Becker B, Ming X, Lei Y. A generalização aprimorada do desgosto no transtorno obsessivo-compulsivo está relacionada à hiperatividade da ínsula e do putâmen. *Psychol Med.* 2025 Apr 14;55:e116. doi: 10.1017/S0033291725000728. PMID: 40223574.
10. Madoro D, Endeshaw M, Alemwork A, Negash M, Yenealem B. Prevalence and associated factors of obsessive compulsive symptoms among undergraduate medical and health science students in Dilla University, Ethiopia: a cross-sectional study. *BMC Psychiatry.* 2025 Apr 15;25(1):380. doi: 10.1186/s12888-025-06833-0. PMID: 40234858; PMCID: PMC11998166.
11. McDonald M, Kohls G, Henke N, Wahl H, Backhausen LL, Roessner V, et al. Altered neural anticipation of reward and loss but not receipt in adolescents with obsessive-compulsive disorder. *BMC Psychiatry.* 2024 May 14;24(1):362. doi: 10.1186/s12888-024-05808-x. PMID: 38745267; PMCID: PMC11094903.
12. Mohammadi MR, Ahmadi N, Hooshyari Z, Khaleghi A, Rismanian Yazdi F, Mehrparvar AH. Prevalence, comorbidity, and predictors of obsessive-compulsive disorder in Iranian children and adolescents. *J Psychiatr Res.* 2021 Sep;141:192-198. doi: 10.1016/j.jpsychires.2021.06.018. Epub 2021 Jun 23. PMID: 34242926.
13. Pankratz B, Feige B, Runge K, Bechter K, Schiele MA, Domschke K, et al. Cerebrospinal fluid findings in patients with obsessive-compulsive disorder, Tourette syndrome, and PANDAS: a systematic literature review. *Brain Behav Immun.* 2024 Jan;115:319-332. doi: 10.1016/j.bbi.2023.09.016. Epub 2023 Sep 23. PMID: 37748568.
14. Pastre M, Occéan BV, Boudousq V, Conejero I, Fabbro-Peray P, Collombier L, et al. Serotonergic underpinnings of obsessive-compulsive disorder: a systematic review and meta-analysis of neuroimaging findings. *Psychiatry Clin Neurosci.* 2025 Feb;79(2):48-59. doi: 10.1111/pcn.13760. Epub 2024 Nov 7. PMID: 39511769; PMCID: PMC11789457.
15. Steele DW, Kanaan G, Caputo EL, Freeman JB, Brannan EH, Balk EM, et al. Treatment of obsessive-compulsive disorder in children and youth: a meta-analysis. *Pediatrics.* 2024 Dec 6. doi: 10.1542/peds.2024-068992. Epub ahead of print. PMID: 39639456.
16. Stein DJ, Ruscio AM, Altwaijri Y, Chiu WT, Sampson NA, Aguilar-Gaxiola S, et al. Obsessive-compulsive disorder in the World Mental Health surveys. *Res Sq* [Preprint]. 2025 Mar 3:rs.3.rs-6090427. doi: 10.21203/rs.3.rs-6090427/v1. PMID: 40092437; PMCID: PMC11908341.
17. Tao Y, Li H, Li L, Zhang H, Xu H, Zhang H, et al. Comparing the efficacy of pharmacological and psychological treatment, alone and in combination, in children and adolescents with obsessive-compulsive disorder: a network meta-analysis. *J Psychiatr Res.* 2022 Apr;148:95-102. doi: 10.1016/j.jpsychires.2022.01.057. Epub 2022 Jan 29. PMID: 35121274.
18. Taylor S. Molecular genetics of obsessive-compulsive disorder: a comprehensive meta-analysis of genetic association studies. *Mol Psychiatry.* 2013 Jul;18(7):799-805. doi: 10.1038/mp.2012.76. Epub 2012 Jun 5. PMID: 22665263.
19. Vogel L. Growing consensus on link between strep and obsessive-compulsive disorder. *CMAJ.* 2018 Jan 22;190(3):E86-E87. doi: 10.1503/cmaj.109-5545. PMID: 29358206; PMCID: PMC5780272.
20. Younger DS. Pediatric early-onset neuropsychiatric obsessive compulsive disorders. *J Psychiatr Res.* 2025 Apr 7;186:84-97. doi: 10.1016/j.jpsychires.2025.03.050. Epub ahead of print. PMID: 40222306.

14

Transtorno de Tiques e Síndrome de Tourette

PONTOS-CHAVE

1. Os tiques são movimentos ou vocalizações involuntários, repentinos e repetitivos. Na maioria dos casos, são temporários e tendem a desaparecer com o desenvolvimento da criança.
2. Em algumas crianças, os tiques persistem e evoluem para formas crônicas, como a Síndrome de Tourette (ST), gerando impactos emocionais, sociais e acadêmicos significativos. Manifestações mais graves podem incluir tiques complexos, como gestos inapropriados (copropraxia) ou a emissão de palavras socialmente inadequadas (coprolalia), frequentemente associados a constrangimento e estigmatização.
3. Pesquisas em neurociências têm revelado associação entre os tiques e alterações funcionais em redes cerebrais envolvendo o córtex pré-frontal, os gânglios da base e o tálamo, frequentemente relacionadas a desequilíbrios em sistemas de neurotransmissores, como o da dopamina.
4. O diagnóstico precoce, aliado a uma abordagem terapêutica multidisciplinar — que pode incluir intervenções comportamentais, farmacológicas e psicoeducacionais —, é fundamental para reduzir os sintomas e melhorar a qualidade de vida.

DEFINIÇÃO E CARACTERÍSTICAS

Os tiques são eventos musculares ou vocais repentinos, rápidos, repetitivos, involuntários e estereotipados, que podem ocorrer em diferentes partes do corpo, em diversas formas, frequências e intensidades. Geralmente, são precedidos por uma sensação premonitória desconfortável, descrita como uma pressão aliviada apenas quando o tique ocorre. Eles se exacerbam em períodos de ansiedade e estresse, mas tendem a diminuir durante o sono e em atividades que exigem concentração. Às vezes, podem ser controlados pela vontade, o que, contudo, costuma vir acompanhado de grande tensão emocional.

O *DSM-5-TR* classifica os tiques com base no tempo de ocorrência (transitórios ou crônicos), na forma de manifestação (motor ou vocal) e nos grupos musculares envolvidos (simples ou complexos). São considerados transitórios quando duram entre um mês e um ano, e crônicos quando persistem por um ano ou mais.

As apresentações simples motoras envolvem contrações de grupos musculares funcionalmente relacionados; os movimentos mais comuns são piscar os olhos, franzir a testa e mexer os ombros. As simples vocais envolvem sons variados produzidos pela passagem de ar pelas narinas ou pela boca. As apresentações motoras complexas envolvem a ativação de grupos musculares funcionalmente não relacionados. Entre essas manifestações, destacam-se a ecopraxia, que é a imitação de movimentos ou gestos realizados por outra pessoa; a palipraxia, caracterizada pela repetição de gestos ou movimentos que a pessoa já executou anteriormente; e a copropraxia, que é a execução involuntária de gestos considerados obscenos ou socialmente inaceitáveis. O equivalente na vocalização é a ecolalia, que é a repetição automática de palavras ou frases ouvidas de outra pessoa; a palilalia, que é a repetição involuntária de palavras ditas pela própria pessoa; e a coprolalia, que é a produção involuntária de palavras obscenas ou que não são aceitas socialmente.

Quando são crônicos, complexos e associados a sintomas de desatenção, hiperatividade e impulsividade, ou a comportamentos obsessivo-compulsivos, os tiques podem compor o quadro de Síndrome de Tourette (ST) — em homenagem ao neurologista Georges Gilles de la Tourette, que publicou casos de pacientes com múltiplos tiques caracterizados por coprolalia e ecolalia. O *DSM-5-TR* destaca que os critérios diagnósticos para a ST incluem tiques motores e vocais, que não precisam ocorrer simultaneamente, mas devem estar presentes por mais de um ano desde o início dos primeiros episódios, geralmente antes dos 18 anos de idade. Como em todos os transtornos mentais, é essencial avaliar se os sintomas causam prejuízo emocional, relacional e educacional.

As crianças com ST podem também apresentar outros transtornos mentais, déficits neuropsicológicos e maior vulnerabilidade a situações críticas que agravem o prejuízo existente. Um subgrupo pode apresentar sintomas mais graves e incapacitantes, decorrentes de situações que configuram verdadeira emergência médica, como lesões em estruturas anatômicas intimamente relacionadas aos tiques (hematomas e fraturas após autolesões; mielopatia ou radiculopatia por movimentos intensos de flexão–extensão cervical — "chicote"). Outros grupos podem manifestar distúrbios do sono, comportamentos antissociais, explosões de raiva, ideação suicida ou mesmo tentativas de suicídio.

PREVALÊNCIA

A prevalência de tiques na infância, com base em diferentes estudos epidemiológicos, varia entre 1% e 13%. Para a Síndrome de Tourette, estima-se entre 0,5% e 1%, mais frequente em meninos, na proporção de 3:1 em relação às meninas. Aproximadamente metade das pessoas com ST também apresenta outros transtornos mentais; o TDAH é o mais comum (presente em 20% a 90% dos casos), e o TOC em 11% a 80%. Na população afetada por TOC, estima-se que 26% apresentem tiques e 13% a ST.

BASES NEUROBIOLÓGICAS

Embora as causas não estejam completamente esclarecidas, evidências científicas indicam que uma combinação de fatores genéticos, ambientais e imunológicos pode comprometer a formação, o desenvolvimento e o funcionamento das redes dopaminérgicas e gabaérgicas que conectam o córtex pré-frontal aos gânglios da base. Essas redes exercem funções como iniciar e regular movimentos, inibir movimentos involuntários e coordenar mudanças posturais. A hipótese é sustentada por estudos de neuroimagem em indivíduos com ST, comparados a controles.

Em investigações estruturais com ressonância magnética (MRI), observaram-se alterações no volume de substância cinzenta em regiões como os giros cingulado, paracingulado e pós-central, além do cerebelo e do estriado. Tais alterações podem refletir mecanismos patológicos subjacentes ou adaptações plásticas. Em estudos de tractografia, identificaram-se mudanças na conectividade de redes motoras e não motoras envolvendo gânglios da base, áreas motoras suplementares e redes intrafrontais; maior conectividade do córtex motor correlacionou-se à gravidade dos tiques.

Em exames funcionais com tomografia por emissão de pósitrons (PET), notou-se aumento da atividade metabólica no córtex pré-motor, acompanhado de diminuição no córtex orbitofrontal, caudado e putâmen. Na análise de marcadores do receptor GABA, constataram-se redução da ligação no tálamo, ínsula, estriado e amígdala, e aumento na substância negra, cerebelo, núcleos denteados e córtex cingulado. Uma hipótese é que alterações na neurotransmissão GABAérgica comprometam a inibição, contribuindo para o surgimento dos tiques.

Essas evidências ressaltam a importância de investigar alterações estruturais e funcionais do cérebro em transtornos de tiques, pois podem ajudar a identificar biomarcadores potenciais para diagnóstico e alvos terapêuticos para neuromodulação. As principais modificações no genoma de pacientes com transtorno de tiques relacionam-se a segmentos de DNA que regulam a formação e o desenvolvimento das redes neurais mencionadas.

FATORES IMUNOLÓGICOS (PANDAS/PANS)

A participação de fatores imunológicos decorre de observações clínicas de que um grupo de pessoas com ST desenvolveu ou agravou tiques ou sintomas obsessivo-compulsivos após infecção bacteriana por estreptococo. Esse fenômeno é referido como Pandas(*Pediatric Autoimmune Neuropsychiatric Disorders Associated with Streptococcal infections*) ou Pans (*Pediatric Acute-onset Neuropsychiatric Syndrome*). A hipótese é que a infecção desencadeie resposta imunológica anormal, com produção de anticorpos que atacam receptores dopaminérgicos e gabaérgicos, resultando em sintomas neuropsiquiátricos, como tiques, comportamentos compulsivos e outros sintomas semelhantes aos da ST. O estreptococo não é o único patógeno implicado; enterovírus, *Toxoplasma gondii*, *Borrelia burgdorferi*, *Mycoplasma pneumoniae*, *Chlamydia pneumoniae* e até o HIV também foram associados.

MANEJO E TRATAMENTO

A psicoeducação é fundamental para informar a criança e sua família sobre as características do transtorno e para promover a adesão ao tratamento. Nem todos os casos exigem medicamentos: algumas crianças apresentam tiques simples, temporários e autolimitados, que desaparecem com o tempo; nesses casos, os efeitos colaterais de certos fármacos podem ser mais prejudiciais que o próprio tique. Quando o prejuízo é evidente, diferentes abordagens podem ser adotadas — terapias comportamentais, tratamentos farmacológicos, neuromodulação e, em casos selecionados, procedimentos cirúrgicos invasivos —, de acordo com a intensidade do prejuízo.

Entre os medicamentos utilizados para reduzir tiques motores e vocais, são citados no texto:

- "inibidores vesiculares do transporte de monoamina tipo 2 (clonidina e guanfacina)";

- bloqueadores de receptores de dopamina (flufenazina, haloperidol);
- depletores de dopamina (tetrabenazina, valbenazina, deutetrabenazina);
- anticonvulsivante (topiramato);
- antipsicóticos de segunda geração (risperidona, aripiprazol).

Em casos de comorbidade com transtorno do humor, ansiedade ou TOC, os inibidores seletivos da recaptação de serotonina (ISRS) — como fluoxetina, sertralina e fluvoxamina — podem ser úteis. O clonazepam pode ser usado pontualmente em situações agudas de ansiedade extrema.

O canabidiol (CBD) tem sido estudado como potencial opção devido a propriedades neuroprotetoras e anti-inflamatórias. Estudos e relatos sugerem que o CBD pode auxiliar na redução da gravidade dos tiques e de sintomas associados, como ansiedade, irritabilidade e sintomas obsessivo-compulsivos. Entretanto, são necessários mais estudos para definir dosagem, forma de administração e segurança a longo prazo. A estimulação cerebral profunda (*deep brain stimulation*, DBS) e a radiocirurgia são alternativas para casos graves e resistentes, mas sua segurança em crianças ainda carece de comprovação adequada.

REFERÊNCIAS

1. American Psychiatric Association. *Manual diagnóstico e estatístico de transtornos mentais: DSM-5-TR* (5ª ed., texto revisado). Porto Alegre: Artmed; 2022. [Tradução de *Diagnostic and Statistical Manual of Mental Disorders: DSM-5-TR*, American Psychiatric Association, 2022].
2. Bitsko RH, Hutchins HJ, Whalen PL, Ogunsola H, Leeb RT, Staley BS, et al. Systematic Literature Review on Public Health Impacts of Persistent Tic Disorders: Health Care Needs and Health Care Use. *Psychiatr Clin North Am.* 2025 Mar;48(1):181-201. doi: 10.1016/j.psc.2024.09.003. Epub 2024 Dec 4. PMID: 39880512; PMCID: PMC11784627.
3. Bruce AB, Yuan W, Gilbert DL, Horn PS, Jackson HS, Huddleston DA, et al. Altered frontal-mediated inhibition and white matter connectivity in pediatric chronic tic disorders. *Exp Brain Res.* 2021 Mar;239(3):955-965. doi: 10.1007/s00221-020-06017-0. Epub 2021 Jan 18. PMID: 33462641; PMCID: PMC10340132.
4. Dean S, Torbey S. When It's Not Tics: Functional Tic-Like Behaviors. *Psychiatr Clin North Am.* 2025 Mar;48(1):151-163. doi: 10.1016/j.psc.2024.09.001. Epub 2024 Oct 20. PMID: 39880510.
5. Frick LR. Neuroglia in Tourette syndrome and obsessive-compulsive disorder. *Handb Clin Neurol.* 2025;210:325-334. doi: 10.1016/B978-0-443-19102-2.00005-3. PMID: 40148053.
6. Ganos C, Al-Fatly B, Fischer JF, Baldermann JC, Hennen C, Visser-Vandewalle V, et al. A neural network for tics: insights from causal brain lesions and deep brain stimulation. *Brain.* 2022 Dec 19;145(12):4385-4397. doi: 10.1093/brain/awac009. PMID: 35026844; PMCID: PMC10200310.

7. Hu PP, Xu XJ, Ye F, Luan JX, Lyu K, Xu MX, et al. [Study on characteristic changes of brain function in children with Tourette syndrome based on resting state functional magnetic resonance imaging]. *Zhonghua Yi Xue Za Zhi.* 2025 Apr 8;105(14):1111-1115. Chinese. doi: 10.3760/cma.j.cn112137-20250107-00061. PMID: 40176659.
8. Huang S, Lin L, Gao X, Li Y, Qiu H, Deng C, et al. Glymphatic system dysfunction in pediatric Tourette syndrome: Neuroimaging evidence from MRI metrics. *J Psychiatr Res.* 2025 Apr;184:1-7. doi: 10.1016/j.jpsychires.2025.02.045. Epub 2025 Feb 25. PMID: 40031125.
9. Jafari F, Abbasi P, Rahmati M, Hodhodi T, Kazeminia M. Systematic Review and Meta-Analysis of Tourette Syndrome Prevalence; 1986 to 2022. *Pediatr Neurol.* 2022 Dec;137:6-16. doi: 10.1016/j.pediatrneurol.2022.08.010. Epub 2022 Sep 5. PMID: 36182698.
10. Katato H, Muniz JA, Lopez-Arvizu C, McGuire JF. Evidence-Based Behavior Therapy for Tourette Syndrome. *Psychiatr Clin North Am.* 2025 Mar;48(1):77-89. doi: 10.1016/j.psc.2024.08.007. Epub 2024 Oct 9. PMID: 39880517; PMCID: PMC11780254.
11. Liang B, Zhou Y, Jiang C, Zhao T, Qin D, Gao F. Role and related mechanisms of non-invasive brain stimulation in the treatment of Tourette syndrome. *Brain Res Bull.* 2025 Mar;222:111258. doi: 10.1016/j.brainresbull.2025.111258. Epub 2025 Feb 13. PMID: 39954818.
12. Lv J, Liang S, Qin P, Liu X, Ge X, Guo Y, et al. WWC1 mutation drives dopamine dysregulation and synaptic imbalance in Tourette's syndrome. *Sci Adv.* 2025 Mar 28;11(13):eadr4588. doi: 10.1126/sciadv.adr4588. Epub 2025 Mar 28. PMID: 40153501; PMCID: PMC11952098.
13. Marcuse LV, Langan M, Hof PR, Panov F, Saez I, Jimenez-Shahed J, et al. The thalamus: Structure, function, and neurotherapeutics. *Neurotherapeutics.* 2025 Mar;22(2):e00550. doi: 10.1016/j.neurot.2025.e00550. Epub 2025 Feb 15. Erratum in: *Neurotherapeutics.* 2025 Apr;22(3):e00585. doi: 10.1016/j.neurot.2025.e00585. PMID: 39956708; PMCID: PMC12014413.
14. Mohammadi MR, Badrfam R, Khaleghi A, Ahmadi N, Hooshyari Z, Zandifar A. Lifetime Prevalence, Predictors and Comorbidities of Tic Disorders: A Population-Based Survey of Children and Adolescents in Iran. *Child Psychiatry Hum Dev.* 2022 Oct;53(5):1036-1046. doi: 10.1007/s10578-021-01186-7. Epub 2021 May 9. PMID: 33966152.
15. Morand-Beaulieu S, Stark D, Murphy T. Neurocognitive Functioning in Tourette Syndrome: From Research Findings to Clinical Implementation. *Psychiatr Clin North Am.* 2025 Mar;48(1):45-59. doi: 10.1016/j.psc.2024.08.005. Epub 2024 Nov 16. PMID: 39880515.
16. Mosley PE, Webb L, Suraev A, Hingston L, Turnbull T, Foster K, et al. Tetrahydrocannabinol and Cannabidiol in Tourette Syndrome. *NEJM Evid.* 2023 Sep;2(9):EVIDoa2300012. doi: 10.1056/EVIDoa2300012. Epub 2023 Jun 7. PMID: 38320199.
17. Naro A, Billeri L, Colucci VP, Le Cause M, De Domenico C, Ciatto L, et al. Brain functional connectivity in chronic tic disorders and Gilles de la Tourette syndrome. *Prog Neurobiol.* 2020 Nov;194:101884. doi: 10.1016/j.pneurobio.2020.101884. Epub 2020 Jul 10. PMID: 32659317.
18. Tourette G. Sur quelques cas de maladie des tics. *Rev Neurol (Paris).* 1886;6:50-80.
19. Vermilion J, Augustine E, Adams HR, Vierhile A, Lewin AB, Thatcher A, et al. Tic Disorders are Associated With Lower Child and Parent Quality of Life and Worse Family Functioning. *Pediatr Neurol.* 2020 Apr;105:48-54. doi: 10.1016/j.pediatrneurol.2019.12.003. Epub 2019 Dec 27. PMID: 32029331; PMCID: PMC11826923.
20. Vigil-Pérez A, Blázquez A, Garcia-Delgar B, Ortiz AE, Borràs R, Morer A, et al. Phenomenology of repetitive and restrictive behaviors and sensory phenomena in neurodeve-

lopmental disorders: an exploratory study. *BMC Psychiatry*. 2025 Feb 24;25(1):163. doi: 10.1186/s12888-025-06569-x. PMID: 39994553; PMCID: PMC11849297.

21. Wang J, Yue J, Wang Y, Li XL, Deng XP, Lou YT, et al. Function-Specific Localization in the Supplementary Motor Area: A Potential Effective Target for Tourette Syndrome. *CNS Neurosci Ther*. 2025 Feb;31(2):e70280. doi: 10.1111/cns.70280. PMID: 39981770; PMCID: PMC11843473.
22. Worbe Y, Lehericy S, Hartmann A. Neuroimaging of tic genesis: Present status and future perspectives. *Mov Disord*. 2015 Aug;30(9):1179-1183. doi: 10.1002/mds.26333. PMID: 26377151.
23. Worbe Y, Marrakchi-Kacem L, Lecomte S, Valabregue R, Poupon F, Guevara P, et al. Altered structural connectivity of cortico-striato-pallido-thalamic networks in Gilles de la Tourette syndrome. *Brain*. 2015 Feb;138(Pt 2):472-482. doi: 10.1093/brain/awu311. Epub 2014 Nov 11. PMID: 25392196; PMCID: PMC4306818.
24. Wu X, Hao J, Jiang K, Wu M, Zhao X, Zhang X. Neuroinflammation and pathways that contribute to Tourette syndrome. *Ital J Pediatr*. 2025 Feb 28;51(1):63. doi: 10.1186/s13052-025-01874-3. PMID: 40022157; PMCID: PMC11871796.
25. Yang Y, Zhou J, Yang H, Wang A, Tian Y, Luo R. Structural and functional alterations in the brain gray matter among Tourette syndrome patients: a multimodal meta-analysis of fMRI and VBM studies. *J Neurol*. 2025 Jan 15;272(2):133. doi: 10.1007/s00415-024-12852-w. PMID: 39812838; PMCID: PMC11735548.
26. Yang C, Zhang L, Zhu P, Zhu C, Guo Q. The prevalence of tic disorders for children in China: A systematic review and meta-analysis. *Medicine (Baltimore)*. 2016 Jul;95(30):e4354. doi: 10.1097/MD.0000000000004354. PMID: 27472724; PMCID: PMC5265861.

15

Transtornos Depressivos (Depressão)

PONTOS-CHAVE

1. A depressão pode afetar pessoas de todas as idades; em crianças e adolescentes, os sintomas frequentemente se manifestam de forma diferente dos observados em adultos, com irritabilidade, isolamento social, queda no rendimento escolar, sintomas somáticos (como dores de cabeça ou abdominais, lentidão no crescimento, perda ou ganho de peso) e, em casos mais graves, pensamentos suicidas.
2. Embora o contexto familiar, eventos traumáticos e fatores psicossociais exerçam forte influência, a depressão é multifatorial, resultante da interação entre predisposições genéticas, alterações neurobiológicas e experiências de vida. Do ponto de vista neurocientífico, associa-se a alterações na neuroquímica cerebral — especialmente nos níveis de serotonina, dopamina e noradrenalina — e a disfunções em circuitos que envolvem o córtex pré-frontal, o hipocampo e a amígdala.
3. Diagnóstico e tratamento precoces reduzem a duração dos episódios, diminuem as taxas de recaída e favorecem um desenvolvimento emocional mais saudável. A abordagem terapêutica inclui psicoterapia baseada em evidências (como a terapia cognitivo-comportamental), apoio familiar e, em casos moderados a graves, uso criterioso de antidepressivos, além de hábitos saudáveis (alimentação, sono, redução de tempo de tela, atividade física e grupos de apoio).

INTRODUÇÃO

A depressão é uma das condições mais estudadas e debatidas na psiquiatria contemporânea, não apenas pela sua alta prevalência, mas também pela complexidade dos fatores que a envolvem — biológicos, psicológicos e sociais. Para compreender adequadamente essa condição, é essencial diferenciar o que caracteriza um episódio depressivo de um transtorno depressivo propriamente dito.

A diferenciação entre um episódio depressivo e os transtornos depressivos é fundamental para entender melhor a evolução e o tratamento dessas condições. Um episódio depressivo refere-se a momentos de depressão que podem surgir em diferentes contextos, como ocorrências isoladas que não se encaixam nos critérios para um transtorno depressivo, conforme descrito no *DSM-5-TR*. Esses episódios podem apresentar sintomas típicos, como tristeza persistente, falta de interesse ou prazer nas atividades diárias, alterações no apetite e no sono, entre outros. No entanto, os sintomas podem não ser suficientemente intensos ou duradouros para que um diagnóstico clínico seja estabelecido. A duração desses episódios costuma variar de semanas a meses, e muitos deles podem se resolver espontaneamente, especialmente quando associados a eventos estressores específicos.

Por outro lado, um Transtorno Depressivo caracteriza-se por um padrão crônico, recorrente e mais profundo de episódios depressivos, que se ajustam a critérios diagnósticos definidos e abrangentes, também especificados no manual. Trata-se, portanto, de uma condição que ultrapassa o sofrimento emocional momentâneo, envolvendo alterações persistentes no humor, no funcionamento global e na qualidade de vida do indivíduo.

Em resumo, enquanto os episódios depressivos podem ocorrer de forma independente e temporária, os transtornos depressivos configuram um quadro clínico mais duradouro e significativo, demandando avaliação e acompanhamento especializados. Essa distinção é essencial não apenas para o diagnóstico, mas também para o planejamento terapêutico e o prognóstico de cada paciente.

DIAGNÓSTICO DE DEPRESSÃO NA INFÂNCIA

Até a década de 1970, o diagnóstico de depressão em crianças era controverso. Algumas correntes psicanalíticas argumentavam que, devido ao desenvolvimento em curso do sistema nervoso e da personalidade, as crianças experimentavam oscilações emocionais comuns à fase, sem caráter patológico. Nos últimos 50 anos, pesquisas em diferentes instituições confirmaram a legitimidade desse diagnóstico na infância, sendo oficialmente reconhecido pelo Instituto Nacional de Saúde Mental dos Estados Unidos a partir de 1975.

Assim como os adultos, as crianças podem ser afetadas pela depressão, mas a forma de manifestação costuma ser diferente. O termo "depressão mascarada" é usado para ilustrar essa diferença; sintomas como hiperatividade, agressividade e irritabilidade, além de queixas físicas (cefaleia, dor abdominal), distúrbios de sono/apetite e baixo ganho ponderoestatural, podem ser mais evidentes do que a tristeza e o desânimo que predominam nos adultos.

As limitações de linguagem dificultam que a criança expresse seus sentimentos. Como consequência, seu comportamento pode mudar, tornando-se mais retraída, negativa, irritadiça, hostil e desobediente. Pode perder interesse ou prazer em atividades antes prazerosas. Na escola, isso pode levar a desempenho aquém do esperado e a conflitos com colegas. Em casos mais graves, podem ocorrer sintomas eufóricos ou pensamentos recorrentes sobre a morte, muitas vezes negligenciados por pessoas do convívio. Infelizmente, isso pode levar a tentativas de suicídio ou mesmo ao suicídio.

Entretanto, nem todas as variações de humor em crianças indicam depressão. Para flutuações de humor que não causam prejuízos, o termo mais adequado é disforia. Essas variações geralmente refletem sentimentos de angústia ou desânimo diante de frustrações, mas não afetam relações familiares ou desempenho escolar. Por outro lado, um episódio depressivo de origem endógena associa-se à cronicidade, à recorrência e à duração prolongada dos sintomas, além do impacto significativo no funcionamento da criança.

PREVALÊNCIA E FATORES DE RISCO

O Instituto Nacional de Saúde Mental dos Estados Unidos estima que a prevalência de Transtorno Depressivo entre crianças e adolescentes gire em torno de 11%, com 50% dos casos ocorrendo simultaneamente a outras condições. No Brasil, embora ainda haja escassez de estudos epidemiológicos bem estruturados, foram reportadas taxas variando de 0,4% a 3% em crianças e de 3,3% a 12,4% em adolescentes.

Os principais fatores de risco incluem doenças crônicas, maus-tratos e negligência. Na infância, a proporção entre os sexos é semelhante; na adolescência, o número de meninas afetadas dobra. A faixa etária de início costuma situar-se por volta dos nove anos ou no início da adolescência (13–19 anos). O primeiro episódio depressivo dura, em média, de 5 a 9 meses. Quanto à recuperação, 74% apresentam melhora significativa em até um ano, e 92% em até dois anos. Entretanto, entre 33% e 80% dos pacientes enfrentam recaídas nos primeiros cinco anos, indicando tendência à cronificação na vida adulta.

BASES GENÉTICAS E INFLUÊNCIAS FAMILIARES

Assim como em outros transtornos psiquiátricos, a origem dos Transtornos Depressivos é complexa e envolve múltiplos fatores genéticos, biológicos, psicológicos e sociais. A influência genética é evidenciada pela maior incidência familiar e pela concordância entre gêmeos idênticos. Filhos de pais com histórico de depressão têm risco aumentado de desenvolver a condição. Estudos com gêmeos indicam taxas de concordância de 64% para monozigóticos e 24% para dizigóticos.

Pesquisas com adoção apontam papéis equivalentes de fatores genéticos e ambientais na semelhança entre pais e filhos. Estimativas de herdabilidade variam entre 24,8% e 49%, dependendo de sexo e idade, sendo geralmente maior em mulheres. Análises genéticas multivariadas sugerem que, embora a depressão tenha raízes genéticas, os sintomas afetivos, cognitivos e somáticos são mais bem explicados por influências ambientais — o que implica papel significativo do ambiente na modulação dos sintomas.

MECANISMOS EPIGENÉTICOS E ESTRESSE PRECOCE

Pesquisas epigenéticas, utilizando técnicas de identificação de metilação do DNA, mostram-se promissoras para esclarecer como a depressão pode surgir após experiências de sofrimento emocional. Esses eventos desencadeiam alterações metabólicas associadas ao estresse crônico, nas quais o cortisol modifica, de modo contínuo e cumulativo, a expressão gênica.

Em crianças e adolescentes, são frequentes quadros depressivos prolongados após situações como abuso sexual, doenças crônicas em familiares, luto, mudanças de residência ou escola, dificuldades escolares e conflitos em relacionamentos, entre outras.

A HIPÓTESE MONOAMINÉRGICA

A teoria biológica mais aceita sobre a origem dos sintomas depressivos baseia-se em evidências de deficiência dos neurotransmissores monoaminérgicos (noradrenalina, dopamina e serotonina) nas sinapses cerebrais. Antidepressivos aliviam os sintomas aumentando a disponibilidade desses neurotransmissores.

Contudo, não está claro se a depressão pode ser atribuída exclusivamente a esse mecanismo. Observações clínicas levantam dúvidas:

1. Após administrar um antidepressivo, os níveis de neurotransmissores aumentam em poucas horas, mas a melhora clínica geralmente ocorre após duas a três semanas;

2. Há diferenças interindividuais na resposta e tolerabilidade aos fármacos;
3. O déficit monoaminérgico foi demonstrado em modelos animais, mas não replicado de forma consistente em humanos.

INTERAÇÃO ENTRE GENÉTICA, EPIGENÉTICA E FARMACOTERAPIA

Nesse cenário, tanto a patogênese da depressão quanto a resposta aos antidepressivos podem ser influenciadas por fatores genéticos e epigenéticos, incluindo variações em genes que codificam receptores, transportadores de monoaminas e outros neurotransmissores. Estudos de associação genômica ampla (GWAS) identificaram diversos *loci* de risco associados à depressão, incluindo genes que codificam receptores de glutamato e GABA, alvos de alguns antidepressivos.

Isso sugere que a variabilidade genética pode afetar a manifestação clínica e a eficácia terapêutica. Além disso, antidepressivos podem induzir alterações epigenéticas que modulam a expressão gênica, contribuindo para a remissão dos sintomas.

O PAPEL DO HORMÔNIO DO CRESCIMENTO (GH)

Outra linha de evidência investiga a conexão entre depressão e o hormônio do crescimento (GH). Em modelos animais, a administração de GH pode melhorar comportamentos associados à depressão, ansiedade e memória em ratos submetidos à privação de sono.

Em humanos, pesquisa com pacientes com acromegalia, um distúrbio endócrino causado pela produção excessiva de GH, mostrou que a redução de GH após cirurgia correlacionou-se à diminuição de escores de depressão, sugerindo possível conexão entre níveis elevados de GH e sintomas depressivos. Outro estudo identificou resposta reduzida de GH ao hormônio liberador de GH em crianças com depressão, o que pode indicar disfunção neuroendócrina associada.

A desaceleração do crescimento e a perda de peso são frequentemente observadas em quadros depressivos infantis. Há também evidências de secreção total de GH reduzida em depressão maior, especialmente à noite. Em síntese, o GH pode desempenhar papel na modulação de sintomas depressivos, direta ou indiretamente, mas são necessárias mais pesquisas para elucidar mecanismos e explorar potencial terapêutico.

CLASSIFICAÇÃO E CRITÉRIOS DIAGNÓSTICOS SEGUNDO O *DSM-5-TR*

De acordo com o *DSM-5-TR*, os Transtornos Depressivos incluem:

1. Transtorno Disruptivo da Desregulação do Humor;
2. Transtorno Depressivo Maior;
3. Transtorno Depressivo Persistente (Distímico);
4. Transtorno Disfórico Pré-Menstrual;
5. Transtorno Depressivo Devido a Condição Médica;
6. Transtorno Depressivo Induzido por Substâncias ou Medicamentos;
7. Outros Transtornos Depressivos Especificados;
8. Transtornos Depressivos Não Especificados.

O diagnóstico é essencialmente clínico, requerendo observar características, intensidade e duração dos sintomas, associação com outras condições de saúde e relação com uso de medicamentos ou substâncias.

Os critérios do *DSM-5-TR* para crianças são os mesmos dos adultos, com ressalva de que queixas somáticas, irritabilidade e isolamento social ocorrem com mais frequência em crianças e adolescentes, enquanto lentidão psicomotora, hipersonolência e alterações do pensamento são mais prevalentes em adultos.

Para uma abordagem eficaz, é importante coletar informações sobre rotina, desempenho escolar, aspectos existenciais, maturidade emocional, autoestima e situação familiar da criança.

Entrevistas comportamentais padronizadas, validadas e adaptadas para a população brasileira, são úteis para diagnóstico e seguimento, pois atendem aos critérios do *DSM-5-TR*. Exemplos: *Child Behavior Checklist*, *Teachers Report Form*, *Children Depression Inventory*, *Young Mania Rating Scale* e *Kiddie Schedule for Affective Disorders and Schizophrenia* (K-SADS).

TRANSTORNO DISRUPTIVO DA DESREGULAÇÃO DO HUMOR (TDDH)

Transtorno descrito no *DSM* de forma relativamente recente, incorporado para atender à preocupação de que crianças com irritabilidade intensa estariam sendo diagnosticadas equivocadamente com Transtorno Bipolar. Crianças com TDDH apresentam irritabilidade severa e explosões emocionais frequentes, geralmente em resposta a frustrações. De acordo com o *DSM-5-TR*, esses sintomas devem ocorrer, em média, três ou mais vezes por semana, durante pelo menos um ano e em dois ou mais contextos (por exemplo, casa e escola), sendo desproporcionais ao nível de desenvolvimento. O TDDH frequentemente coexiste com transtornos do neurodesenvolvimento, como TDAH e TDCIC. Para o diagnóstico, é fundamental descartar condições que possam mimetizar seus sintomas, como Transtorno Bipolar e abuso de álcool e outras substâncias. Estudos retrospectivos mostram associação com condições socioeconômicas adversas e ambientes com alta criminalidade, e maior prevalência, na vida adulta, de ansiedade, depressão e outros transtornos. As evidências sobre tratamento ainda são escassas, mas sugerem prioridade para intervenções comportamentais e psicossociais. A farmacoterapia pode ser considerada quando a resposta não for satisfatória ou na presença de comorbidades. Antipsicóticos de segunda geração (risperidona) e de terceira geração (aripiprazol) podem melhorar irritabilidade e explosões de raiva, especialmente quando há comorbidade com TDAH. Psicoestimulantes (metilfenidato, anfetaminas) e inibidores seletivos da recaptação de noradrenalina (atomoxetina) mostraram eficácia na redução da impulsividade. A combinação com inibidores seletivos da recaptação de serotonina (ISRS) ou antipsicóticos pode proporcionar benefícios adicionais.

TRANSTORNO DEPRESSIVO MAIOR (TDM)

Forma clássica de depressão. Em crianças, observam-se anedonia (dificuldade em sentir prazer em atividades normalmente agradáveis), fadiga, irritabilidade, queixas físicas e alterações do sono e da alimentação. Para o diagnóstico, o *DSM-5-TR* requer duração mínima de duas semanas, podendo ocorrer flutuações. O TDM frequentemente ocorre em comorbidade com transtornos de ansiedade e TDAH, com sobreposição de sintomas (desatenção, hiperatividade, impulsividade, preocupação excessiva, culpa e isolamento). Relatos de ideação suicida e até tentativas de suicídio foram constatados em uma proporção significativa dos casos. Pesquisas epidemiológicas sugerem que crianças com TDM podem ter histórico do mesmo transtorno em um dos pais, o que pode criar um ambiente familiar mais complexo, intensificando os sintomas.

TRANSTORNO DEPRESSIVO PERSISTENTE (TDP)

Anteriormente denominado distimia, é forma crônica e recorrente de depressão que afeta, com frequência, adolescentes. Pode ocorrer isoladamente ou com outras condições comportamentais, sendo TDAH a mais comum. Em crianças, o humor tende a ser mais irritável; para confirmação diagnóstica, é necessário que os sintomas persistam por pelo menos um ano. Indícios principais incluem irritabilidade, mau humor, negativismo e traços melancólicos; também podem ocorrer fadiga, dificuldades de concentração e alterações de apetite e sono. A ausência de episódios maníacos é fundamental para o diagnóstico. Embora menos intensos que no TDM, os sintomas podem causar consequências a longo prazo (relações sociais e risco de TDM). O tratamento foca alívio dos sintomas, prevenção de outros transtornos do humor e melhora do funcionamento psicossocial, com combinação de TCC, terapia familiar e ISRS. A bupropiona, um antidepressivo inibidor da recaptação de dopamina e noradrenalina, tem mostrado resultados positivos em adolescentes com sintomas de ansiedade ou TDAH. O apoio educacional a pais e cuidadores é central para manejo da irritabilidade e adesão.

TRANSTORNO DISFÓRICO PRÉ-MENSTRUAL (TDPM)

Envolve alterações de humor restritas ao período perimenstrual, com remissão poucos dias após a menstruação. O diagnóstico requer acompanhamento dos sintomas por pelo menos dois ciclos. Em adolescentes, caracteriza-se por irritabilidade, depressão, labilidade emocional, ansiedade, fadiga, mudanças no apetite e distúrbios do sono, com impacto social e acadêmico. O tratamento segue diretrizes de adultos; ISRS são primeira linha. Alternativas incluem contraceptivos orais combinados (p. ex., com drospirenona) como segunda opção.

TRANSTORNO DEPRESSIVO DEVIDO A CONDIÇÃO MÉDICA

Caracteriza-se por sintomas depressivos diretamente ligados a doença de base. O reconhecimento e o tratamento da condição subjacente geralmente levam à melhora do estado depressivo. Psicoterapia individual e/ou familiar oferece apoio para o enfrentamento da enfermidade e suas consequências emocionais. Se os sintomas persistirem, pode ser necessário recorrer a antidepressivos, considerando interações com a doença e com outros fármacos em uso. Atenção a pensamentos suicidas, especialmente nas fases iniciais do tratamento medicamentoso.

TRANSTORNO DEPRESSIVO INDUZIDO POR SUBSTÂNCIAS OU MEDICAMENTOS

Caracteriza-se pelo surgimento de sintomas depressivos durante ou logo após intoxicação, abstinência ou exposição a substância/fármaco específico. Para diagnóstico e tratamento adequados, é essencial identificar a substância implicada. O manejo deve, sempre que possível, iniciar pela suspensão ou substituição da substância, além de terapia comportamental. Se os sintomas persistirem, pode-se considerar antidepressivos, levando em conta interações e o perfil de segurança. É relativamente comum o uso abusivo de substâncias (álcool, drogas) como tentativa de aliviar sintomas depressivos; é crucial distinguir se a depressão é causa ou consequência do uso.

OUTROS TRANSTORNOS DEPRESSIVOS

Classificações que descrevem quadros que não preenchem totalmente critérios dos transtornos específicos do *DSM-5-TR*, mas causam sofrimento ou prejuízo funcional. O tratamento é semelhante ao da depressão maior, com ajustes conforme gravidade, comorbidades e preferências do paciente/família.

MANEJO GERAL E TRATAMENTO

O tratamento deve ser instituído precocemente para prevenir desfechos como isolamento social, evasão escolar e risco suicida. De acordo com a Academia Americana de Psiquiatria da Infância e Adolescência, a abordagem ideal é abrangente, combinando farmacoterapia e psicoterapia, visando sintomas e fatores psicossociais implicados no curso e no agravamento da doença. A psicoterapia deve preferencialmente utilizar TCC e envolver a família, focando comportamentos que originam e perpetuam os sintomas.

Quanto ao tratamento medicamentoso, é semelhante ao de adultos. Os ISRS, aprovados pela *Food and Drug Administration* (FDA) para uso em crianças acima de oito anos, incluem sertralina e fluoxetina. Estudos recentes sugerem que a combinação de psicoterapia com medicamentos é mais eficaz do que o uso isolado de cada intervenção. Além de melhorar os desfechos, a associação pode reduzir comportamentos suicidas e autolesivos e diminuir a recorrência dos sintomas ao longo de um ano. A fluoxetina é uma das opções mais estudadas e recomendadas nessa faixa etária. A resposta ao tratamento, porém, varia entre crianças; a escolha terapêutica deve ser individualizada, considerando o perfil de risco e a resposta a cada intervenção.

A instituição americana recomenda cautela no uso de ISRS, pela ausência de estudos de longo prazo que monitorem efeitos no cérebro em desenvolvimento e pela observação de aumento na incidência de suicídio entre adolescentes que os utilizaram. Estudos disponíveis sugerem algumas associações, mas também destacam a necessidade de considerar fatores de confusão. Quanto ao desenvolvimento cerebral, estudo em modelo animal sugeriu que tratamento prolongado com ISRS pode estimular neurogênese em ratos jovens, mas não em pré-adolescentes, indicando que os efeitos podem variar conforme a idade e o estágio de desenvolvimento. A aplicação clínica desses achados em crianças humanas ainda requer mais investigação. Outro estudo, que utilizou neuroimagem em crianças, mostrou que a exposição a antidepressivos pode impactar o sincronismo das frequências corticais, embora essas alterações não tenham sido correlacionadas posteriormente com o desenvolvimento neurocognitivo.

Sobre riscos de suicídio, meta-análise indicou que alguns antidepressivos podem estar ligeiramente associados ao aumento de comportamento suicida em comparação ao placebo, com evidência de baixa confiabilidade. Ao contrário, um estudo de coorte populacional não encontrou evidências de que o tratamento com ISRS aumente a incidência de comportamento suicida em jovens; na verdade, o risco pode ser reduzido após o início do tratamento. Portanto é preciso considerar que a depressão não tratada é um dos maiores fatores de risco para suicídio e que os antidepressivos, mesmo com possíveis vieses, têm eficácia comprovada no tratamento dessa condição. Decisões sobre uso de medicamentos em crianças devem ponderar riscos e benefícios do fármaco e a gravidade da condição, em conjunto com paciente e família, sem esquecer a relevância das intervenções psicoterapêuticas. Recomenda-se que o uso de antidepressivos se estenda por período mínimo de 12 meses após a remissão, devido aos altos índices de recorrência ou recaída.

REFERÊNCIAS

1. Algahtany M, Sharma S, Fahoum K, Jing R, Zhang S, Kovacs K, et al. The Role of Growth Hormone in Depression: A Human Model. *Front Neurosci.* 2021 Jun 24;15:661819. doi: 10.3389/fnins.2021.661819. PMID: 34248479; PMCID: PMC8266193.
2. American Psychiatric Association. *Manual diagnóstico e estatístico de transtornos mentais: DSM-5-TR* (5ª ed., texto revisado). Porto Alegre: Artmed; 2022. [Tradução de *Diagnostic and Statistical Manual of Mental Disorders: DSM-5-TR*, American Psychiatric Association, 2022].
3. Arvin P, Ghafouri S, Bavarsad K, Hajipour S, Khoshnam SE, Sarkaki A, et al. Therapeutic effects of growth hormone in a rat model of total sleep deprivation: Evaluating behavioral, hormonal, biochemical and electrophysiological parameters. *Behav Brain Res.* 2023 Feb 13;438:114190. doi: 10.1016/j.bbr.2022.114190. Epub 2022 Nov 1. PMID: 36332721.
4. Breaux R, Baweja R, Eadeh HM, Shroff DM, Cash AR, Swanson CS, et al. Systematic Review and Meta-Analysis: Pharmacological and Nonpharmacological Interventions for Persistent Nonepisodic Irritability. *J Am Acad Child Adolesc Psychiatry.* 2023;62(3):318-334. doi: 10.1016/j.jaac.2022.05.012.
5. Birmaher B, Williamson DE, Dahl RE, Axelson DA, Kaufman J, Dorn LD, et al. Clinical Presentation and Course of Depression in Youth: Does Onset in Childhood Differ from Onset in Adolescence? *J Am Acad Child Adolesc Psychiatry.* 2004;43(1):63-70. doi:10.1097/00004583-200401000-00015.
6. Cipriani A, Zhou X, Del Giovane C, Hetrick SE, Qin B, Whittington C, et al. Comparative Efficacy and Tolerability of Antidepressants for Major Depressive Disorder in Children and Adolescents: A Network Meta-Analysis. *Lancet.* 2016;388(10047):881-890. doi:10.1016/S0140-6736(16)30385-3.
7. Dahl RE, Birmaher B, Williamson DE, Dorn L, Perel J, Kaufman J, et al. Low growth hormone response to growth hormone-releasing hormone in child depression. *Biol Psychiatry.* 2000 Nov 15;48(10):981-988. doi: 10.1016/S0006-3223(00)00932-X. PMID: 11082472.

8. Dolle K, Schulte-Körne G. The Treatment of Depressive Disorders in Children and Adolescents. *Dtsch Arztebl Int.* 2013;110(50):854-860. doi:10.3238/arztebl.2013.0854.
9. Fiasche R, Fideleff HL, Moisezowicz J, Frieder P, Pagano SM, Holland M. Growth hormone neurosecretory dysfunction in major depressive illness. *Psychoneuroendocrinology.* 1995;20(7):727-733. doi: 10.1016/0306-4530(95)00027-5. PMID: 8848518.
10. Foster S, Mohler-Kuo M. Treating a Broader Range of Depressed Adolescents With Combined Therapy. *J Affect Disord.* 2018;241:417-424. doi: 10.1016/j.jad.2018.08.027.
11. Goodyer IM, Wilkinson PO. Practitioner Review: Therapeutics of Unipolar Major Depressions in Adolescents. *J Child Psychol Psychiatry.* 2019;60(3):232-243. doi:10.1111/jcpp.12940.
12. Gudmundsen GR, Rhew IC, McCauley E, Kim J, Vander Stoep A. Emergence of Depressive Symptoms From Kindergarten to Sixth Grade. *J Clin Child Adolesc Psychol.* 2019;48(3):501-515. doi:10.1080/15374416.2017.1410823.
13. Hetrick SE, McKenzie JE, Bailey AP, Sharma V, Moller CI, Badcock PB, et al. New generation antidepressants for depression in children and adolescents: a network meta-analysis. *Cochrane Database Syst Rev.* 2021 May 24;5(5):CD013674. doi: 10.1002/14651858. CD013674.pub2. PMID: 34029378; PMCID: PMC8143444.
14. Hovorka M, Ewing D, Middlemas DS. Chronic SSRI Treatment, but Not Norepinephrine Reuptake Inhibitor Treatment, Increases Neurogenesis in Juvenile Rats. *Int J Mol Sci.* 2022 Jun 22;23(13):6919. doi: 10.3390/ijms23136919. PMID: 35805924; PMCID: PMC9267057.
15. Kendler KS, Ohlsson H, Lichtenstein P, Sundquist J, Sundquist K. The Genetic Epidemiology of Treated Major Depression in Sweden. *Am J Psychiatry.* 2018 Nov 1;175(11):1137-1144. doi: 10.1176/appi.ajp.2018.17111251. Epub 2018 Jul 19. PMID: 30021458.
16. Kendler KS, Aggen SH. A population-based twin study of the symptomatic diagnostic criteria for major depression that occur within versus outside of major depressive episodes. *Psychol Med.* 2023 Nov;53(15):7458-7465. doi: 10.1017/S0033291723001241. Epub 2023 May 8. PMID: 37154209; PMCID: PMC10719671.
17. Korczak DJ, Ofner M, LeBlanc J, Wong S, Feldman M, Parkin PC. Major Depressive Disorder Among Preadolescent Canadian Children: Rare Disorder or Rarely Detected? *Acad Pediatr.* 2017;17(2):191-197. doi: 10.1016/j.acap.2016.10.011.
18. Lagerberg T, Fazel S, Sjölander A, Hellner C, Lichtenstein P, Chang Z. Selective serotonin reuptake inhibitors and suicidal behaviour: a population-based cohort study. *Neuropsychopharmacology.* 2022 Mar;47(4):817-823. doi: 10.1038/s41386-021-01179-z. Epub 2021 Sep 24. PMID: 34561608; PMCID: PMC8882171.
19. Lanza di Scalea T, Pearlstein T. Premenstrual Dysphoric Disorder. *Psychiatr Clin North Am.* 2017;40(2):201-216. doi: 10.1016/j.psc.2017.01.002.
20. Liu W, Li G, Wang C, Yu M, Zhu M, Yang L. Can Fluoxetine Combined with Cognitive Behavioral Therapy Reduce the Suicide and Non-Suicidal Self-Injury Incidence and Recurrence Rate in Depressed Adolescents Compared with Fluoxetine Alone? A Meta-Analysis. *Neuropsychiatr Dis Treat.* 2022;18:2543-2557. doi:10.2147/NDT.S367931.
21. Locher C, Koechlin H, Zion SR, Werner C, Pine DS, Kirsch I, et al. Efficacy and Safety of SSRIs, SNRIs, and Placebo for Common Psychiatric Disorders Among Children and Adolescents: A Systematic Review and Meta-Analysis. *JAMA Psychiatry.* 2017;74(10):1011-1020. doi:10.1001/jamapsychiatry.2017.2432.
22. Nobile M, Cataldo GM, Marino C, Molteni M. Diagnosis and Treatment of Dysthymia in Children and Adolescents. *CNS Drugs.* 2003;17(13):927-946. doi:10.2165/00023210-200317130-00001.
23. Orsolini L, Longo G, Cicolini A, Volpe U. An Expert Opinion on the Pharmacological Interventions for Disruptive Mood Dysregulation Disorder (DMDD). *Expert Opin Pharmacother.* 2024 Jan-Apr;25(1):67-78. doi:10.1080/14656566.2024.2303422.

24. Palma-Gudiel H, Córdova-Palomera A, Navarro V, Fañanás L. Twin study designs as a tool to identify new candidate genes for depression: A systematic review of DNA methylation studies. *Neurosci Biobehav Rev.* 2020 May;112:345-352. doi: 10.1016/j.neubiorev.2020.02.017. Epub 2020 Feb 14. PMID: 32068032.
25. Perepletchikova F, Nathanson D, Axelrod SR, Merrill C, Walker A, Grossman M, et al. Randomized Clinical Trial of Dialectical Behavior Therapy for Preadolescent Children with Disruptive Mood Dysregulation Disorder: Feasibility and Outcomes. *J Am Acad Child Adolesc Psychiatry.* 2017;56(10):832-840. doi:10.1016/j.jaac.2017.07.789.
26. Reid RL, Soares CN. Premenstrual Dysphoric Disorder: Contemporary Diagnosis and Management. *J Obstet Gynaecol Can.* 2018;40(2):215-223. doi: 10.1016/j.jogc.2017.05.018.
27. Selph SS, McDonagh MS. Depression in Children and Adolescents: Evaluation and Treatment. *Am Fam Physician.* 2019;100(10):609-617.
28. Seok JW, Soltis-Vaughan B, Lew BJ, Ahmad A, Blair RJR, Hwang S. Psychopharmacological Treatment of Disruptive Behavior in Youths: Systematic Review and Network Meta-Analysis. *Sci Rep.* 2023;13(1):6921. doi:10.1038/s41598-023-33979-2.
29. Silber TJ, Valadez-Meltzer A. Premenstrual Dysphoric Disorder in Adolescents: Case Reports of Treatment with Fluoxetine and Review of the Literature. *J Adolesc Health.* 2005;37(6):518-525. doi: 10.1016/j.jadohealth.2004.12.006.
30. Strawn JR, Mills JA, Suresh V, Peris TS, Walkup JT, Croarkin PE. Combining Selective Serotonin Reuptake Inhibitors and Cognitive Behavioral Therapy in Youth with Depression and Anxiety. *J Affect Disord.* 2022;298(Pt A):292-300. doi: 10.1016/j.jad.2021.10.047.
31. Takahashi Y, Pingault JB, Yamagata S, Ando J. Phenotypic and aetiological architecture of depressive symptoms in a Japanese twin sample. *Psychol Med.* 2020 Jun;50(8):1381-1389. doi: 10.1017/S0033291719001326. Epub 2019 Jun 10. PMID: 31179952.
32. Tokariev A, Oberlander VC, Videman M, Vanhatalo S. Cortical Cross-Frequency Coupling Is Affected by *in utero* Exposure to Antidepressant Medication. *Front Neurosci.* 2022 Mar 3;16:803708. doi: 10.3389/fnins.2022.803708. PMID: 35310093; PMCID: PMC8927083.
33. Towbin K, Vidal-Ribas P, Brotman MA, Pickles A, Miller KV, Kaiser A, et al. A Double-Blind Randomized Placebo-Controlled Trial of Citalopram Adjunctive to Stimulant Medication in Youth with Chronic Severe Irritability. *J Am Acad Child Adolesc Psychiatry.* 2020;59(3):350-361. doi:10.1016/j.jaac.2019.05.015.
34. Weersing VR, Goger P, Schwartz KTG, Baca SA, Angulo F, Kado-Walton M. Evidence-Base Update of Psychosocial and Combination Treatments for Child and Adolescent Depression. *J Clin Child Adolesc Psychol.* 2024;1-51. doi:10.1080/15374416.2024.2384022.
35. Yorbik O, Birmaher B, Axelson D, Williamson DE, Ryan ND. Clinical Characteristics of Depressive Symptoms in Children and Adolescents with Major Depressive Disorder. *J Clin Psychiatry.* 2004;65(12):1654-1659. doi:10.4088/jcp.v65n1210.
36. Zhang Y, Zhang W, Yu E. Systematic Review and Meta-Analysis: Pharmacological and Nonpharmacological Interventions for Disruptive Mood Dysregulation Disorder. *J Child Adolesc Psychopharmacol.* 2024;34(5):217-225. doi:10.1089/cap.2024.0013.
37. Zhou X, Teng T, Zhang Y, Del Giovane C, Furukawa TA, Weisz JR, et al. Comparative Efficacy and Acceptability of Antidepressants, Psychotherapies, and Their Combination for Acute Treatment of Children and Adolescents With Depressive Disorder: A Systematic Review and Network Meta-Analysis. *Lancet Psychiatry.* 2020;7(7):581-601. doi:10.1016/S2215-0366(20)30137-1.

16

Transtorno Bipolar e transtornos relacionados

PONTOS-CHAVE

1. O diagnóstico precoce do transtorno bipolar em crianças e adolescentes é um desafio significativo na prática clínica, pois, devido ao estágio de desenvolvimento neurobiológico e emocional, os sintomas se manifestam de forma diferente em relação aos adultos. Nessa faixa etária, as variações de humor e os comportamentos impulsivos podem ser interpretados como características normais do neurodesenvolvimento. No entanto, quando esses sintomas ocorrem no contexto do transtorno bipolar, tornam-se mais intensos, persistentes e desproporcionais, frequentemente acompanhados de comportamentos de risco, como hipersexualidade precoce, agressividade, diminuição da percepção de perigo e impulsividade acentuada.
2. Ao contrário dos adultos, que geralmente apresentam episódios de mania e depressão em ciclos mais definidos, crianças e adolescentes frequentemente exibem uma labilidade afetiva contínua, com mudanças de humor abruptas ao longo do mesmo dia — um fenômeno conhecido como ciclagem ultrarrápida.
3. Sob a perspectiva neurocientífica, o transtorno bipolar está relacionado a alterações na regulação dos circuitos córtico-límbicos, que englobam o córtex pré-frontal, a amígdala, o corpo estriado e o hipocampo — áreas envolvidas na modulação das emoções, no controle de impulsos e na tomada de decisão. Estudos de neuroimagem funcional indicam hiperatividade da amígdala e hipoatividade do córtex pré-frontal dorsolateral, fatores que contribuem para a instabilidade do humor e a reatividade emocional exacerbada.

4. O tratamento deve ser realizado de maneira multimodal, incluindo psicoterapia (preferencialmente com abordagens psicoeducacionais e cognitivo-comportamentais), suporte familiar estruturado e farmacoterapia com estabilizadores de humor e antipsicóticos atípicos. Um acompanhamento longitudinal cuidadoso é necessário para ajustar as intervenções de acordo com o desenvolvimento da criança, minimizar os efeitos colaterais e favorecer a adesão ao tratamento, prevenindo recaídas e promovendo um prognóstico mais favorável.

DEFINIÇÃO E CLASSIFICAÇÃO

O Transtorno Bipolar (TB) é uma condição crônica e complexa caracterizada por oscilações marcantes do humor, que alternam entre períodos de depressão e euforia. O termo "bipolar" refere-se justamente a esses dois polos emocionais — o depressivo e o maníaco (ou hipomaníaco, quando menos intenso).

Essas alterações de humor não correspondem apenas a variações emocionais comuns, mas a mudanças intensas e prolongadas no estado afetivo, na energia e no comportamento, impactando significativamente a funcionalidade e a qualidade de vida do indivíduo.

Os episódios maníacos são marcados por aumento acentuado de energia, elevação do humor ou irritabilidade, redução da necessidade de sono, aceleração da fala e do pensamento, autoestima inflada e comportamento impulsivo. Nessa fase, a pessoa pode apresentar atitudes de risco, como gastos excessivos, envolvimento sexual desinibido ou decisões impensadas. Já os episódios hipomaníacos compartilham características semelhantes, mas em menor intensidade e com menor prejuízo funcional, geralmente durando até quatro dias.

Durante a fase depressiva, predominam a tristeza persistente, a sensação de vazio, a perda de interesse ou prazer (anedonia), fadiga intensa, dificuldades de concentração e alterações no sono e no apetite, que podem levar a perda ou ganho significativo de peso. Há ainda os episódios mistos, em que sintomas de mania e depressão coexistem, resultando em grande instabilidade emocional e aumento do risco de comportamento suicida.

Em crianças e adolescentes, o quadro pode manifestar-se de maneira mais sutil ou atípica. São frequentes episódios rápidos e intensos de euforia alternados com irritabilidade, hiperatividade, fala acelerada e comportamentos inadequados às normas sociais. Também se observam variações abruptas entre momentos de entusiasmo e períodos de tristeza profunda, o que pode dificultar o diagnóstico diferencial em relação a outros transtornos do neurodesenvolvimento, como o TDAH.

De acordo com o *DSM-5-TR*, o TB é classificado em seis categorias clínicas, conforme a evolução e os fatores desencadeantes:

- Transtorno Bipolar I (TB-I)
- Transtorno Bipolar II (TB-II)
- Transtorno Ciclotímico
- Transtorno Bipolar Induzido por Substâncias/Medicamentos
- Transtorno Bipolar Devido a Outra Condição Médica
- Transtorno Bipolar Não Especificado

Essa classificação permite compreender melhor a diversidade de manifestações clínicas e orientar estratégias terapêuticas personalizadas, especialmente quando o diagnóstico é feito em fases precoces do desenvolvimento.

SUBTIPOS DO TRANSTORNO BIPOLAR

TB-I

Caracteriza-se por variações extremas de humor, que vão desde a mania intensa, podendo durar várias semanas, até episódios de depressão profunda. Geralmente, os primeiros sinais aparecem entre os 15 e 30 anos de idade. É comum a presença de sintomas psicóticos, como delírios e alucinações. Antigamente, era conhecido como "*psicose maníaco-depressiva*", termo abandonado por não refletir adequadamente as características evolutivas do transtorno e por gerar estigma.

TB-II

Também apresenta ciclos de humor, mas a fase depressiva tende a ser mais prolongada e intensa, enquanto a fase maníaca é mais breve e menos severa, frequentemente manifestando-se como hipomania. Normalmente, os episódios começam na adolescência, com oscilações de humor, mas a depressão mais grave costuma surgir em idades mais avançadas, por volta dos 40 anos.

Transtorno Ciclotímico

Caracteriza-se por oscilações diárias de humor, com duração mínima de um ano, que não atingem as intensidades extremas da mania ou da depressão maior, mas que variam entre hipomania e depressão leve.

TB induzido por substâncias/medicamentos (TB-III)

Engloba casos em que a fase maníaca ou hipomaníaca é provocada pelo consumo abusivo de substâncias (como álcool e drogas) ou por efeitos adversos de medicamentos (como antidepressivos e psicoestimulantes). Nesses casos, a manifestação do estado maníaco ou hipomaníaco ocorre exclusivamente sob tais influências.

TB devido a outra condição médica

Nesse tipo, os pacientes nunca apresentaram episódios claros de hipomania ou mania, mas exibem humor instável, com características mistas e oscilatórias, podendo manifestar fenômenos semelhantes aos da mania desencadeados por descompensações de doenças de base não relacionadas ao TB.

TB não especificado

Classificação utilizada para pacientes que não preenchem todos os critérios de diagnóstico para uma das categorias anteriores, mas que apresentam prejuízos significativos decorrentes dos sintomas.

MANIFESTAÇÕES NA INFÂNCIA E ADOLESCÊNCIA

Até pouco tempo, o diagnóstico de TB em crianças era motivo de controvérsia na comunidade científica, sobretudo quanto à sua validade. Isso se deve ao fato de que a manifestação infantil do transtorno apresenta diferenças significativas em relação à dos adultos, tanto na evolução quanto na sintomatologia.

Nos adultos, os episódios de depressão e mania tendem a ser mais prolongados e seguem ciclos definidos; nas crianças, essa alternância pode ocorrer diariamente, com sintomas atípicos, o que dificulta a identificação como depressão ou mania.

Em um mesmo dia, uma criança pode alternar entre momentos de desânimo e tristeza e fases de agitação e energia intensa; pode acordar de mau humor e, ao final do dia, estar eufórica. Além disso, sintomas físicos, como dores de cabeça e desconfortos abdominais, podem intercalar-se com períodos de energia excessiva. Nos quadros mais críticos, é comum o surgimento de pensamentos recorrentes sobre a morte e, frequentemente, tentativas de suicídio.

Estudos com adultos diagnosticados com TB indicam que aproximadamente 30% começaram a apresentar sintomas antes dos 15 anos. Uma análise retrospectiva de 983 pacientes do *STEP-BD* (*Systematic Treatment Enhancement Program for Bipolar Disorder*) mostrou que 28% dos casos surgiram antes dos 13 anos, 37% entre 13 e 18 anos e 35% após os 18 anos. Esses dados sugerem que entre 30% e 50% dos adultos com TB desenvolveram a condição antes dos 18 anos, mas não foram diagnosticados precocemente, o que impacta as estimativas de prevalência nessa faixa etária.

Pesquisas com adolescentes de 14 a 18 anos apontam prevalência de TB I e II em torno de 1%, embora outras indiquem taxas variando de 0,1% a 7,9%. O início precoce está associado a pior prognóstico, incluindo padrão de ciclagem rápida, ideação suicida e outras comorbidades psiquiátricas.

Uma investigação mostrou que a progressão para episódios maníacos ocorreu em 20% a 37% das crianças inicialmente diagnosticadas com transtorno depressivo maior.

Diagnóstico diferencial

O TB na infância pode apresentar sintomas sobrepostos a outras condições psiquiátricas, como Transtorno de Déficit de Atenção/Hiperatividade (TDAH), Transtorno de Ansiedade Generalizada (TAG), Transtorno de Conduta (TC) e Transtorno Disruptivo da Desregulacão de Humor (TDDH). A interpretação correta é fundamental, pois cada transtorno exige abordagens terapêuticas específicas.

- **TDAH:** ambos compartilham hiperatividade, impulsividade e desatenção, mas, no TB, os sintomas são mais intensos e incluem agitação psicomotora, fala rápida e desconexa, hipersexualidade, irritabilidade e agressividade. Além disso, psicoestimulantes tendem a melhorar o TDAH, mas podem agravar o TB.
- **TC:** ambos podem envolver grandiosidade e comportamentos agressivos, mas crianças com TB reagem de forma mais impulsiva, não propositalmente cruel.

- **TAG:** sintomas como pensamento acelerado, irritabilidade e insônia estão presentes em ambos, mas no TAG são persistentes e de menor intensidade, enquanto no TB relacionam-se aos episódios de mania.
- **TDDH:** pode apresentar irritabilidade crônica e explosões de raiva, mas não episódios de euforia ou grandiosidade, típicos do TB. Por essa razão, o TDDH foi incluído no *DSM-5-TR* para auxiliar na diferenciação entre irritabilidade crônica e episódios maníacos.

Outro ponto importante é que antidepressivos (como os ISRS) tendem a melhorar os sintomas depressivos, mas, no TB, podem desencadear euforia ou mania.

FATORES GENÉTICOS E NEUROBIOLÓGICOS

O TB resulta de uma combinação de fatores genéticos e ambientais. Estudos com pessoas adotadas sugerem que a transmissão entre gerações tem base predominantemente genética, enquanto o ambiente influencia a gravidade dos sintomas. A hereditariedade é estimada entre 60% e 80%.

Pesquisas genômicas identificaram diversos *lócus* associados ao TB, indicando uma transmissão poligênica. Em uma ampla pesquisa de associação genômica (*GWAS*) que analisou mais de 40.000 casos, foram encontrados 64 *lócus* relacionados à condição, com maior enriquecimento de alelos de risco em genes das vias de sinalização sináptica, expressos principalmente em neurônios do córtex pré-frontal e do hipocampo.

Estudos longitudinais recentes reforçam a natureza poligênica do transtorno e suas interações com outras condições psiquiátricas, como depressão maior e esquizofrenia. Há também evidências de que o TB pode estar relacionado a alterações no neurodesenvolvimento, especialmente em casos de início precoce e presença de sintomas psicóticos.

Além disso, identificaram-se disfunções mitocondriais, alterações na homeostase do cálcio e distúrbios do sono e dos ritmos circadianos. Fatores ambientais, como estresse crônico e inflamação de baixo grau, também têm sido associados ao transtorno, indicando que o estilo de vida pode agravar os sintomas.

TRATAMENTO

O tratamento do TB em crianças e adolescentes é uma área em desenvolvimento, com pesquisas indicando a eficácia e segurança das intervenções. No entanto, diversos fatores, como questões educacionais, limitações financeiras e, infelizmente, a falta de informação sobre o transtorno e suas opções de tratamento, fazem com que muitos familiares e pacientes abandonem o tratamento. Os medicamentos utilizados no controle do TB podem causar uma alta incidência de efeitos colaterais, mas esses efeitos podem ser geridos e minimizados quando são abordadas as particularidades de cada paciente. Por exemplo, o carbonato de lítio proporciona benefícios consideráveis, como a melhora do humor, a redução da frequência de episódios maníacos e a prevenção de tentativas de suicídio. No entanto, ele possui uma margem terapêutica estreita, que se refere à relação entre a dose administrada, os efeitos desejados e os efeitos adversos ou tóxicos. Isso enfatiza a importância de consultas médicas regulares e do monitoramento periódico dos níveis do medicamento no sangue.

A *Food and Drug Administration* (FDA), agência norte-americana responsável pela regulação de produtos de saúde, autorizou o uso de cinco medicamentos antipsicóticos para tratar episódios maníacos ou mistos em adolescentes e jovens com TB; incluem: aripiprazol, asenapina, olanzapina, quetiapina e risperidona. Para os episódios depressivos em jovens com depressão bipolar, a lurasidona e a combinação de olanzapina com fluoxetina também receberam aprovação. Apesar de os antipsicóticos serem eficazes no controle da mania, eles podem causar efeitos colaterais tanto a curto quanto a longo prazo. O lítio é uma opção amplamente utilizada para prevenir a recorrência de episódios maníacos ou mistos em adultos, e há evidências de que possa ser benéfico para jovens, especialmente na redução de sintomas depressivos e na prevenção de tentativas de suicídio. Contudo, sua eficácia pode ser menor do que a dos antipsicóticos em casos de episódios maníacos ou mistos. O divalproato de sódio e a oxcarbazepina, que são geralmente utilizados como anticonvulsivantes em crianças, possuem evidências derivadas de pesquisas realizadas com adultos de que possam ter efeitos estabilizadores de humor. No entanto, os ensaios clínicos randomizados realizados em crianças não mostraram sua eficácia comparada ao placebo. Eles são considerados como agentes complementares para pacientes que não respondem às monoterapias de primeira linha. Não há evidências que apoiem o uso de antidepressivos no tratamento do transtorno bipolar juvenil. No aspecto psicossocial, intervenções como a terapia cognitivocomportamental têm mostrado melhorias no controle emocional, no ambiente familiar e na socialização, sendo bem aceitas como um complemento ao tratamento medicamentoso.

REFERÊNCIAS

1. American Psychiatric Association. *Manual diagnóstico e estatístico de transtornos mentais: DSM-5-TR.* 5ª ed., texto revisado. Porto Alegre: Artmed; 2022.
2. Amerio A, Arduino G, Fesce F, Costanza A, Aguglia A, Amore M, et al. Advances in the management of bipolar disorder in children and adolescents: an update on the literature. *Expert Rev Neurother.* 2024;24(10):1011-24.
3. Bäckström B, Rask O, Knutsson J. Adolescent and family-focused cognitive-behavioral therapy for pediatric bipolar disorders: an open trial and individual trajectories study in routine psychiatric care. *Child Psychiatry Hum Dev.* 2024;55(6):1502-13.
4. Doerfler LA, Connor DF, Toscano PF Jr. Aggression, ADHD symptoms, and dysphoria in children and adolescents diagnosed with bipolar disorder and ADHD. *J Affect Disord.* 2011;131(1-3):312-9.
5. Hafeman DM, Rooks B, Merranko J, Liao F, Gill MK, Goldstein TR, et al. Lithium versus other mood-stabilizing medications in a longitudinal study of youth diagnosed with bipolar disorder. *J Am Acad Child Adolesc Psychiatry.* 2020;59(10):1146-55.
6. Hobbs E, Reed R, Lorberg B, Robb AS, Dorfman J. Psychopharmacological treatment algorithms of manic/mixed and depressed episodes in pediatric bipolar disorder. *J Child Adolesc Psychopharmacol.* 2022;32(10):507-21.
7. Kendler KS, Ohlsson H, Sundquist J, Sundquist K. An extended Swedish national adoption study of bipolar disorder illness and cross-generational familial association with schizophrenia and major depression. *JAMA Psychiatry.* 2020;77(8):814-22.
8. Kloiber S, Rosenblat JD, Husain MI, Ortiz A, Berk M, Quevedo J, et al. Neurodevelopmental pathways in bipolar disorder. *Neurosci Biobehav Rev.* 2020;112:213-26.
9. Luckenbaugh DA, Findling RL, Leverich GS, Pizzarello SM, Post RM. Earliest symptoms discriminating juvenile-onset bipolar illness from ADHD. *Bipolar Disord.* 2009;11(4):441-51.
10. O'Connell KS, Coombes BJ. Genetic contributions to bipolar disorder: current status and future directions. *Psychol Med.* 2021;51(13):2156-67.
11. Rantala MJ, Luoto S, Borráz-León JI, Krams I. Bipolar disorder: an evolutionary psychoneuroimmunological approach. *Neurosci Biobehav Rev.* 2021;122:28-37.
12. Scott MR, McClung CA. Bipolar disorder. *Curr Opin Neurobiol.* 2023;83:102801.
13. Stoddard J, Wiggins JL, Wakschlag LS. Defining the clinical boundary of disruptive mood dysregulation disorder symptoms in youth. *J Am Acad Child Adolesc Psychiatry.* 2021;60(2):216-8.
14. Tural Hesapcioglu S, Kasak M, Abursu H, Kafali S, Ceylan MF, Akyol M. A systematic review and network meta-analysis on comparative efficacy, acceptability, and safety of treatments in acute bipolar mania in youths. *J Affect Disord.* 2024;349:438-51.
15. Walter HJ, Bukstein OG, Abright AR, Keable H, Ramtekkar U, Ripperger-Suhler J, et al. Clinical practice guideline for the assessment and treatment of children and adolescents with anxiety disorders. *J Am Acad Child Adolesc Psychiatry.* 2020;59(10):1107-24.

17

Suicídio

PONTOS-CHAVE

1. Segundo relatórios da Organização Mundial da Saúde (OMS), mais de 700 mil pessoas tiram a própria vida anualmente, sendo essa a segunda principal causa de morte entre jovens de 15 a 29 anos. Entre crianças mais novas, o suicídio é considerado um fenômeno raro, uma vez que a imaturidade cognitiva limita a capacidade de planejar e executar um ato tão extremo.
2. O desenvolvimento do cérebro em adolescentes e jovens adultos ainda está em andamento, especialmente no que diz respeito ao córtex pré-frontal, área responsável pelo controle de impulsos, regulação emocional e tomada de decisões. Essa imaturidade neurológica pode aumentar a suscetibilidade a comportamentos impulsivos em situações de estresse intenso ou sofrimento emocional.
3. Estudos em neurociência revelam evidências de que indivíduos que tentaram suicídio apresentam alterações nos circuitos de recompensa, e aqueles que relatam pensamentos suicidas exibem alterações nos níveis de serotonina e dopamina — fatores que podem contribuir para distorções cognitivas, desesperança e dificuldades em visualizar alternativas ao sofrimento. Adicionalmente, estudos de neuroimagem funcional em jovens com tendências suicidas demonstram hiperatividade da amígdala, estrutura ligada à detecção de ameaças e à regulação do medo, o que pode aumentar a reatividade emocional e a sensibilidade a críticas e rejeições.

4. Pesquisas realizadas com pessoas que interagiram com jovens que tentaram ou consumaram suicídio identificam sinais de alerta que poderiam ter levado a intervenções preventivas. Por exemplo, meninas tendem a fazer mais tentativas, enquanto meninos têm maior probabilidade de consumar o ato. É preciso estar atento a esses sinais e aos grupos mais vulneráveis, pois um gesto empático ou uma palavra de apoio, no momento mais agudo, pode ser o alívio necessário para a dor profunda que leva alguém a pensar em acabar com a própria vida. A empatia e o suporte social têm efeito direto na regulação do estresse e na liberação de hormônios, como a ocitocina, que modulam o sistema límbico e ajudam a reduzir a sensação de isolamento e desamparo.

TERMINOLOGIA, EPIDEMIOLOGIA, FATORES DE RISCO

O comportamento suicida é um fenômeno complexo e multifatorial, que pode afetar pessoas de todas as idades, culturas e classes sociais.

Para a compreensão adequada do tema, é essencial delimitar alguns conceitos fundamentais:

- Suicídio: ato intencional de tirar a própria vida.
- Tentativa de suicídio: comportamentos nos quais a pessoa busca tirar a própria vida, mas que não resultam em morte.
- Ideação suicida: pensamentos, planos ou considerações sobre o suicídio, que podem variar em intensidade e frequência.
- Comportamento suicida: engloba o suicídio consumado, as tentativas de suicídio e a ideação suicida.
- Crise suicida: estado de risco iminente, no qual a pessoa necessita de intervenção imediata para preservação da vida.
- Prevenção do suicídio: conjunto de estratégias, políticas e intervenções destinadas a reduzir o risco de suicídio e oferecer apoio a pessoas em sofrimento psíquico.

Do ponto de vista epidemiológico, o comportamento suicida é influenciado por uma ampla interação de fatores genéticos, neurobiológicos, psicológicos e ambientais, configurando um importante problema de saúde pública mundial.

Estima-se que cerca de 90% das pessoas que cometem suicídio apresentem um ou mais transtornos mentais, destacando-se os Transtornos Depressivos, o Transtorno Bipolar e o transtorno de personalidade *borderline*. A ideação suicida, embora rara em crianças pequenas, é mais frequente entre crianças e adolescentes com dificuldades de regulação emocional e impulsividade.

Entre os principais fatores de risco estão: histórico de transtornos mentais, tentativas prévias de suicídio, uso abusivo de substâncias, eventos traumáticos, isolamento social e acesso a meios letais. Aspectos familiares, como conflitos, negligência ou histórico de suicídio em parentes próximos, também aumentam a vulnerabilidade.

Estudos de prevalência apontam que meninas tendem a realizar mais tentativas de suicídio, enquanto meninos apresentam taxas de mortalidade mais elevadas, possivelmente em razão do uso de métodos mais letais e da maior resistência em buscar ajuda emocional.

DADOS RECENTES E IMPACTOS DA PANDEMIA

Pesquisas epidemiológicas recentes apontam um aumento preocupante na prevalência e nos fatores de risco associados ao comportamento suicida entre crianças e adolescentes.

Uma meta-análise internacional demonstrou que a taxa de ideação suicida entre jovens varia de 14,3% a 22,6%, enquanto as tentativas de suicídio oscilam entre 4,6% e 15,8% . Adolescentes e jovens — especialmente aqueles com TDAH e transtornos depressivos — compõem o grupo de maior vulnerabilidade.

Embora as meninas tenham representado a maioria das internações, a mortalidade foi mais elevada entre os meninos, reforçando o padrão observado mundialmente reportado pela OMS em 2023. A literatura científica sugere que adolescentes do sexo feminino podem apresentar maior vulnerabilidade em virtude de fatores hormonais e neurobiológicos que influenciam a regulação do humor e a resposta ao estresse.

A pandemia de COVID-19 acentuou o impacto psicológico em crianças e adolescentes, agravando fatores de risco pré-existentes. O isolamento social, a ruptura de rotinas escolares e familiares, e o aumento dos níveis de ansiedade e estresse contribuíram para um cenário de maior vulnerabilidade emocional. Um estudo espanhol sobre internações hospitalares de adolescentes mostrou que o número de hospitalizações por tentativa de suicídio quadruplicou na última década, com redução inicial no primeiro ano da pandemia de COVID-19, seguida de um aumento de 2,5 vezes em 2021.

Em amostras comunitárias de pré-adolescentes (menores de 13 anos), a prevalência ao longo da vida de ideação suicida é de 15,1%, de tentativas de suicídio de 2,6% e de automutilação não suicida de 6,2%. Entre adolescentes, esses índices são ainda mais elevados: ideação suicida entre 19,8% e 24%, tentativas de suicídio entre 3,1% e 8,8%, e automutilação não suicida entre 17,2% e 18% .

No contexto brasileiro, estudos da Fiocruz (2024) e do Ministério da Saúde mostram que as taxas de suicídio entre jovens de 10 a 24 anos aumentaram cerca de 6% ao ano entre 2011 e 2022, com incremento médio de 29% nas notificações de autolesão nessa faixa etária.

A mortalidade por suicídio entre adolescentes (10–19 anos) subiu de 1,71 para 2,51 óbitos por 100 mil habitantes entre 2000 e 2015, com predominância do sexo masculino. Um levantamento nacional indicou ainda prevalência de ideação suicida de 7,7% entre adolescentes brasileiros, associada a fatores psicossociais e ambientais, como baixa escolaridade materna, uso de substâncias, e sedentarismo.

De acordo com os dados mais recentes da Academia Americana de Pediatria (2023) e dos *Centers for Disease Control and Prevention* – CDC (2024), o suicídio é a segunda principal causa de morte entre jovens de 10 a 24 anos nos Estados Unidos.

Entre crianças de 5 a 9 anos, o suicídio já figura como a décima causa de morte, tornando-se a segunda entre 10 a 14 anos e a terceira entre 15 a 24 anos.

FATORES GENÉTICOS, AMBIENTAIS E NEUROBIOLÓGICOS

Diversos fatores de risco genéticos e ambientais foram identificados em jovens que cometeram suicídio. Entre eles, destacam-se: presença de transtornos mentais; tentativas anteriores; experiências de *bullying*, abuso ou traumas emocionais severos; histórico familiar de suicídio; consumo excessivo de álcool e drogas; e fácil acesso a meios letais.

Estudos genéticos indicam que vários genes estão associados ao comportamento suicida, especialmente aqueles que regulam o ritmo circadiano e o metabolismo da tirosina, um precursor dos neurotransmissores dopamina e noradrenalina.

Além disso, mecanismos epigenéticos relacionados à regulação da resposta ao estresse e à neuroinflamação exercem influência importante. Em pessoas com histórico de tentativas, observa-se aumento na atividade do eixo hipotálamo–pituitária–adrenal, bem como níveis elevados de marcadores inflamatórios, como proteína C-reativa, *IL-1β*, *IL-6* e *TNF-α*.

Também foram descritos níveis reduzidos de fatores neurotróficos que afetam a plasticidade cerebral, como o BDNF (Fator Neurotrófico Derivado do Cérebro). Estudos de neuroimagem mostram que áreas importantes do cérebro — como os córtices frontal, ventral e dorsolateral, ligados à resposta ao estresse, à autorregulação emocional e às funções executivas — apresentam atividade alterada em indivíduos deprimidos que tentaram suicídio, em comparação aos que não tentaram.

PREVENÇÃO E INTERVENÇÃO

Investigações com familiares e amigos de jovens que tentaram ou consumaram o suicídio trazem alertas importantes para a prevenção. É fundamental estar atento a comentários sobre a morte, ao afastamento de atividades sociais, a sentimentos de autoimagem negativa, a frustrações intensas, à sensação de ser um peso para os outros e a conflitos intensos com namorados e pais.

Além disso, sintomas específicos de ansiedade e depressão — como preocupação excessiva, insônia e perda de apetite — devem ser considerados sinais de alerta. Questões financeiras, problemas legais, endividamentos e ameaças também se destacam como preditores relevantes.

Importa lembrar que nem todos os jovens que cometeram suicídio apresentaram esses sinais. Há casos em que o ato ocorre de forma rápida e impulsiva, sem qualquer planejamento prévio.

Influência da mídia e do ambiente digital

Outro aspecto relevante é a vulnerabilidade dos adolescentes à influência de notícias ou desafios virtuais relacionados ao suicídio. A forma como a mídia cobre o tema — muitas vezes sem intenção —, ou a proliferação de grupos on-line que promovem esses comportamentos, pode, em vez de prevenir, incentivar a escolha pelo suicídio.

Redes de apoio e fatores protetores

As evidências ressaltam a importância de identificar adolescentes e jovens vulneráveis, monitorar sintomas de ansiedade e depressão e estar atento aos sinais de risco iminente.

O atendimento médico oportuno e o tratamento adequado de transtornos mentais que possam gerar sintomas depressivos ou impulsivos são fundamentais para reduzir o risco.

A formação de redes de apoio, nas quais os jovens possam compartilhar angústias sem medo de julgamento, é um poderoso fator protetor. Isso requer forte engajamento da família e da escola na criação de um ambiente seguro e acolhedor, em que os jovens se sintam à vontade para discutir suas dores e recuperar a esperança de uma vida bem vivida.

REFERÊNCIAS

1. Pereira L, Andrade C, Farias AC. Risk factors for suicidal ideation among youth with ADHD and mood disorders. *Front Psychiatry*. 2023;14:115432.
2. Rodway C, Tham SG, Turnbull P, Kapur N, Appleby L. Suicide in children and young people: can it happen without warning? *J Affect Disord*. 2020;275:307-10. doi:10.1016/j.jad.2020.06.069.
3. Scott D, McGrath M, Beard N, Chislett S, Baldwin R, Nehme Z, et al. Adolescent suicidal behaviors during the COVID-19 pandemic in Australia: analysis of acute harms assessed via ambulance data. *J Adolesc Health*. 2024;74(5):908-15. doi:10.1016/j.jadohealth.2023.12.022.
4. Silveira A, Mendes C, Cordeiro ML. Ideação suicida em adolescentes brasileiros e fatores associados. *J Bras Psiquiatr*. 2022;71(2):123-30.
5. Silva D, Rocha M, Nunes L. Gender differences in neurobiological correlates of stress and depression in adolescence. *Neurosci Biobehav Rev*. 2023;145:105012.
6. Soto-Sanz V, Castellví P, Piqueras JA, Rodríguez-Marín J, Rodríguez-Jiménez T, Miranda-Mendizábal A, et al. Internalizing and externalizing symptoms and suicidal behaviour in young people: a systematic review and meta-analysis of longitudinal studies. *Acta Psychiatr Scand*. 2019;140(1):5-19. doi:10.1111/acps.13036.
7. UNICEF. Mental health and well-being of children and adolescents in the context of COVID-19. *New York: United Nations Children's Fund*; 2022.
8. Van Meter AR, Knowles EA, Mintz EH. Systematic review and meta-analysis: international prevalence of suicidal ideation and attempt in youth. *J Am Acad Child Adolesc Psychiatry*. 2023;62(9):973-86. doi:10.1016/j.jaac.2022.07.867.
9. Whalen D, et al. Prevalence of suicidal ideation and self-injury in preadolescents: a population-based study. *JAMA Psychiatry*. 2022;79(8):771-80.
10. Zhou X, Li S, Wang Y. Global prevalence of suicidal ideation and attempts among adolescents: a systematic review and meta-analysis. *J Am Acad Child Adolesc Psychiatry*. 2022;61(12):1395-1408.

18

Esquizofrenia de início precoce

PONTOS-CHAVE

1. A esquizofrenia é um transtorno crônico do neurodesenvolvimento que compromete de maneira significativa a qualidade de vida, especialmente quando se inicia precocemente durante a infância ou adolescência. Esse transtorno provoca alterações tanto estruturais como funcionais no cérebro, afetando a maneira como a pessoa percebe, interpreta e reage ao seu ambiente. Entre os principais efeitos negativos, destacam-se a desorganização do pensamento, dificuldades no processamento emocional e limitações nas interações sociais. A esquizofrenia compromete a iniciativa, a motivação e a criatividade, funções cognitivas fundamentais para a autonomia e a adaptação social. Durante os episódios agudos, a capacidade de diferenciar o real do imaginário pode ser gravemente prejudicada, colocando a pessoa em situações de vulnerabilidade e risco.
2. Pesquisas em neurociência indicam que a esquizofrenia está associada a disfunções nos circuitos córtico-subcorticais, especialmente entre o córtex pré-frontal e o sistema límbico, além de anormalidades nos níveis de dopamina e glutamato, neurotransmissores fundamentais para o equilíbrio das funções cognitivas e emocionais. Estudos de neuroimagem têm documentado a redução do volume de substância cinzenta em áreas como o hipocampo, a amígdala e o cíngulo anterior, estruturas que regulam as funções executivas, a memória e o controle emocional. Adicionalmente, outros estudos também obtiveram evidências de déficits no sistema de recompensa e alterações na conectividade funcional de redes neurais, como a rede de modo padrão (default mode network - DMN), que afetam diretamente a autopercepção e a fluidez do pensamento.

3. O diagnóstico e o início precoce do tratamento são fundamentais, pois ajudam a reduzir a frequência de surtos psicóticos, preservam funções cognitivas e favorecem uma melhor integração social. A duração da psicose não tratada está diretamente relacionada à gravidade dos sintomas negativos, à resistência ao tratamento e a piores prognósticos em termos de escolaridade, empregabilidade e funcionalidade geral. Quanto mais cedo a intervenção, maiores as chances de estabilização e recuperação funcional.

EPIDEMIOLOGIA E CLASSIFICAÇÕES CLÍNICAS

Segundo a Organização Mundial da Saúde, mais de 21 milhões de pessoas em todo o mundo são afetadas pela esquizofrenia, o que corresponde a uma incidência de um caso para cada 100 adultos. Os sintomas geralmente começam a aparecer por volta dos 18 anos nos homens e aos 25 nas mulheres. Embora a doença seja rara em crianças, há registros na literatura científica que indicam o surgimento de sintomas nessa faixa etária, com estimativas de que uma em cada 10.000 crianças possa ser afetada.

Quando os sinais surgem em crianças com menos de 13 anos, a esquizofrenia é classificada como de início muito precoce (*childhood-onset schizophrenia* – COS); entre 13 e 18 anos, é considerada de início precoce (*early-onset schizophrenia* – EOS). A prevalência de COS na população é baixa, cerca de 0,05%, enquanto a de EOS é um pouco maior, em torno de 0,25% ou menos. Na literatura médica, há relatos de casos em que os primeiros sintomas apareceram aos 3 e 5 anos. No entanto, o diagnóstico nessa faixa etária deve ser feito com cautela. Antes dos cinco anos, é comum que a criança passe por períodos de fantasias e pensamento mágico, o que não necessariamente indica desestruturação do pensamento. Após essa idade, geralmente próximo dos sete anos, a criança já deve apresentar um pensamento mais estruturado; assim, a manifestação de queixas, como ouvir vozes que outros não escutam, ver coisas que outros não veem, falta de interesse em interagir com os colegas ou isolamento social, deve alertar para um possível diagnóstico.

Aproximadamente 2% dos diagnósticos ocorrem antes dos 14 anos e 8,2% antes dos 18 anos, mas essa porcentagem sobe para 12% ao considerar diagnósticos relacionados ao espectro da esquizofrenia. Em uma análise mais abrangente, cerca de 18% dos diagnosticados apresentam os primeiros sintomas antes dos 18 anos. Tanto homens quanto mulheres são afetados de maneira semelhante, porém os homens são mais predispostos ao início precoce da doença e às comorbidades com transtornos do neurodesenvolvimento, enquanto as mulheres tendem a apresentar uma carga genética mais significativa.

Sintomas e manifestações clínicas

De acordo com o *DSM-5-TR*, todos os sinais clínicos observados em adultos com esquizofrenia também podem manifestar-se em crianças e adolescentes. No entanto, o início na infância costuma ser mais insidioso e progressivo, desenvolvendo-se ao longo de meses ou anos. Em geral, observa-se inicialmente uma mudança no comportamento, caracterizada por atitudes estranhas, retraimento social e prejuízo gradual nas funções cognitivas, até que os critérios diagnósticos completos sejam preenchidos.

Os sintomas da esquizofrenia dividem-se em positivos e negativos:

- Sintomas negativos correspondem à diminuição ou perda de funções cognitivas e emocionais, como embotamento afetivo, pobreza de discurso, avolição, anedonia e isolamento social.
- Sintomas positivos, por sua vez, envolvem distorções da percepção e do pensamento — incluindo alucinações, delírios e discurso desorganizado — e costumam emergir durante episódios de descompensação psicótica aguda. Esses episódios podem durar semanas ou meses e frequentemente coexistem com sintomas negativos persistentes.

O diagnóstico de esquizofrenia de início precoce (antes dos 18 anos) ou muito precoce (antes dos 13 anos) exige avaliação criteriosa, pois o quadro clínico pode se confundir com outras condições psiquiátricas ou neurodesenvolvimentais. A *American Academy of Child and Adolescent Psychiatry* (AACAP) enfatiza que é essencial diferenciar sintomas psicóticos verdadeiros de manifestações psicotic-like, frequentemente observadas em contextos de atraso do desenvolvimento, transtorno do espectro autista, experiências traumáticas, uso de substâncias ou imaginação vívida.

Os principais critérios diagnósticos e diferenciais incluem:

- Presença de sintomas psicóticos positivos — delírios, alucinações, discurso ou comportamento desorganizado, ou catatonia — por pelo menos um mês, com duração total da perturbação de no mínimo seis meses. Em crianças, alucinações visuais tendem a ser mais comuns, e os delírios costumam ser menos estruturados que em adultos.

- Declínio funcional significativo em relação ao nível pré-mórbido, com prejuízos evidentes no desempenho social, acadêmico e de autocuidado.
- Exclusão de outras condições que possam justificar o quadro, como transtornos do humor com sintomas psicóticos, transtornos do espectro autista, deficiência intelectual, uso de substâncias psicoativas e condições médicas gerais (ex.: epilepsia temporal, doenças metabólicas, encefalites autoimunes).
- Predominância de sintomas negativos e desorganizados — como afetividade embotada, avolição, discurso empobrecido e comportamento bizarro — mais intensa nos casos de início muito precoce, frequentemente associada a déficits cognitivos e atrasos no desenvolvimento global.
- Histórico de dificuldades neurodesenvolvimentais (atrasos motores, linguagem e habilidades sociais) é frequente, embora isoladamente não seja suficiente para o diagnóstico.

A AACAP recomenda avaliação longitudinal e multidisciplinar, envolvendo psiquiatras, neuropsicólogos e neuropediatras, com observação clínica continuada. O diagnóstico diferencial com transtornos do humor, autismo e outras psicoses requer tempo de observação, corroboração familiar e instrumentos de avaliação estruturados, pois a distinção entre sintomas psicóticos transitórios e esquizofrenia propriamente dita pode ser complexa no contexto infantojuvenil.

Fase pré-mórbida e evolução clínica

Ao analisar o histórico de adultos que foram diagnosticados com esquizofrenia, é notável que muitos deles demonstraram comportamentos incomuns na infância e adolescência, que precederam o surgimento dos sintomas psicóticos típicos da fase aguda da doença. Este período, denominado fase pré-mórbida, caracteriza-se por atraso no neurodesenvolvimento, dificuldades de linguagem, problemas escolares, comportamentos disruptivos, impulsividade e retraimento social. É comum que esses jovens recebam diagnósticos de outros transtornos do neurodesenvolvimento, como TEA, TDAH, transtornos de comportamentos disruptivos e deficiência intelectual, embora essas condições devam ser reconhecidas como distintas da esquizofrenia.

O início e a progressão da doença na infância apresentam características particulares. Diferentemente dos adultos, que geralmente vivenciam o surgimento dos sintomas de forma abrupta, em um surto psicótico, nas crianças, o início tende a ser mais gradual. Elas podem passar por longos períodos exibindo sintomas negativos e um declínio lento, porém constante, nas habilidades cognitivas e na linguagem, o que resulta em dificuldades de adaptação social. Pais e amigos frequentemente descrevem a criança como "estranha" ou "diferente".

Durante a adolescência, os sintomas positivos clássicos podem começar a emergir, um fenômeno que o jovem tem dificuldade em compreender e explicar. É comum que surjam alucinações auditivas, percebidas como vozes que os criticam ou até os incitam a cometer suicídio ou agredir outras pessoas. Alucinações visuais também podem ocorrer, incluindo experiências aterrorizantes com visões de monstros, esqueletos e demônios. O início precoce frequentemente está associado a sintomas mais severos e a um maior risco de resistência ao tratamento. Em termos cognitivos, podem surgir déficits relacionados à atenção, memória, funções executivas e velocidade de processamento.

Ademais, é comum haver dificuldades de comunicação, evidenciadas por meio de fala desconexa, raciocínio ilógico e comprometimento do discurso. Aproximadamente 20% dos pacientes apresentam um quociente de inteligência na faixa limítrofe, conforme avaliação em testes neuropsicológicos.

Diagnóstico diferencial

Alguns adolescentes podem vivenciar um agravamento desse declínio funcional, evidenciado por queda no desempenho escolar, descuido com a higiene pessoal, alterações no padrão de sono e apetite, oscilações de humor, comportamentos agressivos e isolamento social. Essas mudanças comportamentais, juntamente com a queda do rendimento escolar, evidenciam a importância de considerar diagnósticos diferenciais; por isso, é fundamental investigar outras condições clínicas que podem afetar o pensamento, como o uso de substâncias, episódios maníacos do transtorno bipolar, pensamentos intrusivos do transtorno obsessivo-compulsivo e doenças sistêmicas, como lúpus, encefalites autoimunes e crises convulsivas disperceptivas, entre outras.

Nesse contexto, é importante destacar que a presença de alucinações não deve ser o único critério para o diagnóstico de esquizofrenia em crianças. Esse sintoma pode ser uma manifestação normal, dependendo do estágio de desenvolvimento, ou pode ser consequência de outras condições além da esquizofrenia, como ansiedade intensa, transtorno de estresse pós-traumático e transtornos de personalidade.

TRANSTORNO DO ESPECTRO AUTISTA E ESQUIZOFRENIA

Estudos longitudinais indicaram que uma parte considerável de crianças apresentou diagnóstico de autismo muitos anos antes de receberem o diagnóstico de esquizofrenia. Embora tanto o autismo quanto a esquizofrenia sejam classificados como transtornos do neurodesenvolvimento, suas manifestações clínicas e trajetórias evolutivas diferem bastante.

Crianças com autismo costumam exibir sintomas precoces (antes dos três anos), que se caracterizam por dificuldades na comunicação verbal e não verbal, na interação social e na imaginação, além de apresentarem comportamentos rígidos e estereotipados. Por outro lado, crianças que desenvolvem esquizofrenia podem apresentar um leve atraso em habilidades cognitivas, como linguagem e raciocínio, mas os sintomas são frequentemente sutis nos primeiros anos e tendem a se intensificar à medida que crescem.

Quando os sinais se tornam claros, há uma alternância entre sintomas negativos persistentes e sintomas positivos, como alucinações e delírios, que normalmente duram pelo menos seis meses. Esses sintomas costumam aparecer gradualmente após os sete anos, intercalados com períodos de comportamentos considerados "normais". Segundo o *DSM-5-TR*, é possível diagnosticar evolutivamente a esquizofrenia mesmo na presença do Transtorno do Espectro Autista. A hipótese científica sugere que variações genéticas podem provocar alterações cerebrais durante o desenvolvimento, as quais estariam relacionadas a ambas as condições.

Fatores genéticos e ambientais

A esquizofrenia é uma condição de origens diversas e complexas, sendo alvo de inúmeras pesquisas que buscam elucidar suas causas e características associadas. Os principais fatores de risco resultam da interação entre a predisposição genética e eventos que ocorrem nas fases iniciais do neurodesenvolvimento. Estudos genômicos identificaram modificações em genes que influenciam o funcionamento dos neurônios e das sinapses em várias áreas do cérebro. Variantes raras nos genes *SETD1A*, *CUL1*, *XPO7*, *GRIA3*, *GRIN2A* e *RB1CC1* foram associadas a um aumento do risco de desenvolver a doença.

Na população em geral, a chance de alguém ter esquizofrenia varia de 1% a 2%. Quando há um parente de segundo grau com a condição, esse risco sobe para 2% a 6%; se o parente for de primeiro grau, a probabilidade aumenta para 6% a 13%; em gêmeos dizigóticos, o risco chega a 17%; e, em gêmeos monozigóticos, pode alcançar até 50%.

Diversos fatores de risco ambientais foram identificados, como a idade avançada do pai na fecundação, o uso de *cannabis*, traumas na infância, infecção materna por toxoplasmose durante a gestação e hipóxia perinatal. Também se considera a possibilidade de associação com a exposição ao vírus *influenza*, já que entre 7% e 15% das pessoas com esquizofrenia nasceram no inverno, época em que a incidência do vírus é mais alta. Esses fatores podem interagir com a predisposição genética em períodos críticos do desenvolvimento, especialmente no primeiro e no segundo trimestres da gestação e na adolescência. Eles podem induzir pequenas malformações ou lesões que afetam a conectividade neuronal, a plasticidade sináptica e influenciam os processos de maturação cerebral.

As lesões mais frequentes associadas incluem defeitos na formação do tubo neural e alterações na estrutura e no tamanho do cérebro, frequentemente resultantes de complicações perinatais, que são comuns em recém-nascidos prematuros ou com baixo peso ao nascer. Perda de oligodendrócitos e problemas na mielinização foram observados no cérebro de pacientes esquizofrênicos.

Adolescentes diagnosticados com a doença frequentemente apresentam redução no volume cerebral e aumento nos espaços líquidos (ventrículos laterais), indicando degradação de neurônios e redes neuronais em áreas adjacentes do lobo frontal e do hipocampo, regiões relacionadas às funções executivas e à memória. Em comparação com indivíduos saudáveis, pacientes esquizofrênicos podem apresentar uma diminuição de até quatro vezes no volume da substância cinzenta periventricular nas áreas frontal e temporal, além de um aumento progressivo no tamanho dos ventrículos laterais.

Um número significativo de indivíduos com esquizofrenia de início precoce apresenta essas anormalidades pré-mórbidas em exames de ressonância magnética. Esses achados ajudam a entender os mecanismos neurobiológicos subjacentes à esquizofrenia, embora não sejam utilizados como critérios diagnósticos. Os exames de neuroimagem são, em grande parte, utilizados para descartar outras condições médicas.

As evidências sobre alterações neuroquímicas, especialmente em relação à neurotransmissão dopaminérgica e aos receptores NMDA de glutamato, são apoiadas por dados diretos e indiretos. A disfunção dopaminérgica, por exemplo, é corroborada pelos efeitos positivos de medicamentos antidopaminérgicos sobre os sintomas da doença. Além disso, fatores psicológicos e sociais podem interagir com os riscos biológicos, influenciando o início, a evolução e a gravidade da esquizofrenia.

As emoções expressas no ambiente familiar exercem grande influência no desencadeamento e/ou agravamento de episódios agudos, além de afetar as taxas de recaída.

Tratamento

O tratamento de crianças afetadas pela esquizofrenia deve incluir suporte psicológico e educacional ao paciente e a seus familiares, além do uso contínuo de antipsicóticos, sempre com foco na individualização, otimização da terapia e monitoramento de possíveis efeitos adversos. O objetivo principal é aliviar os sintomas, reduzir a morbidade a longo prazo e prevenir recaídas. É importante estar sempre atento a outras condições comórbidas e possíveis estressores biopsicossociais, que podem impactar significativamente os resultados do tratamento.

A Organização Mundial da Saúde, juntamente com a Associação Internacional de Psicose Precoce, definiu diretrizes de tratamento baseadas em programas com melhores taxas de adesão e resultados. Essas diretrizes enfatizam a importância do acesso e do envolvimento dos pacientes no tratamento, da participação efetiva da família, da promoção da recuperação, da capacitação dos profissionais e da conscientização da comunidade. Os programas de intervenção precoce têm como objetivo oferecer esses padrões dentro dos contextos clínicos, sempre respaldados por formuladores de políticas assistenciais e pelo apoio da comunidade.

Diversos estudos têm demonstrado a segurança e a eficácia dos medicamentos antipsicóticos para os sintomas agudos da esquizofrenia na infância; no entanto, as crianças são mais suscetíveis aos seus efeitos adversos. A evidência atual destaca a necessidade de pesquisas com metodologias mais bem elaboradas para avaliar a eficácia e a segurança do uso prolongado desses antipsicóticos, além de explorar a viabilidade de terapias psicológicas, sejam elas isoladas ou combinadas com medicação, para essa faixa etária.

Os antipsicóticos de segunda geração são preferidos por sua melhor tolerabilidade e eficácia, sendo risperidona, olanzapina, quetiapina e aripiprazol os mais utilizados. A lurasidona e o brexpiprazol também foram aprovados nos Estados Unidos para uso em adolescentes. A clozapina é indicada para os casos de esquizofrenia resistente ao tratamento, mas seu uso requer monitoramento rigoroso devido ao potencial de efeitos adversos graves. A olanzapina está associada ao ganho de peso, enquanto a risperidona e a paliperidona podem elevar os níveis de prolactina.

O desafio clínico consiste em estabelecer dosagens ideais que controlem os sintomas e evitem recaídas. Doses mais elevadas podem aumentar o risco de efeitos colaterais, enquanto doses abaixo da mínima necessária podem aumentar significativamente o risco de recaída. Portanto, é essencial identificar e manter a dosagem mínima eficaz, adaptada a cada paciente. O tratamento geralmente começa com uma dose baixa, seguida de um aumento gradual até que se alcance uma resposta satisfatória ou até que se manifestem efeitos colaterais. A maioria das diretrizes sugere que pacientes que alcançam remissão devem continuar a terapia de manutenção; porém, não há consenso sobre a duração. Normalmente, a manutenção após um primeiro episódio agudo deve durar pelo menos dois anos, dependendo da gravidade dos sintomas, do nível de funcionamento da criança, dos efeitos colaterais e do perfil de risco-benefício envolvido. Após um segundo episódio, o tratamento antipsicótico provavelmente deverá ser continuado de forma indefinida, possivelmente por toda a vida, visando prevenir a progressão da doença.

A adesão aos antipsicóticos é um desafio clínico, especialmente entre os adolescentes e jovens. Nos casos em que a ingestão oral diária apresenta baixa adesão, os antipsicóticos injetáveis de ação prolongada podem ser uma boa opção. Os estudos sobre sua eficácia e segurança têm demonstrado resultados positivos nas taxas de recaída e de rehospitalização.

Evolução e prognóstico

Após o início dos sintomas agudos, a evolução da esquizofrenia pode ser classificada em diferentes fases, embora nem sempre essas etapas sejam claramente definidas. Alguns pacientes podem apresentar resistência ao tratamento, mantendo sintomas positivos, déficits cognitivos e dificuldades no autocuidado, além de dificuldades em se envolver em atividades sociais e educacionais. Para fins didáticos, é possível descrever essa sequência de eventos quando o tratamento é iniciado:

1. A **fase aguda** é marcada por sintomas positivos e comportamentos desorganizados, acompanhados de uma deterioração significativa no funcionamento da criança.
2. A **fase de melhora** ou **remissão** é caracterizada por sintomas negativos, comprometimento cognitivo e diminuição dos sintomas psicóticos agudos. Neste momento, pode ocorrer um quadro de depressão pós-psicótica.
3. A **fase residual** apresenta sintomas negativos persistentes, longos períodos sem sintomas positivos e comprometimento leve nas funções psicossociais.
4. Finalmente, a **fase de recuperação** é caracterizada por sintomas negativos e cognitivos mínimos, autocuidado adequado e um funcionamento social e educacional satisfatório.

Apesar dos avanços significativos na psicofarmacologia, a esquizofrenia ainda está associada a um prognóstico desfavorável em termos de aspectos cognitivos, psicossociais e econômicos. Um estudo longitudinal de 42 anos com 44 pacientes revelou que 25% das crianças tiveram uma recuperação completa, 25% mantiveram sintomas remanescentes e 50% continuaram com sintomas severos. O surgimento precoce dos sintomas está relacionado a um prognóstico pior, enquanto a eclosão aguda está associada a um prognóstico ligeiramente mais favorável.

Para melhorar os resultados, é necessário evoluir nos conceitos básicos. O ponto de partida é o diagnóstico precoce da esquizofrenia em crianças e adolescentes e, por consequência, uma rápida implementação do tratamento voltado para a remissão dos sintomas e a recuperação funcional, evitando recaídas e o desenvolvimento de resistência ao tratamento.

Avaliar e buscar resultados funcionais positivos e qualidade de vida é fundamental em todas as fases da doença.

REFERÊNCIAS

1. American Psychiatric Association. *Manual diagnóstico e estatístico de transtornos mentais: DSM-5-TR* (5ª ed., texto revisado). Porto Alegre: Artmed; 2022. [Tradução de Diagnostic and Statistical Manual of Mental Disorders: DSM-5-TR, American Psychiatric Association, 2022].
2. Correll CU, Arango C, Fagerlund B, Galderisi S, Kas MJ, Leucht S. Identification and treatment of individuals with childhood-onset and early-onset schizophrenia. Eur Neuropsychopharmacol. 2024 May;82:57–71. doi:10.1016/j.euroneuro.2024.02.005. Epub 2024 Mar 15. PMID: 38492329.
3. Crump CJ, Good ME, Abuelazm H, El-Mallakh RS. Narrative review of the advances in the pharmacotherapeutic management of juvenile-onset schizophrenia. Expert Opin Pharmacother. 2023 Jun;24(9):1039–1052. doi:10.1080/14656566.2023.2208269. Epub 2023 May 1. PMID: 37102321.
4. Farsi Z, Sheng M. Molecular mechanisms of schizophrenia: Insights from human genetics. Curr Opin Neurobiol. 2023 Aug;81:102731. doi:10.1016/j.conb.2023.102731. Epub 2023 May 26. PMID: 37245257.
5. Jauhar S, Johnstone M, McKenna PJ. Schizophrenia. Lancet. 2022 Jan 29;399(10323):473–486. doi:10.1016/S0140-6736(21)01730-X. PMID: 35093231.
6. McClellan J, Stock S; American Academy of Child and Adolescent Psychiatry (AACAP) Committee on Quality Issues (CQI). Practice parameter for the assessment and treatment of children and adolescents with schizophrenia. J Am Acad Child Adolesc Psychiatry. 2013 Sep;52(9):976–990. doi:10.1016/j.jaac.2013.02.008. PMID: 23972700.
7. Nakamura T, Takata A. The molecular pathology of schizophrenia: an overview of existing knowledge and new directions for future research. Mol Psychiatry. 2023 May;28(5):1868–1889. doi:10.1038/s41380-023-02005-2. Epub 2023 Mar 6. PMID: 36878965; PMCID: PMC10575785.
8. Owen MJ, Legge SE, Rees E, Walters JTR, O'Donovan MC. Genomic findings in schizophrenia and their implications. Mol Psychiatry. 2023 Sep;28(9):3638–3647. doi:10.1038/s41380-023-02293-8. Epub 2023 Oct 18. PMID: 37853064; PMCID: PMC10730422.
9. Pagsberg AK, Tarp S, Glintborg D, Stenstrøm AD, Fink-Jensen A, Correll CU, Christensen R. Acute antipsychotic treatment of children and adolescents with schizophrenia-spectrum disorders: a systematic review and network meta-analysis. J Am Acad Child Adolesc Psychiatry. 2017 Mar;56(3):191–202. doi:10.1016/j.jaac.2016.12.013. Epub 2016 Dec 29. PMID: 28219485.

10. Rantala MJ, Luoto S, Borráz-León JI, Krams I. Schizophrenia: The new etiological synthesis. Neurosci Biobehav Rev. 2022 Nov;142:104894. doi:10.1016/j.neubiorev.2022.104894. Epub 2022 Sep 28. PMID: 36181926.
11. Schmitt A, Falkai P, Papiol S. Neurodevelopmental disturbances in schizophrenia: evidence from genetic and environmental factors. J Neural Transm (Vienna). 2023 Mar;130(3):195–205. doi:10.1007/s00702-022-02567-5. Epub 2022 Nov 12. PMID: 36370183; PMCID: PMC9660136.
12. Stafford MR, Mayo-Wilson E, Loucas CE, James A, Hollis C, Birchwood M, Kendall T. Efficacy and safety of pharmacological and psychological interventions for the treatment of psychosis and schizophrenia in children, adolescents and young adults: a systematic review and meta-analysis. PLoS One. 2015 Feb 11;10(2):e0117166. doi:10.1371/journal.pone.0117166. PMID: 25671707; PMCID: PMC4324833.
13. Tandon R, Nasrallah H, Akbarian S, Carpenter WT Jr, DeLisi LE, Gaebel W, Green MF, Gur RE, Heckers S, Kane JM, Malaspina D, Meyer-Lindenberg A, Murray R, Owen M, Smoller JW, Yassin W, Keshavan M. The schizophrenia syndrome, circa 2024: What we know and how that informs its nature. Schizophr Res. 2024 Feb;264:1–28. doi:10.1016/j.schres.2023.11.015. Epub 2023 Dec 12. PMID: 38086109.
14. Yee CS, Bahji A, Lolich M, Vázquez GH, Baldessarini RJ. Comparative efficacy and tolerability of antipsychotics for juvenile psychotic disorders: a systematic review and network meta-analysis. J Clin Psychopharmacol. 2022 Mar–Apr;42(2):198–208. doi:10.1097/JCP.0000000000001506. PMID: 3502071.

19

Transtornos Alimentares

PONTOS-CHAVE

1. Os transtornos alimentares são condições complexas e relativamente frequentes entre adolescentes e jovens, caracterizadas por padrões alimentares disfuncionais, distorções na percepção da imagem corporal e preocupação excessiva com o peso e a aparência física. Essas condições resultam de uma interação multifatorial que envolve predisposição genética, alterações neurobiológicas e influências biopsicossociais, como pressão estética, perfeccionismo e experiências traumáticas.
2. Os transtornos mais comuns incluem anorexia nervosa, bulimia nervosa e transtorno da compulsão alimentar periódica. Cada um deles apresenta manifestações clínicas específicas, mas todos podem acarretar sérias consequências físicas, como desnutrição, problemas cardiovasculares e alterações hormonais, além de repercussões emocionais, como depressão, ansiedade e aumento do risco de suicídio.
3. O tratamento deve ser realizado de maneira multimodal, incluindo psicoterapia (preferencialmente com abordagens psicoeducacionais e cognitivo-comportamentais), suporte familiar estruturado e farmacoterapia com estabilizadores de humor e antipsicóticos atípicos. Um acompanhamento longitudinal cuidadoso é necessário para ajustar as intervenções de acordo com o desenvolvimento da criança, minimizar os efeitos colaterais e favorecer a adesão ao tratamento, prevenindo recaídas e promovendo um prognóstico mais favorável.

4. Estudos neurocientíficos indicam que pessoas com transtornos alimentares apresentam disfunções em circuitos cerebrais responsáveis pelo apetite, pela recompensa e pela autorregulação emocional. Pesquisas com ressonância magnética funcional mostraram alterações no córtex pré-frontal, que atua no autocontrole e na tomada de decisões; no corpo estriado, que participa da sensação de recompensa, da motivação, da formação de hábitos e da repetição de comportamentos; e na ínsula, envolvida na percepção do próprio corpo. Essas alterações ajudam a compreender comportamentos como a restrição alimentar severa, a compulsão e os episódios de purgação. Além disso, estudos também demonstraram desequilíbrios nos sistemas de neurotransmissores serotonina e dopamina. Na anorexia nervosa, observa-se com frequência hipersensibilidade à dopamina, fazendo com que a ingestão de alimentos seja percebida como aversiva, em vez de prazerosa. Já na compulsão alimentar, ocorre o oposto, com hiper-reatividade do sistema de recompensa que favorece comportamentos impulsivos e repetitivos de ingestão como tentativa de regular as emoções.
5. A pressão social em relação a padrões de beleza irreais e o estigma associado a esses transtornos frequentemente dificultam o reconhecimento do problema e o acesso ao tratamento, já que os jovens tendem a ocultar os sintomas por medo ou vergonha. A intervenção precoce é fundamental e deve ser realizada por meio de abordagem multidisciplinar, que inclua suporte nutricional, psicoterapia individual e familiar (como a terapia focada na família, FBT), acompanhamento médico e, quando necessário, uso de medicamentos para regulação do humor e da ansiedade. O tratamento deve focar não apenas na recuperação do peso, mas também na reestruturação cognitiva e emocional, buscando restaurar relação saudável com o corpo e com a alimentação.

ALIMENTAÇÃO, VÍNCULO E SIGNIFICADOS AO LONGO DA VIDA

Desde o nascimento, o ser humano, por meio da amamentação, não apenas recebe nutrição, mas também vivências sensoriais e sociais, manifestadas pelo toque, olhar, cheiro, sabor e calor humano. Ao longo da vida, os momentos dedicados à alimentação podem representar não só proximidade, interação e celebração, mas também, de forma paradoxal, conflitos, rigidez, rejeição e isolamento. As relações que formamos com a comida estão permeadas de significados profundos. Esses momentos podem evocar calma, felicidade e acolhimento, contribuindo para moldar um indivíduo seguro e resiliente ou, ao contrário, podem se tornar fatores de risco para o surgimento de transtornos mentais relacionados à alimentação. A recusa alimentar da jovem com anorexia, a compulsão do bulímico ou a complexa relação de amor, ódio e culpa que indivíduos com transtornos alimentares mantêm com a comida são exemplos dessas dinâmicas. A maneira como nos relacionamos com os alimentos pode revelar muito sobre como percebemos a nós mesmos e nos conectamos com o mundo ao nosso redor.

DEFINIÇÕES E CLASSIFICAÇÃO

Os transtornos alimentares manifestam-se por comportamentos prejudiciais à alimentação. Envolvem preocupação excessiva com o peso, percepção distorcida da imagem corporal e pressão autoimposta para se adequar a padrões estéticos consagrados pela sociedade. A gravidade pode variar, mas todas as condições têm potencial de causar sérias consequências para a saúde física e mental.

É importante esclarecer que a obesidade não é classificada como transtorno alimentar, pois não se trata de transtorno mental, mas de acúmulo excessivo de gordura corporal resultante de consumo calórico que supera o gasto energético. No entanto, a obesidade pode atuar como fator que desencadeia ou agrava transtorno mental, especialmente aqueles relacionados à ansiedade ou ao humor, e pode ser consequência de efeitos colaterais de medicamentos frequentemente utilizados no tratamento de transtornos mentais, como antipsicóticos e inibidores seletivos da recaptação de serotonina.

O *DSM-5-TR* classifica os transtornos alimentares com base nos comportamentos associados à alimentação. Entre as condições listadas, destacam-se: Pica, Transtorno de Ruminação, Transtorno Alimentar Restritivo/Evitativo, Anorexia Nervosa, Bulimia Nervosa e Transtorno da Compulsão Alimentar Periódica.

Pica

Pica é um distúrbio caracterizado pelo hábito repetitivo de ingerir substâncias sem valor nutricional, como papel, terra, giz, tecidos e cabelos, durante período mínimo de um mês. Os sintomas costumam aparecer entre o primeiro e o segundo ano de vida, sendo mais comuns em crianças com deficiência intelectual, transtornos do espectro autista e em jovens com esquizofrenia e anorexia nervosa. Em algumas crianças, a Pica pode ser motivada por carências de micronutrientes, como ferro e zinco, levando-as a consumir substâncias onde esses nutrientes estão presentes, como a terra. A identificação de deficiências nutricionais, juntamente com suplementação adequada, pode auxiliar na reversão desse comportamento, especialmente em crianças com desenvolvimento intelectual normal. É fundamental considerar o estágio de desenvolvimento antes de se chegar ao diagnóstico. Até os 18 meses, como observado por Freud, é comum que os pequenos coloquem objetos não comestíveis na boca, comportamento característico da fase oral.

Transtorno de Ruminação

Transtorno de Ruminação é caracterizado pelo ato de regurgitar alimentos após a ingestão. Esse comportamento geralmente começa a partir do terceiro mês de vida, de forma reflexa ou involuntária, mas, em algumas crianças, pode tornar-se crônico e voluntário. As regurgitações ocorrem sem esforço, podendo os alimentos ser engolidos novamente ou expelidos, muitas vezes como forma de aliviar desconfortos, como dor abdominal ou sensação de pressão.

Transtorno Alimentar Restritivo/Evitativo

Trata-se de condição na qual a criança apresenta aversão a determinados alimentos ou grupos alimentares, resultando em ingestão insuficiente de nutrientes e dificuldade para ganhar peso. Ao contrário da anorexia, que está relacionada a preocupações com peso e imagem corporal, essa aversão pode ser influenciada por fatores como falta de interesse, hipersensibilidade a texturas e sabores, além do medo de se engasgar ou sentir-se mal após a alimentação. Segundo o *DSM-5-TR*, esse transtorno pode ser diagnosticado isoladamente ou associado a outras condições médicas, particularmente em casos de doenças gastrointestinais, neuromusculares, câncer oculto, alergias e intolerâncias alimentares, que frequentemente se manifestam com vômitos, perda de apetite, dor abdominal ou diarreia. Também pode ser observado em crianças neurotípicas com antecedentes de engasgos acidentais, assim como em outros transtornos comportamentais, como Transtornos de Ansiedade, TOC, TEA e Esquizofrenia.

Anorexia Nervosa

Anorexia Nervosa é transtorno caracterizado por perda significativa de peso resultante da autoimposição de dietas rigorosas ou purgas. Essa situação é motivada por intenso medo de engordar e visão distorcida da imagem corporal. Muitas vezes, jovens com essa condição acreditam estar acima do peso, mesmo quando o índice de massa corporal está abaixo do ideal. Trata-se de transtorno grave, com potencial de consequências fatais, que afeta principalmente adolescentes, em sua maioria meninas, embora meninos também possam ser afetados. A ausência de menstruação é sinal comum. Embora o termo anorexia seja amplamente utilizado, pode não refletir com precisão essa característica do transtorno, pois sugere falta de apetite; na realidade, ocorre controle obsessivo do peso em busca da magreza. Classifica-se em dois subtipos, conforme as estratégias utilizadas para perder peso: tipo restritivo, que envolve jejum, dietas severas e exercícios excessivos; e tipo purgativo, caracterizado por episódios repetidos de purgação, como vômitos autoinduzidos e uso inadequado de laxantes, diuréticos e enemas.

Bulimia Nervosa

Bulimia Nervosa é caracterizada pela ingestão excessiva de alimentos em curto período, aproximadamente duas horas, seguida por comportamentos compensatórios inadequados, como purgação, para evitar o ganho de peso. Os métodos de purgação podem incluir indução de vômito, uso de laxantes, jejuns prolongados ou atividade física em excesso. Tanto os episódios de compulsão alimentar quanto os de purgação geralmente ocorrem de forma secreta e, ao contrário da anorexia, as pessoas com bulimia costumam apresentar peso considerado normal, o que pode dificultar o diagnóstico.

Transtorno da Compulsão Alimentar Periódica

É caracterizado por episódios recorrentes de consumo descontrolado de alimentos em curto espaço de tempo. Diferente da bulimia, não há comportamentos purgativos, mas costuma associar-se a intensa sensação de culpa ou sofrimento emocional. Essa condição pode estar relacionada à obesidade, embora não seja regra.

Ortorexia

Ortorexia é definida por obsessão extrema por alimentação saudável, o que pode resultar em hábitos alimentares restritivos e prejudiciais à saúde física e mental. Apesar de possíveis consequências negativas, ainda não é reconhecida como transtorno pelo *DSM-5-TR*.

PREVALÊNCIA

A prevalência de transtornos alimentares entre crianças e jovens apresenta variações significativas, dependendo do tipo de transtorno e da metodologia utilizada nas pesquisas. Fatores como faixa etária, gênero e país do estudo também influenciam esses índices. É fundamental distinguir entre hábitos alimentares desordenados e transtornos alimentares propriamente ditos. A prevalência de hábitos desordenados é de cerca de 22%, sendo mais comum em meninas, 30%, em comparação aos meninos, 17%. A prevalência de transtornos alimentares como anorexia nervosa, bulimia e transtorno da compulsão alimentar periódica varia de 5,5% a 17,9% entre mulheres e de 0,6% a 2,4% entre homens. Em crianças mais novas, pesquisa nacional realizada nos Estados Unidos revelou prevalência de 0,95%. Na população geral, incluindo crianças e adultos, a prevalência global é estimada entre 2% e 5%, sendo mais frequente entre mulheres, numa proporção de 2 a 3 para cada homem.

FATORES DE RISCO E ETIOLOGIA

Os transtornos alimentares têm origem complexa, resultante da interação de fatores psicológicos, socioculturais e biológicos. No aspecto psicológico, traços como ansiedade, negatividade emocional, baixa autoestima, perfeccionismo e desregulação emocional são riscos significativos. No contexto sociocultural, destaca-se a internalização do ideal de magreza, amplamente promovido pela mídia e pela sociedade, que contribui para a insatisfação corporal e para a adesão a comportamentos alimentares desordenados. Além disso, ambiente familiar disfuncional, caracterizado por controle excessivo sobre a alimentação, falta de apoio emocional e influência negativa de amigos nos hábitos alimentares, também é fator de risco relevante.

A genética desempenha papel fundamental. Pesquisas indicam que a hereditariedade varia entre 48% e 74%. Foram identificadas, em pessoas com transtornos alimentares, alterações em genes que regulam o apetite, como *AGRP, GHRL e BDNF.* Em casos em que transtornos alimentares coexistem com transtorno obsessivo-compulsivo, estudos sugerem vulnerabilidade genética compartilhada. O estresse crônico e suas repercussões na inflamação persistente podem potencializar comportamentos obsessivo-compulsivos associados a esses transtornos, e uma variedade de situações estressantes costuma estar presente na história das pessoas afetadas.

NEUROBIOLOGIA E CIRCUITOS CEREBRAIS

Os mecanismos cerebrais que regulam o apetite e o comportamento alimentar estão implicados nos transtornos alimentares e apresentam semelhanças com condições de dependência observadas em abuso de substâncias e jogos presenciais ou online. Frequentemente, as pessoas enfrentam dificuldades para controlar comportamentos indesejados, mesmo cientes de suas consequências prejudiciais. A sensação de compulsão e os padrões impulsivos estão ligados a sistemas cerebrais que regulam o autocontrole, a motivação e a recompensa. Estruturas como o hipotálamo, que regula sede e apetite; o córtex pré-frontal, associado ao autocontrole; e a amígdala, envolvida na memória emocional, estão interconectadas nesse processo.

Neurotransmissores

A variação nos neurotransmissores influencia a regulação emocional da ingestão alimentar. A serotonina afeta o humor e o apetite. Em pessoas com anorexia, pode haver hiperatividade do sistema serotoninérgico, resultando em elevada ansiedade em relação à alimentação. Na bulimia, a redução de serotonina pode desencadear episódios de compulsão alimentar. A dopamina, neurotransmissor-chave no sistema de motivação e recompensa, pode estar hiperativa na anorexia, levando a aversão ao prazer associado à comida. Em contraste, na compulsão alimentar, a redução de dopamina pode impulsionar o consumo excessivo. A noradrenalina também é importante no controle da fome e na resposta ao estresse, e sua desregulação pode agravar tanto a restrição alimentar quanto a compulsão.

Hormônios

A grelina e a leptina, com funções opostas na regulação do apetite e do equilíbrio energético, são determinantes. A grelina, produzida pelo estômago, estimula o apetite ao se ligar a receptores no hipotálamo, enquanto a leptina, secretada pelo tecido adiposo, inibe o apetite e promove a saciedade. Ambos os hormônios interagem com o sistema de recompensa dopaminérgico, modulando a sensibilidade à recompensa alimentar e influenciando o comportamento alimentar. O cortisol, hormônio relacionado ao estresse, geralmente apresenta níveis elevados em transtornos alimentares, contribuindo para a ansiedade e reforçando padrões alimentares disfuncionais. A questão que permanece é se essas alterações são primárias ou consequência dos transtornos alimentares.

TRATAMENTO

O tratamento frequentemente requer abordagem multidisciplinar, que inclua acompanhamento médico regular, suporte nutricional e psicoterapia individual e familiar. Considerando que comportamentos alimentares inadequados surgem de obsessões relacionadas à imagem corporal e que influências familiares e sociais têm impacto significativo na origem e na manutenção desses comportamentos, as intervenções psicológicas devem ser adaptadas ao contexto de vida do jovem.

Psicoterapias

A terapia Gestalt concentra-se em conflitos atuais como ponto de partida, nos quais o terapeuta seleciona um tema de conversa e observa as reações emocionais do jovem ao relatar suas experiências. Essas reações são tão informativas quanto os conflitos mencionados. A terapia de base psicanalítica busca compreender conflitos inconscientes que podem estar na raiz do transtorno alimentar, sugerindo que a recusa alimentar pode estar relacionada a traumas passados. À medida que essas memórias se tornam conscientes, a resolução do conflito torna-se possível. A terapia sistêmica considera a criança como parte de uma rede de relações em seu ambiente, e a recusa de alimentos pode estar associada a traumas relacionados a essas interações. Nesse contexto, as intervenções terapêuticas visam esclarecer como esses conflitos geram sintomas, permitindo que os envolvidos tomem ações para amenizá-los. A terapia familiar é amplamente reconhecida como tratamento eficaz, destacando-se sua efetividade no ganho e recuperação do peso. A terapia cognitivo-comportamental ensina o jovem a enfrentar os sintomas a partir de perspectiva racional, no controle das obsessões e dos medos, e na satisfação com a imagem corporal.

Intervenções baseadas em tecnologia

Estudos sobre técnicas baseadas em tecnologia online têm demonstrado resultados promissores, especialmente quando combinadas com autoajuda para os familiares.

Farmacoterapia e tratamento intensivo

O uso de medicamentos é considerado principalmente para transtornos comórbidos, como ansiedade, depressão e transtorno obsessivo-compulsivo.

Antidepressivos, como a fluoxetina, têm se mostrado eficazes na redução dos episódios de compulsão alimentar, mesmo em pacientes sem depressão. Além disso, sua utilidade na prevenção de recaídas em pacientes que já recuperaram o peso está sendo estudada, embora os resultados ainda não sejam conclusivos. A lisdexamfetamina demonstrou resultados positivos na redução da frequência de compulsão alimentar. Tratamentos intensivos, que incluem internação ou programas de tratamento domiciliar, podem ser necessários nos casos mais graves. Nessas circunstâncias, alguns estudos sugerem que a olanzapina pode ser útil como tratamento auxiliar, facilitando o ganho de peso.

PROGNÓSTICO E DESFECHOS

O prognóstico é influenciado por diversos fatores, incluindo tipo de transtorno, idade do paciente e abordagem terapêutica adotada. Intervenções psicoterapêuticas, especialmente a terapia cognitivo-comportamental e a terapia familiar, são fundamentais, enquanto a farmacoterapia pode ser benéfica em casos específicos, como na bulimia nervosa e no transtorno da compulsão alimentar periódica, TCA. A recuperação total é alcançada em cerca de 46% dos pacientes ao longo de vários anos, com taxa de cronicidade aproximada de 25%. A mortalidade associada aos transtornos alimentares é elevada, especialmente na anorexia nervosa, com índices significativamente superiores à média da população geral.

IDENTIFICAÇÃO PRECOCE E CONSCIENTIZAÇÃO

O reconhecimento precoce dos sintomas e a intervenção oportuna são fundamentais para melhorar o prognóstico. É preciso estar atento à tendência dos adolescentes de ocultar os sintomas. Quanto mais cedo o tratamento for iniciado, maiores as chances de recuperação total e de evitar complicações físicas e psicológicas a longo prazo. A conscientização de profissionais de saúde e educação sobre os sinais e sintomas dos transtornos alimentares é estratégia essencial para a identificação precoce dessas condições em escolares, onde sua prevalência é alta.

REFERÊNCIAS

1. American Psychiatric Association. *Manual diagnóstico e estatístico de transtornos mentais: DSM-5-TR* [tradução do Diagnostic and Statistical Manual of Mental Disorders: DSM-5-TR]. 5ª ed., texto revisado. Porto Alegre: Artmed; 2022.
2. Scharner S, Stengel A. Animal models for anorexia nervosa: a systematic review. *Front Hum Neurosci*. 2020;14:596381. doi:10.3389/fnhum.2020.596381.
3. Attia E, Walsh BT. Eating disorders: a review. *JAMA*. 2025 Mar 6. doi:10.1001/jama.2025.0132.

4. Rehn S, Raymond JS, Boakes RA, Kendig MD, Leenaars CHC. Behavioural and physiological effects of binge eating: a systematic review and meta-analysis of animal models. *Neurosci Biobehav Rev*. 2025;173:106135. doi:10.1016/j.neubiorev.2025.106135.
5. Bulik CM, Coleman JRI, Hardaway JA, Breithaupt L, Watson HJ, Bryant CD, et al. Genetics and neurobiology of eating disorders. Nat Neurosci. 2022;25(5):543-554. doi:10.1038/s41593-022-01071-z.
6. Couturier J, Isserlin L, Spettigue W, Norris M. Psychotropic medication for children and adolescents with eating disorders. *Child Adolesc Psychiatr Clin N Am*. 2019;28(4):583-592. doi:10.1016/j.chc.2019.05.005.
7. Datta N, Matheson BE, Citron K, Van Wye EM, Lock JD. Evidence-based update on psychosocial treatments for eating disorders in children and adolescents. *J Clin Child Adolesc Psychol*. 2023;52(2):159-170. doi:10.1080/15374416.2022.2109650.
8. Avena NM, Bocarsly ME. Dysregulation of brain reward systems in eating disorders: neurochemical information from animal models of binge eating, bulimia nervosa, and anorexia nervosa. *Neuropharmacology*. 2012;63(1):87-96. doi:10.1016/j.neuropharm.2011.11.010.
9. Treasure J, Eid L. Eating disorder animal model. *Curr Opin Psychiatry*. 2019;32(6):471-477. doi:10.1097/YCO.0000000000000550.
10. Flament MF, Bissada H, Spettigue W. Evidence-based pharmacotherapy of eating disorders. Int J *Neuropsychopharmacol*. 2012;15(2):189-207. doi:10.1017/S1461145711000381.
11. Frank GKW. From desire to dread: a neurocircuitry-based model for food avoidance in anorexia nervosa. *J Clin Med*. 2021;10(11):2228. doi:10.3390/jcm10112228.
12. Galmiche M, Déchelotte P, Lambert G, Tavolacci MP. Prevalence of eating disorders over the 2000–2018 period: a systematic literature review. *Am J Clin Nutr*. 2019;109(5):1402-1413. doi:10.1093/ajcn/nqy342.
13. Grilo CM. Treatment of eating disorders: current status, challenges, and future directions. *Annu Rev Clin Psychol*. 2024;20(1):97-123. doi:10.1146/annurev-clinpsy-080822-043256.
14. Hay PJ, Rankin R, Ramjan L, Conti J. Current approaches in the recognition and management of eating disorders. *Med J Aust*. 2023;219(3):127-134. doi:10.5694/mja2.52008.
15. Smith W, Azevedo EP. Hunger games: a modern battle between stress and appetite. J Neurochem. 2025;169(2):e70006. doi:10.1111/jnc.70006.
16. Keski-Rahkonen A. Eating disorders: etiology, risk factors, and suggestions for prevention. *Curr Opin Psychiatry*. 2024;37(6):381-387. doi:10.1097/YCO.0000000000000965.
17. Kotler LA, Walsh BT. Eating disorders in children and adolescents: pharmacological therapies. *Eur Child Adolesc Psychiatry*. 2000;9 Suppl 1:I108-116. doi:10.1007/s007870070024.
18. López-Gil JF, García-Hermoso A, Smith L, Firth J, Trott M, Mesas AE, et al. Global proportion of disordered eating in children and adolescents: a systematic review and meta-analysis. *JAMA Pediatr*. 2023;177(4):363-372. doi:10.1001/jamapediatrics.2022.5848.
19. Monteleone AM, Pellegrino F, Croatto G, Carfagno M, Hilbert A, Treasure J, et al. Treatment of eating disorders: a systematic meta-review of meta-analyses and network meta-analyses. *Neurosci Biobehav Rev*. 2022;142:104857. doi:10.1016/j.neubiorev.2022.104857.
20. van Gestel MA, Kostrzewa E, Adan RA, Janhunen SK. Pharmacological manipulations in animal models of anorexia and binge eating in relation to humans. *Br J Pharmacol*. 2014;171(20):4767-4784. doi:10.1111/bph.12789.
21. Rantala MJ, Luoto S, Krama T, Krams I. Eating disorders: an evolutionary psychoneuroimmunological approach. *Front Psychol*. 2019;10:2200. doi:10.3389/fpsyg.2019.02200.
22. Rashid MH, Deora N, Kolur SR, Malini SS, Sen P. Genetic predisposition and severity of eating disorders: a review. *CNS Neurol Disord Drug Targets*. 2025 Feb 21. doi:10.2174/0118715273372810250214054917.

23. Reinblatt SP, Redgrave GW, Guarda AS. Medication management of pediatric eating disorders. *Int Rev Psychiatry*. 2008;20(2):183-188. doi:10.1080/09540260801889120.
24. Sanzari CM, Levin RY, Liu RT. Prevalence, predictors, and treatment of eating disorders in children: a national study. *Psychol Med*. 2023;53(7):2974-2981. doi:10.1017/S0033291721004992.
25. Silén Y, Keski-Rahkonen A. Worldwide prevalence of DSM-5 eating disorders among young people. *Curr Opin Psychiatry*. 2022;35(6):362-371. doi:10.1097/YCO.0000000000000818.
26. Razzoli M, Pearson C, Crow S, Bartolomucci A. Stress, overeating, and obesity: insights from human studies and preclinical models. *Neurosci Biobehav Rev*. 2017;76(Pt A):154-162. doi:10.1016/j.neubiorev.2017.01.026.
27. Zhang J, Dulawa SC. The utility of animal models for studying the metabo-psychiatric origins of anorexia nervosa. Front Psychiatry. 2021;12:711181. doi:10.3389/fpsyt.2021.711181.
28. Udo T, Grilo CM. Prevalence and correlates of DSM-5-defined eating disorders in a nationally representative sample of U.S. adults. *Biol Psychiatry*. 2018;84(5):345-354. doi:10.1016/j.biopsych.2018.03.014.
29. Watson HJ, Palmos AB, Hunjan A, Baker JH, Yilmaz Z, Davies HL. Genetics of eating disorders in the genome-wide era. *Psychol Med*. 2021;51(13):2287-2297. doi:10.1017/S0033291720005474.
30. Yamamiya Y, Stice E. Risk factors that predict future onset of anorexia nervosa, bulimia nervosa, binge eating disorder, and purging disorder in adolescent girls. *Behav Ther*. 2024;55(4):712-723. doi:10.1016/j.beth.2023.10.002.

20

Transtornos de Eliminação (Enurese – Encoprese)

PONTOS-CHAVE

1. A aquisição do controle esfincteriano — ou seja, a capacidade de controlar voluntariamente a micção e a evacuação — é uma conquista do neurodesenvolvimento infantil que geralmente ocorre entre 2 e 5 anos de idade. A ausência desse controle após os quatro anos é classificada como enurese (urinária) ou encoprese (fecal). Embora fatores emocionais e contextuais possam influenciar essas condições, múltiplas evidências apontam para a contribuição de causas biológicas, como predisposição genética, atrasos na maturação do sistema nervoso central e falhas no processo de aprendizagem do uso do banheiro.
2. Em termos neurobiológicos, o controle esfincteriano está associado à maturação das vias corticoespinhais e à integração funcional entre o córtex pré-frontal (envolvido no planejamento e no autocontrole), a substância periaquedutal do mesencéfalo e o núcleo pontino de Barrington, estruturas responsáveis pela coordenação das respostas urinárias e intestinais. Estudos de neuroimagem funcional mostram que crianças com enurese noturna persistente apresentam padrões atípicos de ativação nessas regiões, além de resposta reduzida a sinais de distensão vesical durante o sono.
3. A genética também desempenha papel relevante: há maior prevalência de enurese em crianças com história familiar da condição, com estudos apontando hereditariedade entre 70% e 80% dos casos. Por outro lado, práticas inadequadas ou punitivas no treinamento do uso do banheiro podem contribuir para quadros de retenção fecal voluntária e encoprese funcional. O diagnóstico e a intervenção precoces são essenciais para minimizar os impactos emocionais e sociais. Estratégias comportamentais — que incluem psicoeducação dos familiares, implementação de rotinas alimentares e de uso do banheiro — e o uso de medicamentos têm se mostrado eficazes no controle do problema e na melhoria da qualidade de vida dessas crianças.

AQUISIÇÃO DO CONTROLE ESFINCTERIANO

A idade em que as crianças conseguem controlar a urina e as fezes (continência urinária e intestinal) varia bastante. Geralmente, essa habilidade é adquirida entre 2 e 5 anos de idade, sendo que a continência durante o dia costuma ser alcançada antes da noturna. A continência urinária diurna é observada entre 3 e 4 anos (média de 3,5 anos), enquanto a noturna tende a se manifestar um pouco mais tarde, por volta dos 4 anos. Em relação ao controle intestinal, um estudo longitudinal revelou que 32% das crianças conseguiram controlar tanto durante o dia quanto à noite aos 12 meses, 75% aos 24 meses e 97% aos 36 meses. Contudo, o controle total, sem acidentes, foi registrado em apenas 5% das crianças aos 24 meses, 11% aos 36 meses, 77% aos 48 meses e 91% aos 72 meses. Essas variações indicam que fatores como desenvolvimento individual, gênero, região e cultura podem influenciar o tempo necessário para alcançar o controle completo.

PRONTIDÃO E TREINAMENTO

Embora a continência urinária e intestinal normalmente se desenvolva entre 2 e 5 anos, o treinamento para o uso do banheiro pode ser iniciado entre 18 e 30 meses, quando a criança demonstra sinais de prontidão, como o desejo de usar o vaso sanitário ou a imitação do comportamento de irmãos mais velhos e adultos. Durante o treinamento, as crianças adquirem habilidades fisiológicas, cognitivas e emocionais essenciais para a continência. A literatura sugere que esse treinamento, quando iniciado entre 18 e 30 meses, pode estar associado a continência mais precoce, sem causar traumas emocionais ou problemas no funcionamento da bexiga ou do intestino. É fundamental observar certos cuidados, como a capacidade de andar, ficar em pé e sentar-se no vaso, além de um controle razoável sobre músculos da bexiga e do esfíncter anal. Essa avaliação pode ser feita observando os períodos em que a criança permanece seca durante o dia. Após os seis anos, a maioria das crianças deve ter desenvolvido a capacidade de reconhecer a necessidade de usar o banheiro, tanto de dia quanto à noite. No entanto, podem ocorrer escapes de fezes ou urina devido a fatores emocionais (como estresse ou ansiedade) ou físicos (como atrasos para urinar ou evacuar, constipação, gastroenterites e infecções urinárias).

INVESTIGAÇÃO E DIAGNÓSTICO DIFERENCIAL

A incontinência urinária ou fecal durante o dia, após os cinco anos, deve ser motivo de investigação, especialmente se a criança apresentar perda do controle após um período de continência; dificuldades cognitivas ou emocionais para perceber a necessidade de usar o banheiro; vergonha ou desconforto em relação ao uso do banheiro; mudanças significativas no comportamento, como ansiedade ou depressão; histórico familiar de incontinência; e sintomas de infecção do trato urinário ou gastroenterites. Após avaliar esses diagnósticos diferenciais, é possível considerar a presença de transtornos da eliminação, um tipo de transtorno do neurodesenvolvimento relacionado à eliminação inadequada de urina ou fezes, com sintomas que costumam ser diagnosticados na primeira infância, em idade mínima a partir dos cinco anos ou em nível de desenvolvimento equivalente. Esses transtornos incluem a enurese e a encoprese.

ENURESE

A enurese é caracterizada pela eliminação involuntária e recorrente de urina na roupa ou na cama, ocorrendo pelo menos duas vezes por semana durante um período mínimo de três meses consecutivos. As ocorrências causam prejuízos à criança, como baixa autoestima, limitação nas atividades sociais, sofrimentos por punições inadequadas dos cuidadores ou rejeição social. É fundamental excluir causas orgânicas, como efeitos colaterais de medicamentos, diabetes, espinha bífida e convulsões. A enurese é classificada em três subtipos, de acordo com o momento de ocorrência: 1) exclusivamente noturna; 2) exclusivamente diurna; 3) diurna e noturna.

Exclusivamente noturna (monossintomática)

Caracteriza-se pela perda de urina somente durante o sono noturno, geralmente nas primeiras três horas, sem a presença de outros sintomas durante o dia. É classificada como primária quando a criança nunca alcançou seis meses de continência contínua, e secundária quando houve período de continência noturna por seis meses ou mais, seguido de recaída. Nos casos primários, os principais fatores etiológicos incluem predisposição genética, atraso na maturação das funções do sistema nervoso central, parassonias e poliúria noturna. A incidência em crianças provenientes de famílias sem história de enurese é estimada em 15%; se um dos pais teve enurese, a taxa sobe para 44%; se ambos os pais tiveram enurese, aumenta para 77%. Os fatores que contribuem para a poliúria noturna incluem beber grandes volumes de líquido antes de dormir; ingestão de grandes quantidades de soluto, como sal ou açúcar; e diminuição da liberação de vasopressina pela hipófise durante a noite. Não há evidências científicas de que fatores psicossociais estejam relacionados; porém, Freud, na teoria psicanalítica, concebia a enurese noturna como ato simbólico do estado emocional da criança. Contrariamente, vários estudos demonstraram a inefetividade de intervenções de base psicanalítica no tratamento, o que não surpreende, visto que a enurese exclusivamente noturna realmente não é causada por fatores emocionais. Na enurese noturna monossintomática secundária, pode haver causa que tenha feito ressurgir o problema. Situações comuns incluem estresse pelo nascimento de um novo irmão, *bullying* ou conflitos entre os pais. Também é preciso atenção a causas orgânicas incipientes, como a ocorrência de diabetes ou convulsões durante o sono.

Exclusivamente diurna

Caracteriza-se por incontinência urinária de urgência, resultante de adiamento excessivo da micção ou comprometimento funcional do músculo detrusor da bexiga.

Diurna e noturna (não monossintomática)

Apresenta, além da enurese, outros sintomas relacionados ao trato urinário inferior, decorrentes de diversas causas subjacentes. Tanto na exclusivamente diurna quanto na diurna e noturna, há maior incidência de comorbidades com transtornos do neurodesenvolvimento, como TDAH, Transtorno Opositor-Desafiador, Transtorno de Conduta, Transtorno do Desenvolvimento da Linguagem e transtornos da aprendizagem, além de distúrbios do sono, como pernas inquietas, apneias do sono e parassonias. Uma resolução da enurese foi observada em 50% das crianças com apneia do sono submetidas à adenoamigdalectomia.

Avaliação e tratamento da enurese

A diferenciação entre as apresentações é fundamental para direcionar o tratamento e avaliar o prognóstico. A história detalhada é útil para distinguir enurese monossintomática e não monossintomática, além de auxiliar na identificação de comorbidades. O exame físico geralmente é normal na forma monossintomática, mas pode apresentar alterações e ser útil para identificar sinais de enurese não monossintomática. Se a suspeita for estabelecida, exame de urina e outros testes laboratoriais devem ser realizados para excluir infecções do trato urinário ou outras causas, como constipação, diabetes insípido, diabetes *mellitus* e insuficiência renal aguda.

A resolução espontânea é pouco provável quando há causa subjacente, e o controle é atingido com o tratamento dessa causa. A enurese monossintomática primária, por sua vez, tem bom prognóstico, com resolução espontânea na maioria dos casos. Estudos das últimas décadas levaram a mudança significativa na interpretação e na conduta. É importante reiterar à família que a situação não é culpa da criança e que há estratégias terapêuticas capazes de acelerar a continência, melhorar a qualidade de vida e evitar agravamentos. Estudos longitudinais indicam que os prejuízos se agravam, comprometendo autoestima e relacionamentos familiares e sociais, expondo a infecções urinárias e podendo comprometer a função imunológica. As intervenções são recomendadas assim que as crianças atingem idade em que o treinamento do uso do banheiro já não oferece bons resultados e os prejuízos começam a se evidenciar. A escolha da estratégia deve ser individualizada, considerando eficácia, adesão e preferências da família.

Uma opção é a terapia com alarmes, com dispositivos eletrônicos que despertam a criança ao detectar umidade. Outra opção é o uso de análogo do hormônio antidiurético, a desmopressina, eficaz na redução de episódios de enurese, especialmente quando há hiperprodução noturna de urina. Ambas as terapias apresentam resultados semelhantes durante o tratamento; estudos comparativos indicam maior taxa de recaída após suspensão da desmopressina, enquanto a terapia com alarmes pode oferecer vantagem na manutenção da continência a longo prazo. A combinação de ambas pode aumentar a eficácia e reduzir recaídas. Medicamentos anticolinérgicos, antidepressivos tricíclicos, antidiuréticos artificiais e estimulantes centrais, embora frequentemente prescritos, apresentam eficácia fraca e alta incidência de efeitos colaterais. Intervenções fisioterapêuticas, como eletroestimulação e treinamento dos músculos do assoalho pélvico, têm mostrado resultados promissores como tratamentos de segunda linha, especialmente em casos refratários.

ENCOPRESE

O *DSM-5-TR* define a encoprese como a liberação frequente de fezes em locais inadequados, como roupas, camas ou no chão, ocorrendo pelo menos uma vez por mês durante período mínimo de três meses. Essa condição pode ser influenciada por fatores maturacionais, biológicos ou emocionais, envolvendo mecanismos involuntários e intencionais, afetando crianças e adultos que já deveriam ter controle sobre suas evacuações, o que geralmente se espera a partir dos quatro anos. O impacto emocional é significativo, afetando autoestima, relacionamentos e qualidade de vida, o que torna o diagnóstico e a intervenção precoce extremamente importantes. É necessário investigar outras condições que possam mimetizar a encoprese, como efeitos laxativos de certos alimentos ou substâncias, além de problemas médicos que causem constipação crônica.

Em crianças de 3 a 5 anos, a encoprese pode estar relacionada a comportamentos opositores, provocativos e desafiadores comuns nessa faixa etária; se tais comportamentos persistirem em idades mais avançadas, é importante considerar comorbidades, como Transtorno Opositor-Desafiador e TC. Em crianças mais velhas, é preciso atenção a causas psicológicas nem sempre reveladas pelas famílias, como medo, estresse, raiva e angústia ligados a *bullying*, abuso ou maus-tratos. Em adolescentes, é relevante investigar hábitos alimentares inadequados, falta de rotinas para evacuação, hemorroidas e, em casos menos frequentes, uso de laxantes para controle de peso. A prevalência tende a diminuir com a idade, sendo rara na adolescência, afetando cerca de 3% aos 4 anos, 2% aos 6 anos e 1,6% entre 10 e 11 anos.

Fisiologia e mecanismos da constipação

A constipação é o principal critério para classificar a encoprese, podendo ser retentiva, quando associada ao acúmulo de fezes no cólon, ou não retentiva, quando ocorre independentemente da constipação. Um controle eficaz da evacuação requer integração e funcionamento harmonioso entre sistema nervoso central, sistema nervoso autônomo, trato gastrointestinal, músculos do assoalho pélvico e esfíncter anal. O esfíncter anal interno, composto por músculo liso, é controlado automaticamente pelo sistema nervoso entérico e pelos segmentos sacrais (S2-S4) da medula espinhal. A presença de fezes no reto ativa o reflexo inibitório retoanal, promovendo o relaxamento do esfíncter anal interno e facilitando a evacuação. O esfíncter anal externo, formado por músculo estriado, está sob controle voluntário, mediado pelo nervo pudendo (S2-S4), permitindo reter a evacuação até que seja socialmente apropriado. A coordenação entre o relaxamento do esfíncter anal interno e a contração do esfíncter anal externo é a base para a continência fecal.

Em crianças com encoprese, esse mecanismo pode estar comprometido, possivelmente por imaturidade do sistema nervoso, treinamento inadequado para controle da evacuação ou como resultado de constipação. Treinamento mal conduzido ou excessivamente rígido pode levar à resistência à evacuação, resultando em retenção fecal. Essa retenção pode causar dor quando a criança tenta evacuar, levando-a a evitar o banheiro e provocando acúmulo de fezes, o que causa distensão do reto, diminui a sensibilidade local e reduz o desejo de evacuar. Além disso, a retenção fecal pode estimular contrações paradoxais do esfíncter anal externo, dificultando a saída das fezes e perpetuando ciclo de constipação, dor e incontinência fecal por transbordamento. A constipação também pode resultar de comportamentos funcionais, como retenção após experiências dolorosas ou aterradoras de evacuação, ocasionadas por fissuras ou hemorroidas. Essas vivências podem levar a contração excessiva e prolongada dos músculos do assoalho pélvico e do esfíncter anal em resposta ao desejo de evacuar, criando ciclo de retenção e endurecimento das fezes. Estudos de manometria anorretal em crianças com encoprese e constipação crônica evidenciam desequilíbrio no controle neuromuscular da defecação, com tempo de relaxamento prolongado do esfíncter anal interno e recuperação lenta da pressão basal, contribuindo para a incontinência.

Tratamento da encoprese

O tratamento deve ser individualizado, considerando os fatores que desencadearam a condição, sua gravidade e a resposta às intervenções iniciais voltadas a modificar hábitos alimentares e intestinais. A orientação familiar é essencial para abordar questões que perpetuam a constipação e a encoprese. O objetivo é interromper o ciclo de retenção e promover defecação regular, restaurando a continência intestinal. Pressões excessivas ou atitudes agressivas podem reforçar padrões opositivos ou obsessivos que agravam a constipação. A psicoeducação incentiva a congruência entre os pais nas estratégias adotadas e a adoção de posturas mais acolhedoras e assertivas, como uso de reforço positivo, dietas com alimentos laxantes e horários fixos para ir ao banheiro. A psicoterapia pode ajudar a criança a enfrentar os problemas emocionais e familiares que frequentemente surgem.

O uso de laxantes é indicado para aliviar o desconforto ou a dor causados pela constipação. A combinação de programas de modificação comportamental com laxantes tem mostrado eficácia; estudo randomizado indicou que essa combinação foi mais eficaz do que a modificação comportamental isolada, apresentando remissão mais rápida e significativa nas primeiras 30 semanas de acompanhamento. Em casos selecionados, a terapia de biofeedback anorretal pode melhorar a dinâmica da defecação, embora sua eficácia ainda não esteja totalmente comprovada. Para situações que não respondem ao tratamento convencional ou que exigem abordagem mais emergencial, o uso de enemas pode ser necessário. Nos casos mais complexos, o enema de continência anterógrada, procedimento cirúrgico com implantação de tubo de apendicostomia ou cecostomia para administração de enemas, tem se mostrado efetivo na redução de internações para desimpactação fecal. Em crianças com deficiências de desenvolvimento, como transtorno do espectro autista, além dos tratamentos para constipação, podem ser necessárias intervenções específicas, com base em técnicas da Análise do Comportamento Aplicado (ABA).

REFERÊNCIAS

1. American Psychiatric Association. *Manual diagnóstico e estatístico de transtornos mentais: DSM-5-TR* [tradução do *Diagnostic and Statistical Manual of Mental Disorders: DSM-5-TR*]. 5ª ed., texto revisado. Porto Alegre: Artmed; 2022.
2. Ayub SS, Zeidan M, Larson SD, Islam S. Long-term outcomes of antegrade continence enema in children with chronic encopresis and incontinence: what is the optimal flush to use? *Pediatr Surg Int*. 2019;35(4):431-438. doi:10.1007/s00383-018-4416-0.
3. Baird DC, Bybel M, Kowalski AW. Toilet training: common questions and answers. *Am Fam Physician*. 2019;100(8):468-474. PMID: 31613577.
4. Baroud E, Zar-Kessler C, Bender S. A child psychiatry perspective on encopresis. *J Am Acad Child Adolesc Psychiatry*. 2022;61(7):851-853. doi:10.1016/j.jaac.2021.12.011.
5. Caldwell PHY, Codarini M, Stewart F, Hahn D, Sureshkumar P. Alarm interventions for nocturnal enuresis in children. *Cochrane Database Syst Rev*. 2020;2020(5):CD002911.
6. Chua ME, Fernandez N, Ming JM, Silangcruz JMA, Dos Santos J, Lorenzo AJ, Koyle et al. Neurostimulation therapy for pediatric primary enuresis: a meta-analysis. *Urology*. 2017;106:183-187. doi:10.1016/j.urology.2017.04.035.
7. Church JT, Simha S, Wild LC, Teitelbaum DH, Ehrlich PF. Antegrade continence enemas improve quality of life in patients with medically-refractory encopresis. *J Pediatr Surg*. 2017;52(5):778-782. doi:10.1016/j.jpedsurg.2017.01.042.
8. de Groat WC, Griffiths D, Yoshimura N. Neural control of the lower urinary tract. *Compr Physiol*. 2015;5(1):327-396. doi:10.1002/cphy.c130056.
9. Di Lorenzo C, Benninga MA. Pathophysiology of pediatric fecal incontinence. *Gastroenterology*. 2004;126(1 Suppl 1):S33-S40. doi:10.1053/j.gastro.2003.10.012.
10. Eliezer DD, Samnakay N, Starkey MR, Deshpande AV. Effectiveness of standard urotherapy (basic bladder advice) and combination therapies in managing bladder dysfunction in children with treated behavioral disorders: results of a prospective cohort (DABBED) study. *Low Urin Tract Symptoms*. 2021;13(4):490-496.
11. Eiselen C, Trajanovska M, Griffith A, Phan T, Goldfeld S, Gibb S, et al. Audit of enuresis referrals on the waiting list for a tertiary hospital outpatient clinic. *J Paediatr Child Health*. 2021;57(10):1645-1650. doi:10.1111/jpc.15582.
12. Fowler CJ, Griffiths D, de Groat WC. The neural control of micturition. *Nat Rev Neurosci*. 2008;9(6):453-466. doi:10.1038/nrn2401.
13. Gasthuys E, Dossche L, Michelet R, Nørgaard JP, Devreese M, Croubels S, et al. Pediatric pharmacology of desmopressin in children with enuresis: a comprehensive review. *Paediatr Drugs*. 2020;22(4):369-383.
14. Jansson UB, Hanson M, Sillén U, Hellström AL. Voiding pattern and acquisition of bladder control from birth to age 6 years — a longitudinal study. *J Urol*. 2005;174(1):289-293. doi:10.1097/01.ju.0000161216.45653.e3.
15. Largo RH, Stutzle W. Longitudinal study of bowel and bladder control by day and at night in the first six years of life. I: Epidemiology and interrelations between bowel and bladder control. *Dev Med Child Neurol*. 1977;19(5):598-606. doi:10.1111/j.1469-8749.1977.tb07993.x.

16. Loening-Baucke V. Functional fecal retention with encopresis in childhood. *J Pediatr Gastroenterol Nutr*. 2004;38(1):79-84. doi:10.1097/00005176-200401000-00018.
17. Nevéus T, Fonseca E, Franco I, Kawauchi A, Kovacevic L, Nieuwhof-Leppink A, et al. Management and treatment of nocturnal enuresis — an updated standardization document from the International Children's Continence Society. *J Pediatr Urol*. 2020;16(1):10-19. doi:10.1016/j.jpurol.2019.12.020.
18. Nolan T, Debelle G, Oberklaid F, Coffey C. Randomised trial of laxatives in treatment of childhood encopresis. *Lancet*. 1991;338(8766):523-527. doi:10.1016/0140-6736(91)91097-E.
19. Önol FF, Guzel R, Tahra A, Kaya C, Boylu U. Comparison of long-term efficacy of desmopressin lyophilisate and enuretic alarm for monosymptomatic enuresis and assessment of predictive factors for success: a randomized prospective trial. *J Urol*. 2015;193(2):655-661. doi:10.1016/j.juro.2014.08.088.
20. Peng CC, Yang SS, Austin PF, Chang SJ. Systematic review and meta-analysis of alarm versus desmopressin therapy for pediatric monosymptomatic enuresis. *Sci Rep*. 2018;8(1):16755. doi:10.1038/s41598-018-34935-1.
21. Pinto M, Jacobsohn L, Florindo-Silva F, Costa E Silva L. Physiotherapy intervention on monosymptomatic nocturnal enuresis: a systematic review. *Eur J Phys Rehabil Med*. 2024;60(6):1051-1059. doi:10.23736/S1973-9087.24.08483-1.
22. Raghunath N, Glassman MS, Halata MS, Berezin SH, Stewart JM, Medow MS. Anorectal motility abnormalities in children with encopresis and chronic constipation. *J Pediatr*. 2011;158(2):293-296. doi:10.1016/j.jpeds.2010.07.063.
23. Rao SS, Benninga MA, Bharucha AE, Chiarioni G, Di Lorenzo C, Whitehead WE. ANMS-ESNM position paper and consensus guidelines on biofeedback therapy for anorectal disorders. *Neurogastroenterol Motil*. 2015;27(5):594-609. doi:10.1111/nmo.12520.
24. Rangel RA, Seabra CR, Ferrarez CEPF, Soares JL, Choi M, Cotta RG, et al. Quality of life in enuretic children. *Int Braz J Urol*. 2021;47(3):535-541.
25. Schum TR, Kolb TM, McAuliffe TL, Simms MD, Underhill RL, Lewis M. Sequential acquisition of toilet-training skills: a descriptive study of gender and age differences in normal children. *Pediatrics*. 2002;109(3):E48. doi:10.1542/peds.109.3.e48.
26. Shreeram S, He JP, Kalaydjian A, Brothers S, Merikangas KR. Prevalence of enuresis and its association with attention-deficit/hyperactivity disorder among U.S. children: results from a nationally representative study. *J Am Acad Child Adolesc Psychiatry*. 2009;48(1):35-41. doi:10.1097/CHI.0b013e318190045c.
27. Sureshkumar P, Jones M, Caldwell PH, Craig JC. Risk factors for nocturnal enuresis in school-age children. *J Urol*. 2009;182(6):2893-2899. doi:10.1016/j.juro.2009.08.060.
28. Swanwick T. Encopresis in children: a cyclical model of constipation and faecal retention. *Br J Gen Pract*. 1991;41(353):514-516.
29. von Gontard A. Elimination disorders: a critical comment on DSM-5 proposals. *Eur Child Adolesc Psychiatry*. 2011;20(2):83-88. doi:10.1007/s00787-010-0152-2.
30. Yang SS, Zhao LL, Chang SJ. Early initiation of toilet training for urine was associated with early urinary continence and does not appear to be associated with bladder dysfunction. *Neurourol Urodyn*. 2011;30(7):1253-1257. doi:10.1002/nau.20982.
31. Zhu B, Zou K, He J, Huang X, Zhu W, Harb AKA, et al. Sleep monitoring of children with nocturnal enuresis: a narrative review. *Front Pediatr*. 2021;9:701251.

21

Terapias comportamentais e psicofarmacológicas

PONTOS-CHAVE

1. O tratamento de transtornos mentais em crianças e adolescentes requer uma abordagem multimodal, o que pode envolver diferentes profissionais, intervenções e métodos terapêuticos. Essa estratégia considera as particularidades de cada paciente como o estágio de desenvolvimento neurobiológico, o perfil neuropsicológico, a natureza dos sintomas, possíveis comorbidades, as condições socioeconômicas e dinâmica familiar.
2. Estudos neurocientíficos do neurodesenvolvimento tem demonstrado que o cérebro infantil está em constante reorganização sináptica, com alta plasticidade cortical — especialmente nas regiões pré-frontais e límbicas, que regulam as funções executivas, o controle emocional e o comportamento social. Esse processo torna os circuitos neurais mais responsivos tanto a estímulos ambientais quanto às intervenções terapêuticas. Assim, intervenções precoces, estruturadas e integradas — que combinem estratégias psicoterapêuticas, psicoeducacionais e farmacológicas — são fundamentais para reorganizar trajetórias de desenvolvimento atípicas e mitigar impactos emocionais e funcionais. A escolha do tratamento deve ser sempre personalizada, considerando os perfis neuropsicológicos e a neuroplasticidade específicas de cada fase do neurodesenvolvimento.
3. O tratamento de transtornos mentais em crianças e adolescentes deve ser personalizado, adaptado às características sintomáticas, cognitivas e emocionais únicas de cada criança, assim como à dinâmica e condições socioeconômicas da família. A psicoeducação tanto para os pais quanto para a criança é uma estratégia fundamental para facilitar a compreensão do transtorno, o que pode promover uma maior adesão ao tratamento. As intervenções comportamentais e farmacológicas devem ser complementares e sinérgicas em seus objetivos de aliviar os sintomas e promover um melhor desempenho cognitivo e bem-estar emocional. A seguir, serão descritas as diferentes técnicas de intervenção comportamental e suas indicações, considerando as necessidades específicas de cada criança

TERAPIAS PSICOLÓGICAS E INTERVENÇÕES COMPORTAMENTAIS

As intervenções psicoterápicas em crianças e adolescentes devem ser sempre individualizadas, considerando o nível de desenvolvimento cognitivo, o contexto familiar e escolar, e o diagnóstico principal. Abaixo, estão descritas as principais abordagens com base em evidências científicas, suas indicações e fundamentos teóricos.

Psicoterapia comportamental

Também conhecida como psicoterapia behaviorista. Utiliza técnicas estruturadas de condicionamento, como reforço positivo e reforço negativo, para modificar comportamentos indesejados ou disfuncionais. O foco é a observação e a mensuração dos comportamentos, e não necessariamente a análise de pensamentos e emoções.

- Indicações: fobias, transtornos de ansiedade, sintomas do espectro autista, TDCIC.

Análise do Comportamento Aplicada (ABA – *Applied Behavior Analysis*)

Envolve técnicas baseadas nos princípios científicos da análise do comportamento aplicada para estimular mudanças positivas em comportamentos críticos ou desadaptativos. O modelo tem base teórica sólida, fundamentada nas teorias de Skinner a partir de observações do comportamento animal e humano. Identifica comportamentos-alvo, suas causas, locais e condições em que ocorrem e estabelece objetivos específicos para modificá-los, além de indicadores para mensurar o progresso. Utiliza técnicas como reforço positivo e modelagem para ensinar habilidades e reduzir comportamentos críticos. Os conceitos de ABA são utilizados em diversas terapias e em diferentes áreas da reabilitação, como psicologia, fonoaudiologia e terapia ocupacional.

- Indicações: TEA, dificuldades de comportamento, déficits de comunicação e aprendizagem.
- Áreas de aplicação: psicologia, fonoaudiologia e terapia ocupacional.

Terapia cognitivo-comportamental (TCC)

Tem como foco auxiliar a criança a identificar pensamentos e comportamentos disfuncionais ou desadaptativos e reestruturá-los. Como o enfoque é cognitivo, é indicada para crianças que apresentam inteligência normal. Envolve treinamento emocional para gerenciar as emoções, exposição gradual a situações sociais desafiadoras, reforço de comportamentos positivos e *feedback* aos pacientes sobre como aprimorar as interações.

- Indicações: transtornos de ansiedade, fobias, TOC, transtorno depressivo.
- Observação: por exigir capacidade cognitiva de introspecção, é mais indicada para crianças com inteligência dentro da faixa normal.

Psicoterapia de grupo

Baseia-se no compartilhamento de experiências e no suporte mútuo entre os participantes, com mediação de um terapeuta. Favorece o sentimento de pertencimento e a aprendizagem social.

- Indicações: ansiedade, depressão, dependência química e fobia social.
- Evidências: estudos clínicos randomizados demonstram eficácia significativa na redução de sintomas ansiosos e depressivos.

Psicoterapia dialética comportamental

Integra elementos da TCC com técnicas de *mindfulness* e aceitação. Combina sessões individuais e em grupo para ensinar habilidades de regulação emocional, tolerância à frustração e eficácia interpessoal.

- Indicações: transtorno de personalidade *borderline*, comportamentos suicidas, automutilação e desregulação emocional.

Psicoterapia familiar

Conflitos familiares são um grande obstáculo para o tratamento de crianças. A falta de congruência entre os pais em relação às práticas educacionais do filho agrava comportamentos rebeldes e desincentiva a adesão ao tratamento. Existem pais que não aceitam o diagnóstico e se recusam a administrar psicotrópicos para os filhos e, não raramente, também podem ser acometidos por um transtorno mental. Nessas situações, a psicoterapia familiar é importante para melhorar a comunicação e, por consequência, o ambiente disfuncional.

- Indicações: conflitos familiares, TC, distúrbios alimentares, resistência ao tratamento, e quando há histórico de transtornos mentais nos pais.
- Foco: reorganizar dinâmicas familiares disfuncionais e promover um ambiente emocionalmente estável .

Psicoterapia de habilidades sociais

Objetiva o aprimoramento de habilidades emocionais para uma interação mais eficaz, empática e resiliente em situações sociais. Envolve a identificação de características pessoais que dificultam os relacionamentos, a educação sobre como obter melhores resultados e, posteriormente, a prática em grupo por meio de jogos sociais ou dramatizações, empregando técnicas de comunicação verbal e não verbal.

- Indicações: Transtorno de Ansiedade Social, TDAH, TEA e outros quadros que comprometem as relações interpessoais.

Psicodinâmica

Derivada da psicanálise, busca explorar conflitos inconscientes e experiências traumáticas que influenciam o comportamento atual.

- Indicações: neuroses, transtornos de personalidade, depressão leve a moderada e ansiedades crônicas.
- Foco: autoconhecimento e elaboração de conteúdos emocionais inconscientes.

Psicoterapia Gestalt

Concentra-se nas vivências do presente e auxilia os pacientes a desenvolver maior consciência sobre os sentimentos decorrentes de seus relacionamentos e experiências.

- Indicações: ansiedade, depressão, conflitos relacionais e dificuldades de autoexpressão.

Psicopedagogia

Integra princípios da psicologia e da pedagogia para estimular o aprendizado e o desenvolvimento cognitivo.

- Indicações: dificuldades de aprendizagem, dislexia, TDAH e distúrbios específicos de linguagem.
- Foco: aprimorar estratégias de ensino, memória, atenção e habilidades metacognitivas.

Psicomotricidade

Abordagem terapêutica que integra habilidades psicológicas, motoras e relacionais. Tem como base teórica o entendimento de que corpo e mente estão interligados e de que o movimento contribui para a construção da personalidade e das relações interpessoais. Podem existir diferentes modelos:

- **Funcional:** foco nas habilidades corporais importantes para o funcionamento diário. Utiliza exercícios físicos para aprimorar coordenação, equilíbrio, percepção e força muscular. Indicada para crianças com dificuldades motoras globais e finas observadas nas rotinas diárias, como amarrar, abotoar, escrever e manipular talheres e objetos.
- **Relacional:** foco na comunicação e na interação social. Utiliza o movimento para expressar sentimentos e emoções, valendo-se de jogos, dramatizações e atividades em grupo para estimular a dimensão afetiva, a empatia e a vida social.
- **Aquática:** segue a linha da psicomotricidade funcional, mas aproveita propriedades relaxantes da água, como flutuação e resistência. Indicada para crianças com limitações motoras ou dificuldades com o espaço-corpo (desajeitadas).

- Indicações: dificuldades motoras, desorganização corporal, TEA e TDAH.

Terapia ocupacional

Abordagem terapêutica voltada ao desenvolvimento e à recuperação de habilidades necessárias para o desempenho funcional, social e emocional da criança em suas atividades cotidianas. Fundamenta-se na compreensão de que o brincar, o movimento e a interação com o ambiente são essenciais para o desenvolvimento global e para a construção da autonomia. Seus modelos:

- **Funcional:** estimula habilidades motoras finas e globais, equilíbrio e coordenação, favorecendo a execução de tarefas do dia a dia (vestir-se, alimentar-se, escrever, manipular objetos).
- **Sensorial:** trabalha a integração das informações táteis, visuais, auditivas e proprioceptivas, auxiliando crianças que apresentam hipersensibilidade, seletividade alimentar ou desconforto com sons, texturas e luzes.
- **Adaptativo:** busca promover independência por meio da adaptação de ambientes, rotinas e materiais escolares, facilitando a participação nas atividades de vida diária e acadêmica.
- **Lúdico-relacional:** utiliza o jogo e o simbolismo como recursos terapêuticos para estimular a autorregulação emocional, a atenção compartilhada e as habilidades sociais.

- Indicações: TEA, TDAH, transtorno do desenvolvimento da coordenação, TDI, distúrbios sensoriais e motores, transtornos do humor, ansiedade e dificuldades de autonomia.

TRATAMENTOS FARMACOLÓGICOS

A carência de serviços de referência e de especialistas em saúde mental, associada a evidências de que médicos de família e pediatras não se sentem confortáveis em prescrever medicamentos para tratar sintomas comportamentais, especialmente quando envolvem crianças, dificulta o acesso precoce da população a tratamentos precisos. Médicos de família e pediatras são os primeiros profissionais a atender essas crianças, e um diagnóstico equivocado ou um tratamento não realizado em tempo hábil pode causar sérios prejuízos. Nesse contexto, é fundamental preparar esses profissionais para identificarem situações em que possam atuar preventivamente e, quando apropriado, prescrever medicamentos ou terapias comportamentais até que a criança tenha acesso ao especialista.

Nas últimas décadas, o número de estudos científicos que comprovam a eficácia e a segurança dos psicofármacos em crianças e adolescentes expandiu-se consideravelmente. Essas evidências derivam de estudos metodologicamente robustos, como ensaios randomizados controlados, nos quais se configura um grupo controle em que os participantes podem receber *placebo* ou outro tratamento padrão, permitindo comparar os efeitos do medicamento pesquisado. Os participantes são aleatoriamente designados para o grupo de tratamento ou controle, e pesquisadores e participantes não têm conhecimento sobre qual tratamento estão ministrando ou recebendo, a fim de minimizar viés de confusão. São esses tipos de estudos que respaldam a utilização de psicofármacos em crianças.

Entretanto, a eficácia e a segurança dos psicofármacos também dependem de características individuais. Um mesmo medicamento indicado para a mesma condição e utilizado por pacientes distintos pode ter efeitos benéficos ou adversos diferentes, pois características genéticas individuais interferem na absorção, metabolização e eliminação do fármaco. Também podem ocorrer reações peculiares, como alergias cutâneas. Daí a importância do acompanhamento médico regular após a introdução do tratamento, para monitoramento clínico e laboratorial. É importante realizar exames previamente ao início do tratamento e de forma seriada na linha do tempo após o exame inicial, como hemograma, testes de função hepática, renal e tireoidiana, além de eletrocardiograma. O eletroencefalograma tem indicação em situações específicas, como no caso de drogas que reduzem o limiar convulsivo. Além disso, é importante pesquisar condições pré-mórbidas que possam ser desencadeadas pelo uso de medicamentos. Psicoestimulantes podem desencadear convulsões, psicose, tiques e TOC. Antidepressivos tricíclicos podem causar efeitos negativos em pessoas com arritmias cardíacas, incluindo risco de morte súbita. Inibidores seletivos da recaptação da serotonina e tricíclicos podem induzir mania em pessoas com transtorno bipolar. O efeito paradoxal de benzodiazepínicos pode causar agitação psicomotora.

Os medicamentos devem ser iniciados com doses mínimas, porém efetivas. Crianças e adolescentes geralmente necessitam de doses maiores de psicotrópicos. Deve-se observar o tempo correto de uso para avaliação da efetividade e monitorar efeitos por meio da observação direta dos pais e do autorrelato da criança. Solicitar relatórios educacionais da escola e utilizar escalas ou testes neuropsicológicos para mensurar os benefícios. A suspensão do tratamento deve ser avaliada periodicamente, principalmente quando os objetivos forem alcançados ou quando se verifica a ausência de benefícios ou incidência de efeitos colaterais. A decisão e a anuência documentada da família são de fundamental importância. Os psicofármacos atuam no cérebro, modulando neurotransmissores e seus receptores e, assim, alterando a neurotransmissão. A seguir, descrevem-se os mecanismos de ação dos principais grupos de medicamentos utilizados no tratamento.

Psicoestimulantes

Os psicoestimulantes são utilizados no tratamento de TDAH, o transtorno do neurodesenvolvimento mais comum entre crianças em idade escolar. Os sintomas do TDAH resultam de funcionamento inadequado do cérebro, causado pela redução dos níveis dos neurotransmissores dopamina e noradrenalina nas sinapses. Isso afeta principalmente redes neurais que conectam o córtex pré-frontal a estruturas como os núcleos da base, o sistema límbico e o eixo hipotálamo-hipófise-adrenal, envolvidas na regulação da atenção, do controle motor, das funções executivas e no sistema emocional de motivação e recompensa. Os psicoestimulantes mais frequentemente prescritos, como metilfenidato, sais de anfetamina e lisdexanfetamina, aumentam a disponibilidade desses neurotransmissores nas sinapses. Esse aumento ocorre por diferentes mecanismos, sendo os mais estudados a indução da liberação de dopamina e noradrenalina das vesículas pré-sinápticas e a inibição do transportador responsável pela recaptação dessas substâncias na fenda sináptica. O resultado é um incremento nos níveis desses neurotransmissores, favorecendo a comunicação neuronal e promovendo maior vigilância, atenção e concentração.

Outro efeito relevante dos psicoestimulantes é sua influência no sistema de recompensa, elevando a disponibilidade de dopamina no núcleo *accumbens*, o que gera sensações de prazer e satisfação. Estudos com ressonância magnética funcional (*fMRI*) demonstraram que esses medicamentos aumentam a ativação do córtex frontal inferior e da ínsula durante tarefas que requerem inibição. Além disso, há evidências de que, em crianças com TDAH, os psicoestimulantes podem normalizar alterações estruturais em regiões cerebrais relacionadas à atenção e ao processamento de recompensas, como a ínsula e o núcleo *accumbens*. Isso sugere que o tratamento com psicoestimulantes não apenas alivia os sintomas do TDAH, mas também pode corrigir anomalias estruturais associadas a esse transtorno.

Atomoxetina

A atomoxetina também é utilizada no tratamento do TDAH, mas não é classificada como psicoestimulante. Atua como inibidor seletivo da recaptação de noradrenalina, bloqueando o transportador de noradrenalina no neurônio pré-sináptico, o que resulta em aumento dos níveis desse neurotransmissor na fenda sináptica. Essa ação promove ativação mais intensa das redes neuronais ligadas à atenção e à autorregulação comportamental, auxiliando na diminuição dos sintomas de hiperatividade e desatenção. Além disso, a atomoxetina também influencia a recaptação de serotonina, embora de maneira menos significativa em comparação com outros antidepressivos. Entre os benefícios em relação aos psicoestimulantes estão o menor potencial de abuso e dependência e menor impacto sobre peso e estatura, tornando-a uma opção interessante. É importante destacar que o efeito terapêutico pode levar algumas semanas para se manifestar, característica comum a medicamentos que modulam neurotransmissores.

Neurolépticos

Os neurolépticos, também conhecidos como antipsicóticos, são amplamente utilizados no tratamento de transtornos mentais, como esquizofrenia e transtorno bipolar. Suas indicações vão além dessas condições, apoiadas por evidências que sustentam seu uso em outras situações clínicas. Exemplos incluem agressividade impulsiva e agitação psicomotora, especialmente em crianças diagnosticadas com TEA, TDAH e TDCIC. Há indícios de que crianças em fases prodrômicas, isto é, com sintomas leves ou subclínicos de esquizofrenia, possam se beneficiar do uso de neurolépticos para prevenir ou postergar o aparecimento de psicose na vida adulta.

Esses medicamentos atuam predominantemente na modulação de sistemas neurotransmissores em estruturas cerebrais como o córtex orbitofrontal, a amígdala e o hipocampo, que participam da autorregulação emocional. Classificam-se em duas categorias principais de acordo com o mecanismo de ação: típicos ou clássicos, como haloperidol, clorpromazina e levomepromazina, que bloqueiam receptores dopaminérgicos D2 e reduzem sintomas positivos da esquizofrenia, como delírios e alucinações; e atípicos, como risperidona, quetiapina, aripiprazol, olanzapina e clozapina, que, além de atuarem em receptores de dopamina, afetam outros neurotransmissores, como serotonina, norepinefrina, GABA e acetilcolina, proporcionando ação mais abrangente. Aripiprazol e risperidona demonstraram eficácia na redução da agressividade impulsiva e podem ser vantajosos para sintomas extrapiramidais em comparação aos antipsicóticos típicos. A clozapina mostrou maior eficácia na redução de agressão e violência em pacientes com esquizofrenia, possivelmente devido a propriedades específicas somadas aos efeitos nos receptores D2. Contudo, mesmo com menos efeitos colaterais do que os antipsicóticos tradicionais, os atípicos não estão isentos de reações adversas. Ganho de peso, síndromes extrapiramidais e alterações adaptativas no cérebro decorrentes do uso prolongado, como mudanças na densidade sináptica de receptores e na liberação de neurotransmissores, têm sido associadas aos neurolépticos atípicos.

Antidepressivos

A depressão e a ansiedade frequentemente se manifestam conjuntamente em crianças. Essas condições resultam de mecanismos biológicos complexos no cérebro. Pesquisas indicam comprometimento funcional em diversas redes neuronais, sistemas de neurotransmissores, hormônios e estruturas envolvidas na regulação emocional, como a amígdala, o sistema límbico e o córtex pré-frontal. A base biológica comum a ambas as condições está intimamente ligada ao sistema serotoninérgico, especialmente aos transportadores e receptores de serotonina. A modulação da função serotoninérgica é fundamental para a capacidade do cérebro de regular emoções, facilitando o processamento cognitivo.

Os antidepressivos são uma classe de medicamentos utilizada para tratar essas condições. Por meio de diferentes mecanismos, aumentam a disponibilidade de serotonina nas sinapses, melhorando a eficiência da comunicação neuronal. Evidências de neuroimagem funcional mostram que os inibidores seletivos da recaptação de serotonina alteram a atividade neuronal na amígdala e no córtex pré-frontal. Contudo, o aumento nas concentrações de serotonina não explica completamente os efeitos ansiolíticos e antidepressivos, pois a resposta clínica costuma surgir após cerca de três semanas do início do tratamento, apesar do aumento imediato do neurotransmissor. Uma explicação plausível é que o incremento de neurotransmissores nas sinapses induza mudanças de longo prazo na expressão gênica e na plasticidade neuronal, fundamentais para a recuperação emocional. Esses medicamentos também podem influenciar o eixo hipotálamo-hipófise-adrenal, envolvido na resposta ao estresse, ajudando a regular a produção de hormônios como o cortisol, que desempenha papel central na expressão gênica e na plasticidade neuronal.

O uso de antidepressivos em crianças e adolescentes é tema de intensas pesquisas e debates. A eficácia e a segurança variam conforme o tipo de antidepressivo e a metodologia dos estudos. Meta-análises sugerem que a maioria dos antidepressivos de nova geração tem efeitos modestos sobre sintomas de depressão, especialmente em episódios leves, quando comparados ao *placebo*. Entre os antidepressivos disponíveis, os tricíclicos e os ISRS são os mais comumente prescritos para crianças e adolescentes.

Os tricíclicos atuam por múltiplos mecanismos, incluindo inibição da recaptação de serotonina e noradrenalina, modulação de receptores adrenérgicos e serotoninérgicos, interação com receptores de glutamato e leve inibição da monoamina oxidase. Esses efeitos combinados contribuem para a eficácia antidepressiva, mas também aumentam a ocorrência de efeitos colaterais. Amitriptilina e nortriptilina são úteis no tratamento de quadros ansiosos ou depressivos com sintomas somáticos, como cefaleia. Os ISRS têm ação mais seletiva, inibindo o transportador de serotonina e aumentando sua disponibilidade na fenda, com menos efeitos adversos. Fluoxetina e escitalopram são os únicos antidepressivos aprovados pelo FDA para o tratamento do transtorno depressivo maior na população pediátrica, sendo a fluoxetina indicada a partir de 8 anos e o escitalopram recomendado para 12 a 17 anos. Embora a sertralina tenha aprovação do FDA para uso entre 6 e 17 anos em casos de TOC, pode representar opção eficaz e relativamente segura, com estudos indicando melhorias em escores de depressão em comparação ao *placebo*. Assim como a maioria dos ISRS, não está isenta de riscos. A combinação com TCC pode ser mais eficaz do que TCC isolada, embora nem sempre supere o uso isolado do medicamento. Fluoxetina e escitalopram mostraram melhorias significativas no funcionamento, mas não necessariamente na qualidade de vida.

A literatura médica aponta aumento no risco de ideação e tentativas de suicídio em jovens tratados com ISRS, sendo esse risco mais acentuado em crianças e adolescentes do que em adultos. Há também evidências de que o tratamento por períodos mais prolongados pode reduzir o risco de suicídio em relação à ausência de tratamento. Recomenda-se restringir o uso a casos de depressão maior, enquanto casos leves devem ser preferencialmente tratados com terapia comportamental. Quando o uso de medicamentos for necessário, o monitoramento cuidadoso e contínuo é fundamental, especialmente nos primeiros meses e após ajustes de dose.

Estabilizadores de humor

Os estabilizadores de humor são utilizados ocasionalmente em crianças e adolescentes para tratar Transtorno Bipolar, Transtornos Disruptivos, do Controle de Impulsos e de Conduta e Transtorno do Espectro Autista. Essas condições podem associar-se a oscilações acentuadas de humor, irritabilidade e comportamentos agressivos impulsivos. Entre os medicamentos mais comuns estão lítio, ácido valproico, carbamazepina, lamotrigina e topiramato.

O mecanismo de ação desses fármacos, enquanto estabilizadores de humor, não é totalmente compreendido. Diversas vias moleculares e celulares foram identificadas como possíveis alvos. Pesquisas indicam que podem ajudar a restaurar o equilíbrio em vias de sinalização alteradas em áreas específicas do cérebro. O lítio pode modificar a sinalização molecular intracelular, influenciando dopamina e serotonina e afetando proteínas que regulam a neurotransmissão. Anticonvulsivantes, como o ácido valproico, modulam canais iônicos e neurotransmissores excitatórios e inibitórios. Lítio e ácido valproico demonstraram propriedades neuroprotetoras, reduzindo excitotoxicidade mediada pelo receptor NMDA e estimulando a expressão de proteínas neurotróficas e neuroprotetoras, como o BDNF e proteínas de choque térmico.

As evidências para uso de estabilizadores de humor em crianças e adolescentes com transtorno bipolar são limitadas, mas diretrizes e estudos oferecem informações relevantes. Para o lítio, há indícios de benefício em episódios maníacos ou mistos, embora com efeitos menores do que os obtidos com antipsicóticos. Em estudos longitudinais, o lítio foi associado à redução de taxas de suicídio, à diminuição de sintomas depressivos e à melhora do funcionamento psicossocial. Quanto aos anticonvulsivantes, os resultados variam. Alguns, especialmente o ácido valproico, podem ser eficazes no controle da agressividade e impulsividade; porém, em estudos controlados com placebo, apresentaram resultados inferiores aos de antipsicóticos atípicos, como a risperidona.

Sedativos

Os sedativos reduzem a atividade do sistema nervoso central. Em crianças e adolescentes, são geralmente indicados para controlar estados mais intensos de ansiedade ou agitação psicomotora, situações relativamente frequentes em serviços de emergência ou antes de procedimentos médicos ou odontológicos, como pequenas cirurgias ou exames. É importante diferenciar ação sedativa de ação anestésica.

Sedativos não necessariamente induzem perda de consciência. Sob seus efeitos, os pacientes ainda estão conscientes e responsivos a estímulos, embora possam sentir sonolência ou relaxamento. Já sob anestésicos, há bloqueio da sensação de dor e, em alguns casos, perda de consciência, efeito necessário para a realização de procedimentos cirúrgicos. Um ponto importante é o uso inadequado desses medicamentos para tratar distúrbios do sono em crianças, indicação pouco respaldada por evidências.

A redução da atividade do sistema nervoso central ocorre por interação das drogas com receptores cerebrais, por mecanismos variados: agonismo GABAérgico, abrindo canais de cloro e hiperpolarizando neurônios, com redução da excitabilidade de redes neurais, como em benzodiazepínicos, zolpidem, eszopiclona e zaleplona, além dos efeitos anestésicos dos barbitúricos e do propofol; bloqueio de receptores beta-adrenérgicos, como em clonidina e guanfacina; agonismo seletivo de receptores adrenérgicos α2A, como a dexmedetomidina, pesquisada em formulações sublinguais para agitação aguda, com estudo clínico randomizado demonstrando eficácia na redução da agitação em transtorno bipolar; interação com receptores de serotonina 5-HT, como buspirona; atuação no sistema glutamatérgico, em que antidepressivos inibidores de recaptação de serotonina e noradrenalina podem ter efeitos sedativos sem que essa seja a principal indicação; antagonismo do receptor NMDA, como a cetamina, que apresenta propriedades sedativas embora seja utilizada como anestésico.

Na escolha de um sedativo para controle de agitação psicomotora, consideram-se eficácia, segurança e contexto clínico. A literatura indica opções como midazolam, dexmedetomidina e a combinação propofol-cetamina, cada qual com particularidades. O midazolam é um dos sedativos com maior evidência de eficácia e segurança; por via oral, melhora a cooperação na realização de procedimentos, com atenção à amnésia anterógrada como possível efeito adverso. Em emergências psiquiátricas, a associação de midazolam com antipsicóticos pode resultar em efeito sedativo mais rápido, exigindo avaliação de riscos de sedação excessiva. A combinação propofol-cetamina pode ser considerada para casos mais graves em ambiente hospitalar, devido a riscos de taquicardia, hipertensão e depressão respiratória.

A evidência sobre segurança e eficácia de sedativos tradicionais, como benzodiazepínicos e zolpidem, para tratamento de distúrbios do sono em crianças é limitada, não apoiando seu uso nessa população. Esses medicamentos estão associados a efeitos adversos significativos e a alterações na arquitetura do sono, que podem afetar negativamente a qualidade do sono, a concentração e a memória de trabalho. O uso prolongado associa-se a tolerância e dependência, além de alterações comportamentais como depressão e irritabilidade. O clonazepam pode, eventualmente, ser utilizado com cautela e por curto período em casos de insônia transitória, especialmente quando associada à ansiedade diurna. O zolpidem tem indicação restrita a jovens acima de 18 anos. A literatura sugere que a melatonina é uma das poucas opções farmacológicas com evidência de eficácia para melhorar a latência e a duração do sono em crianças e adolescentes, especialmente em comorbidade com transtornos do neurodesenvolvimento.

Canabinoides

A planta *Cannabis* é composta por mais de 500 substâncias químicas distintas, das quais cerca de 100 são categorizadas como canabinoides. Esses compostos são os mais estudados em relação aos efeitos terapêuticos e psicoativos da planta. Os canabinoides mais conhecidos incluem tetra-hidrocanabinol (THC) e canabidiol (CBD). Essas substâncias interagem com o sistema endocanabinoide, influenciando diversos processos fisiológicos, e seu potencial terapêutico para uma variedade de condições clínicas vem sendo explorado em pesquisas iniciais. Os efeitos no organismo podem variar significativamente conforme dose, via de administração e composição dos princípios ativos nas formulações.

THC e CBD têm efeitos diferentes conforme o receptor ao qual se ligam. Receptores CB1 relacionam-se a efeitos psicoativos; ao se conectarem a esses receptores, os canabinoides podem desencadear liberação de neurotransmissores como serotonina, GABA e glutamato, resultando em efeitos sedativos, analgésicos e ansiolíticos. Receptores CB2 associam-se a funções imunológicas, anti-inflamatórias e imunomodulatórias, e sua ativação pode reduzir liberação de citocinas pró-inflamatórias. Além disso, canabinoides possuem propriedades antioxidantes, contribuindo para a neutralização de radicais livres e a diminuição do estresse oxidativo, o que pode proteger células e tecidos de danos, promovendo sobrevivência neuronal e plasticidade sináptica.

A evidência atual sustenta o uso de CBD em formas raras e resistentes de epilepsia, como síndrome de Dravet, síndrome de Lennox-Gastaut e complexo de esclerose tuberosa. O CBD recebeu aprovação do FDA para o tratamento dessas condições com base em ensaios clínicos randomizados que demonstraram eficácia e segurança. Contudo, o uso de CBD também se associa a aumento na ocorrência de eventos adversos graves, especialmente em doses elevadas, evidenciando lacunas quanto a mecanismos de ação, relação dose-resposta, interações medicamentosas e efeitos colaterais.

A evidência sobre o uso de canabinoides no tratamento de transtornos comportamentais em crianças e adolescentes é limitada, pois as pesquisas nessa área ainda estão em estágios iniciais. Estudos preliminares indicam que o CBD, em combinação com pequenas doses de THC, pode ter potencial para aliviar alguns sintomas em crianças com TEA, embora as evidências sejam inconsistentes e baseadas sobretudo em estudos abertos ou retrospectivos. São necessários mais estudos, especialmente ensaios randomizados de alta qualidade, para estabelecer perfis adequados de segurança e eficácia.

REFERÊNCIAS

1. American Psychiatric Association. *Manual diagnóstico e estatístico de transtornos mentais: DSM-5-TR*. 5ª ed., texto revisado. Porto Alegre: Artmed; 2022. Tradução do *Diagnostic and Statistical Manual of Mental Disorders: DSM-5-TR*.
2. Anand S, Tong H, Besag FMC, Chan EW, Cortese S, Wong ICK. Safety, tolerability and efficacy of drugs for treating behavioural insomnia in children with ADHD: a systematic review with methodological quality assessment. *Paediatr Drugs*. 2017;19(3):235-50. doi:10.1007/s40272-017-0224-6.
3. Aran A, Cassuto H, Lubotzky A, Wattad N, Hazan E. Brief report: cannabidiol-rich cannabis in children with autism spectrum disorder and severe behavioral problems: a retrospective feasibility study. *J Autism Dev Disord*. 2019;49(3):1284-8. doi:10.1007/s10803-018-3808-2.
4. Arias HR, Targowska-Duda KM, García-Colunga J, Ortells MO. Is the antidepressant activity of selective serotonin reuptake inhibitors mediated by nicotinic acetylcholine receptors? *Molecules*. 2021;26(8):2149. doi:10.3390/molecules26082149.
5. Ashley PF, Chaudhary M, Lourenço-Matharu L. Sedation of children undergoing dental treatment. *Cochrane Database Syst Rev*. 2018;12:CD003877. doi:10.1002/14651858.CD003877.pub5.
6. Barrett JR, Tracy DK, Giaroli G. To sleep or not to sleep: pharmacological treatments of insomnia in children and adolescents with ADHD. *J Child Adolesc Psychopharmacol*. 2013;23(10):640-7. doi:10.1089/cap.2013.0059.

7. Berridge CW, Devilbiss DM. Psychostimulants as cognitive enhancers: the prefrontal cortex, catecholamines, and ADHD. *Biol Psychiatry*. 2011;69(12):e101-11. doi:10.1016/j.biopsych.2010.06.023.
8. Boschloo L, Hieronymus F, Lisinski A, Cuijpers P, Eriksson E. The complex clinical response to SSRIs in depression: a network perspective. *Transl Psychiatry*. 2023;13(1):19. doi:10.1038/s41398-022-02285-2.
9. Bushnell GA, Gerhard T, Keyes K, Hasin D, Cerdá M, Olfson M. Benzodiazepine treatment for sleep disorders and drug overdose risk among young people. *JAMA Netw Open*. 2022;5(11):e2243215. doi:10.1001/jamanetworkopen.2022.43215.
10. Comai S, Tau M, Pavlovic Z, Gobbi G. Psychopharmacology of aggressive behavior: clinical studies using atypical antipsychotics, anticonvulsants, and lithium. *J Clin Psychopharmacol*. 2012;32(2):237-60. doi:10.1097/JCP.0b013e31824929d6.
11. Cavaliere F, Fornarelli A, Bertan F, Russo R, Marsal-Cots A, Morrone LA, et al. The tricyclic antidepressant clomipramine inhibits neuronal autophagic flux. *Sci Rep*. 2019;9:4881. doi:10.1038/s41598-019-40887-x.
12. Cottingham C, Percival S, Birky T, Wang Q. Tricyclic antidepressants exhibit variable pharmacological profiles at the α2A adrenergic receptor. *Biochem Biophys Res Commun*. 2014;451(3):461-6. doi:10.1016/j.bbrc.2014.08.024.
13. Dankoski EC, Carroll S, Wightman RM. Acute SSRIs regulate the dorsal raphe nucleus causing amplification of terminal serotonin release. *J Neurochem*. 2016;136(6):1131-41. doi:10.1111/jnc.13528.
14. Davico C, Canavese C, Vittorini R, Gandione M, Vitiello B. Anticonvulsants for psychiatric disorders in children and adolescents: a systematic review. *Front Psychiatry*. 2018;9:270. doi:10.3389/fpsyt.2018.00270.
15. Duke AN, Meng Z, Platt DM, Atack JR, Dawson GR, Reynolds DS, et al. Sedative effects of benzodiazepines involve unexpected GABAA receptor subtypes. *J Pharmacol Exp Ther*. 2018;366(1):145-57. doi:10.1124/jpet.118.249250.
16. de Mendonça FMR, de Mendonça GPRR, Souza LC, Galvão LP, Paiva HS, Périco CAM, et al. Benzodiazepines and sleep architecture: a systematic review. *CNS Neurol Disord Drug Targets*. 2023;22(2):172-9. doi:10.2174/1871527320666210618103344.
17. Efron D, Taylor K. Medicinal cannabis for paediatric developmental, behavioural and mental health disorders. *Int J Environ Res Public Health*. 2023;20(8):5430. doi:10.3390/ijerph20085430.
18. Faden J, Citrome L. Clozapine for aggression and violence in schizophrenia or schizoaffective disorder: a systematic review. *Schizophr Res*. 2024;268:265-81. doi:10.1016/j.schres.2023.11.008.
19. Faraone SV. Pharmacology of amphetamine and methylphenidate. *Neurosci Biobehav Rev*. 2018;87:255-70. doi:10.1016/j.neubiorev.2018.02.001.
20. Feeney A, Hock RS, Fava M, Ortiz JMH, Iovieno N, Papakostas GI. Antidepressants in children and adolescents with MDD and placebo response. *J Affect Disord*. 2022;305:55-64. doi:10.1016/j.jad.2022.02.074.
21. Fu Y, Zhang Q, Jiang Y, Lang B. Intranasal α2-adrenoceptor agonists vs intranasal midazolam as premedication in pediatric sedation: meta-analysis. *PLoS One*. 2023;18(2):e0281751. doi:10.1371/journal.pone.0281751.
22. Griessner J, Pasieka M, Böhm V, Grössl F, Kaczanowska J, Pliota P, et al. Central amygdala circuit dynamics underlying benzodiazepine anxiolysis. *Mol Psychiatry*. 2021;26(2):534-44. doi:10.1038/s41380-018-0310-3.
23. Gumilar F, Bouzat C. Tricyclic antidepressants inhibit homomeric Cys-loop receptors. *Eur J Pharmacol*. 2008;584(1):30-9. doi:10.1016/j.ejphar.2008.01.023.

24. Hafeman DM, Rooks B, Merranko J,Liao F, Gill MK, Goldstein TR, et al. Lithium vs other mood stabilizers in youth with bipolar disorder. *J Am Acad Child Adolesc Psychiatry.* 2020;59(10):1146-55. doi:10.1016/j.jaac.2019.06.013.
25. Hayes JA, Aljuhani T, De Oliveira K, Johnston BC. Propofol plus ketamine for pediatric procedural sedation: systematic review and meta-analysis. *Anesth Analg.* 2021;132(4):979-92. doi:10.1213/ANE.0000000000004967.
26. Harmer CJ, Cowen PJ. A cognitive neuropsychological account of SSRI action in depression. *Philos Trans R Soc Lond B Biol Sci.* 2013;368(1615):20120407. doi:10.1098/rstb.2012.0407.
27. Hartling L, Milne A, Foisy M, Lang ES, Sinclair D, Klassen TP, et al. Pediatric emergency procedural sedation: overview of reviews. *Acad Emerg Med.* 2016;23(5):519-30. doi:10.1111/acem.12938.
28. Hetrick SE, McKenzie JE, Bailey AP, Sharma V, Moller CI, Badcock PB, et al. New generation antidepressants for depression in youth: network meta-analysis. *Cochrane Database Syst Rev.* 2021;5:CD013674. doi:10.1002/14651858.CD013674.pub2.
29. Janiri D, Moccia L, Montanari S, Zani V, Prinari C, Monti L, et al. Lithium in pediatric bipolar disorders and externalizing disorders: systematic review of RCTs. *Curr Neuropharmacol.* 2023;21(6):1329-42. doi:10.2174/1570159X21666230126153105.
30. Kim HK, Leonard JB, Corwell BN, Connors NJ. Rapid tranquilization in ED agitation: drug safety and efficacy. *Expert Opin Drug Saf.* 2021;20(2):123-38. doi:10.1080/14740338.2021.1865911.
31. Löw K, Crestani F, Keist R, Benke D, Brünig I, Benson JA, et al. Substrate for selective attenuation of anxiety. *Science.* 2000;290(5489):131-4. doi:10.1126/science.290.5489.131.
32. Loy JH, Merry SN, Hetrick SE, Stasiak K. Atypical antipsychotics for disruptive behaviour disorders in youth. *Cochrane Database Syst Rev.* 2017;8:CD008559. doi:10.1002/14651858.CD008559.pub3.
33. Ma D, Zhang Z, Zhang X, Li L. Comparative efficacy of medication, CBT and placebo in acute MDD in youth: network meta-analysis. *Curr Med Res Opin.* 2014;30(6):971-95. doi: 10.1185/03007995.2013.860020.
34. Manji HK, Moore GJ, Chen G. Molecular and cellular mechanisms of mood stabilisers. *Br J Psychiatry.* 2001;178(Suppl 41):S107-19.
35. Marques C, Dinis M, Machado V, Botelho J, Lopes LB. Quality of systematic reviews on pediatric dental sedation: umbrella review. *J Clin Med.* 2024;13(12):3544. doi:10.3390/jcm13123544.
36. Martimbianco ALC, Silva RB, Cruz Latorraca CO, Toledo IP, Pacheco RL, Colpani V, et al. Cannabis derivatives and synthetic analogs for treatment-resistant epilepsy: systematic review and meta-analysis. *Epilepsy Res.* 2025;214:107559. doi:10.1016/j.eplepsyres.2025.107559.
37. Masi G. Controversies in pharmacotherapy of adolescent depression. *Curr Pharm Des.* 2022;28(24):1975-84. doi:10.2174/1381612828666220526150153.
38. McDonagh MS, Holmes R, Hsu F. Pharmacologic treatments for sleep disorders in children: systematic review. *J Child Neurol.* 2019;34(5):237-47. doi:10.1177/0883073818821030.
39. Miller M, Swanson SA, Azrael D, Pate V, Stürmer T. Antidepressant dose, age and self-harm risk. *JAMA Intern Med.* 2014;174(6):899-909. doi:10.1001/jamainternmed.2014.1053.
40. Murphy SE. Using functional neuroimaging to investigate SSRI mechanisms. *Curr Pharm Des.* 2010;16(18):1990-7. doi:10.2174/138161210791293051.
41. Owens MJ. Molecular and cellular mechanisms of antidepressants. *Depress Anxiety.* 1996;4(4):153-9. doi:10.1002/(SICI)1520-6394(1996)4:4<153::AID-DA1>3.0.CO;2-G.
42. Parlatini V, Bellato A, Murphy D, Cortese S. Pharmacodynamics of stimulant medication for ADHD: from neurons to brain networks. *Neurosci Biobehav Rev.* 2024;164:105841. doi:10.1016/j.neubiorev.2024.105841.

43. Parrella NF, Hill AT, Enticott PG, Barhoun P, Bower IS, Ford TC. Systematic review of cannabidiol trials in neurodevelopmental disorders. *Pharmacol Biochem Behav.* 2023;230:173607. doi:10.1016/j.pbb.2023.173607.
44. Preskorn SH, Zeller S, Citrome L, Finman J, Goldberg JF, Fava M, et al. Sublingual dexmedetomidine for acute agitation in bipolar disorder: randomized trial. *JAMA.* 2022;327(8):727-36. doi:10.1001/jama.2022.0799.
45. Rao JS, Lee HJ, Rapoport SI, Bazinet RP. Arachidonic acid cascade as a common target of mood stabilizers. *Mol Psychiatry*. 2008;13(6):585-96. doi:10.1038/mp.2008.31.
46. Reddy DS. Cannabidiol therapy for difficult-to-treat seizures. *Exp Neurol.* 2023;359:114237. doi:10.1016/j.expneurol.2022.114237.
47. Roy-Byrne PP. The GABA–benzodiazepine receptor complex. *J Clin Psychiatry*. 2005;66 Suppl 2:14-20.
48. Rubia K, Alegria AA, Cubillo AI, Smith AB, Brammer MJ, Radua J. Effects of stimulants on brain function in ADHD: systematic review and meta-analysis. *Biol Psychiatry.* 2014;76(8):616-28. doi:10.1016/j.biopsych.2013.10.016.
49. Salanitro M, Wrigley T, Ghabra H, de Haan E, Hill CM, Solmi M, et al. Melatonin efficacy on sleep and tolerability: systematic review and meta-analysis. *Neurosci Biobehav Rev.* 2022;139:104723. doi:10.1016/j.neubiorev.2022.104723.
50. Sharma T, Guski LS, Freund N, Gøtzsche PC. Suicidality and aggression during antidepressant treatment: systematic review and meta-analyses. *BMJ.* 2016;352:i65. doi:10.1136/bmj.i65.
51. Siegel M, McGuire K, Veenstra-VanderWeele J, Stratigos K, King B; American Academy of Child and Adolescent Psychiatry (AACAP) Committee on Quality Issues (CQI); et al. Practice parameter for assessment and treatment of psychiatric disorders in youth with intellectual disability. *J Am Acad Child Adolesc Psychiatry*. 2020;59(4):468-96. doi:10.1016/j.jaac.2019.11.018.
52. Spencer RC, Devilbiss DM, Berridge CW. Cognition-enhancing effects of psychostimulants involve direct action in PFC. *Biol Psychiatry*. 2015;77(11):940-50. doi:10.1016/j.biopsych.2014.09.013.
53. Stoll L, Gentile L. Linking tricyclic antidepressants to ionotropic glutamate receptors. *Biochem Biophys Res Commun*. 2005;333(2):622-7. doi:10.1016/j.bbrc.2005.05.114.
54. Teng T, Zhang Z, Yin B, et al. Antidepressants and functioning/quality of life in pediatric MDD: systematic review and meta-analysis. *Transl Psychiatry*. 2022;12(1):183. doi:10.1038/s41398-022-01951-9.
55. U'Prichard DC, Greenberg DA, Sheehan PP, Snyder SH. Tricyclic antidepressants: therapeutic properties and affinity for alpha-noradrenergic receptor sites. *Science.* 1978;199(4325):197-8. doi:10.1126/science.202024.
56. US Preventive Services Task Force, Mangione CM, Barry MJ, et al. Screening for depression and suicide risk in youth: recommendation statement. *JAMA*. 2022;328(15):1534-42. doi:10.1001/jama.2022.16946.
57. van Schalkwyk GI, Beyer C, Johnson J, et al. Antipsychotics for aggression in adults: meta-analysis. *Prog Neuropsychopharmacol Biol Psychiatry*. 2018;81:452-8. doi:10.1016/j.pnpbp.2017.07.019.
58. Viana KA, Daher A, Maia LC, et al. Level of evidence for amnestic effects of sedatives in pediatric patients: systematic review and meta-analyses. *PLoS One*. 2017;12(7):e0180248. doi:10.1371/journal.pone.0180248.
59. Vita G, Nöhles VB, Ostuzzi G, et al. Efficacy and safety of antipsychotics vs antiepileptics or lithium for acute mania in youth: network meta-analysis. *J Am Acad Child Adolesc Psychiatry*. 2025;64(2):143-57. doi:10.1016/j.jaac.2024.07.920.
60. Wagner KD, Ambrosini P, Rynn M, et al. Sertraline in pediatric major depressive disorder: two RCTs. *JAMA*. 2003;290(8):1033-41. doi:10.1001/jama.290.8.1033.

61. Walter HJ, Bukstein OG, Abright AR, et al. Clinical practice guideline for anxiety disorders in youth. *J Am Acad Child Adolesc Psychiatry*. 2020;59(10):1107-24. doi:10.1016/j.jaac.2020.05.005.
62. Williams CM, Stephens GJ. Development of cannabidiol for severe childhood epilepsies. *Br J Pharmacol*. 2020;177(24):5509-17. doi:10.1111/bph.15274.
63. Wu F, Zhang W, Ji W, et al. Stimulant medications in children with ADHD normalize structure of attention and reward regions. *Neuropsychopharmacology*. 2024;49(8):1330-40. doi:10.1038/s41386-024-01831-4.
64. Zhang C, Zafari Z, Slejko JF, et al. Impact of undertreatment of depression on suicide risk among youth with MDD: microsimulation. *Am J Epidemiol*. 2023;192(6):929-38. doi:10.1093/aje/kwad022.
65. Zhou X, Teng T, Zhang Y, et al. Comparative efficacy and acceptability of antidepressants, psychotherapies and their combination for acute treatment of depressive disorder in youth: network meta-analysis. *Lancet Psychiatry*. 2020;7(7):581-601. doi:10.1016/S2215-0366(20)30137-1.

Considerações finais

Ao longo deste livro, buscamos mostrar como a neurociência tem ampliado a compreensão dos transtornos mentais na infância e na adolescência. O conhecimento científico evidencia que essas condições não são fruto de "falta de caráter", "fraqueza" ou "mal criação", mas manifestações complexas de alterações em circuitos cerebrais causados por fatores genéticos, ambientais e sociais.

Cada capítulo demonstrou que estruturas como a amígdala, o hipocampo, o córtex pré-frontal, o corpo estriado e o tálamo não atuam isoladamente, mas em redes interconectadas que regulam emoção, cognição e comportamento. Quando esses circuitos se desorganizam, surgem quadros clínicos que impactam diretamente a vida de crianças, adolescentes e suas famílias. Reconhecer essa base neurobiológica é fundamental para combater o estigma, favorecer o diagnóstico precoce e orientar intervenções eficazes.

Contudo, compreender a neurociência não basta. Os princípios de um atendimento adequado a crianças e adolescentes com transtornos mentais incluem acolhimento, empatia e uma compreensão profunda dos impactos que essas condições podem gerar em suas vidas. É fundamental orientar famílias e jovens, de acordo com seu nível de maturidade, sobre as características do transtorno e sobre as intervenções mais adequadas, sempre embasadas em evidências científicas. Também é necessário implementar estratégias que favoreçam o desempenho nas atividades diárias, bem como promover a conscientização da comunidade sobre a importância da inclusão. Esses princípios dialogam diretamente com os objetivos da neurociência: entender como o cérebro funciona em suas relações com emoções, pensamentos e comportamentos, além de identificar fatores de risco e de proteção que influenciam o desenvolvimento.

Diante disso, surgem questões essenciais: como aplicar esse conhecimento na prática clínica para mudar o curso dos transtornos? Como compartilhar informações de forma clara e acessível para que pais e educadores adotem práticas que realmente façam diferença? Este é, em essência, o propósito deste livro: informar, orientar e sensibilizar.

As descobertas recentes sobre a neuroplasticidade, a capacidade do cérebro de se adaptar e se reorganizar em resposta a experiências, aprendizados e intervenções, reforçam que mudanças significativas são possíveis, mesmo em cenários desafiadores. O futuro aponta para estratégias cada vez mais personalizadas, políticas públicas baseadas em evidências e ações preventivas que valorizem a saúde mental desde cedo.

Encerramos esta obra com a convicção de que compreender o cérebro é compreender a própria humanidade. Quando ciência e sensibilidade caminham juntas, abrimos caminhos para oferecer às novas gerações não apenas tratamento, mas a chance de uma vida plena, digna e com todo o potencial que merecem desenvolver.

Índice remissivo

M

N

O

P

Q

R

S

T